JN076488

戦後民主主義が生んだ優生思想

優生保護法の史的検証

藤野 豊

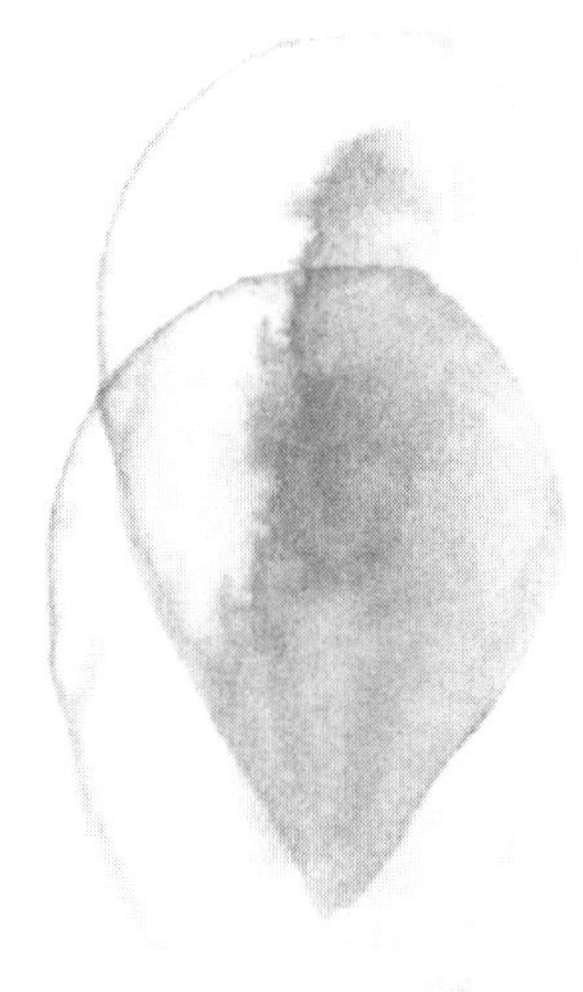

六花出版

戦後民主主義が生んだ優生思想

優生保護法の史的検証

目次

序章

優生保護法の史的検証に向けて

誰もが人間としての
尊厳を守られる社会に
旧優生保護法による不妊・中絶手術
国は謝罪と補償を！

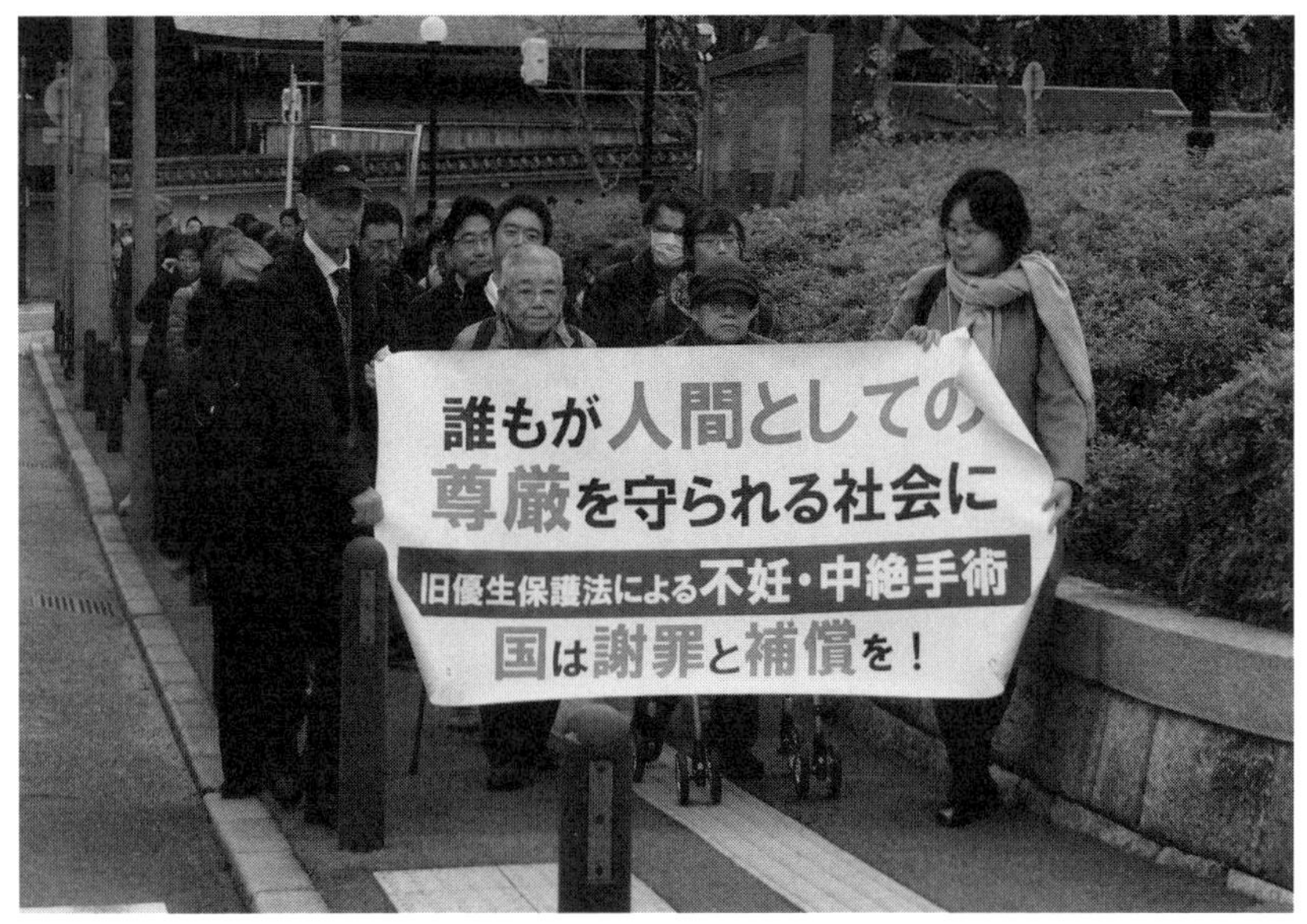

優生保護法違憲国賠兵庫訴訟、第１回期日の入廷行動（2018年12月26日）

1 本書執筆の経緯と課題

優生保護法には、経済的に子どもを養育できないとき、妊娠により母体の健康が損なわれると判断されたときなどに、妊娠中絶ができる法律であるという一面があった。しかし、同時にまた、生まれては困る子どもを生んではいけないということから、遺伝するとみなされた特定の障害者や病者に対して、あるいは社会にとって好ましくない存在、たとえばハンセン病患者、売春する女性、犯罪者などに対して、子どもをつくることは将来の国家、民族に対して害になるので「劣等な子孫」を生んではいけないという理由から、不妊手術を強制する、あるいは強制ではなく任意だとしても事実上強制に近いかたちで不妊手術をおこなうということを規定した一面もあった。優生保護法の「優生」という語は国家、民族の発展のために優秀な子孫を増やすという考え方、換言すれば国家、民族の発展を妨げる子孫を生んではいけないという考え方であり、優生保護法を生みだしたそもそもの基盤はこの優生思想である。

したがって、単に女性の妊娠中絶を可能にする法律というだけでは、優生保護法を評価することはできない。しかし、すくなくとも「青い芝の会」など障害者の間から優生保護法は障害者への差別法であるとの声が上がる一九七〇年代までは、日本社会は、優生保護法は特定の障害者、病者から子どもを持つ自由を奪った法律であるという面を忘却していた。そして、それ以後も、この法律により、強制不妊手術を受けたひとびとが、国家賠償請求という訴訟に立ち上がるまで、日本社会は、この法律の下で国家が犯した過ちの大きさに気がつかないでいた。反省を込めて述べるが、わたくし自身も、一九八八年からハンセン病患者への強制隔離政策の歴史の研究に着手し、一九一五年以来、ハンセン病患者が事実上の強制不妊手術を受けてきた事実を知るまで、優生保護法の問題性にはとくに注意を払わないでいた。

優生思想の研究の第一人者である市野川容孝は、「優生保護法は、優生政策を推進するための法律だった」にもかかわらず「そのことが多くの人に意識されずに、法律の名前に「優生」と書いてあるにもかかわらず、その漢字の二文字が一体何を意味するのかについては、ほとんど誰も認識してこなかったのではないでしょうか」と、的確に指摘している(1)。

こうした特定の障害者や病者、社会にとり存在が好ましくないひとびとに対して、国家が子どもを生む自由を奪うという法律が、日本国憲法施行後の一九四八年に制定され、一九九六年まで実に四八年もの間、存続したことは、驚きに堪えない。まさに戦後民主主義という価値観のもとでこの法律はつくられ維持されてきたということになる。基本的人権の尊重を謳う憲法のもとでこの法律が存在し得たことについては、「憲法に違反するのではないか」という疑問が、この法律の成立当初から存在した。しかしながら、あえてこの法律が違憲ではないと判断されたのは、障害者や病者が子どもを生むことは、国家にとって、社会にとって不利益であるから、子どもを生まないようにすることは「公益」にかなうという憲法解釈がなされたからであった。日本国憲法が、基本的人権の尊重を謳いつつ、それに付された「公共の福祉」に反しないという条件が「公益」に反しないという意味に解釈され、障害者や病者に対して人権侵害があったとしても「公益」のためだから許されるという考え方がまかり通ったのである。一九四六年七月一八日、日本国憲法案を審議していた第九〇回帝国議会衆議院帝国憲法改正案委員会で、憲法案を説明した国務大臣金森徳次郎は、憲法案には基本的人権について「公共の福祉のためにこれを利用する責任を負ふ」と記されているが、これは「公益ヲ害シテ利用シテハナラヌ」ことだと明確に述べている（『第九十回帝国議会衆議院帝国憲法改正案委員会議録』第一六号）。

優生保護法の強制不妊手術の規定は、憲法違反ではないか、人権侵害ではないかという疑問を伴いつつも、あえて「公益」のために許されるという論理がまかり通り、この法律は維持されてきた。優生保護法が堂々と四八年もの間維持されてきたということが、戦後民主主義の一つの姿でもあった。日本国憲法の下で、国家は、存在が価値のある国民と価値のない国民とを区別し、生まれることを歓迎する生命と、生まれることを歓迎しない生命を明確に選別した。まさに、戦後民主主義により特定の障害者、病者、そのほか価値がないと判断されたひとびとの生命が選別され、差別されたのである。

わたくしは、これまで、戦後民主主義が生み出した差別、戦後民主主義が許容した人権侵害の実態を明らかにして、マイノリティを排除した民主主義からマイノリティの人権を含めた新たな民主主義の構築を主張してきた[2]。残念ながら、訴訟を起こし勝訴しなければマイノリティの人権には社会も国家も気がつかない現実に絶望を感じつつ、アイヌ人格権訴訟、ハンセン病国家賠償訴訟、ハンセン病韓国ソロクト・台湾楽生院訴訟、ハンセン病家族訴訟などを、微力ながら支援してきた。そして、そうしたなかで、優生保護法の存在と向き合わざるを得なくなった。その契機は、二〇一八年一月、優生保護法による強制不妊手術を受けた二人の女性が、リプロダクティブ権が侵害されたとして、国家賠償を求めて仙台地方裁判所に提訴したことである。そして、訴訟は全国に広がり、仙台地裁の他、札幌、東京、静岡、大阪、神戸、福岡、熊本各地裁に同様の提訴がなされた。

こうした動向は、国会を動かし、二〇一九年四月二四日、「旧優生保護法に基づく優生手術を受けた者に対する一時金の支給等に関する法律」が与野党一致の下で成立し、約二万五〇〇〇名（そのうち強制手術を受けたのは約一万五〇〇〇名）に達するとされる対象者すべてに一律三二〇万円を支給することが決まった。

しかし、その直後の五月二八日、仙台地方裁判所は、優生保護法は幸福追求権を保障した憲法第一三条に違反していたと認めつつも、国会の立法不作為の責任を認めず、除斥期間を適用し原告への賠償も否定する判決を下した。優生保護法は憲法違反と認めながらも、国はその法により実施した不妊手術に対し、謝罪も賠償もする必要がないという判決であった。

二〇〇一年五月一一日、熊本地方裁判所は、ハンセン病国家賠償訴訟で、らい予防法により強制隔離されたハンセン病回復者の訴えに対し、らい予防法を違憲と認めたうえで、国会の立法不作為の責任を指摘し、除斥期間を認めず、国に謝罪と賠償を命じる判決を下していた。さらに、二〇一九年六月二八日に熊本地裁は、ハンセン病患者、回復者の家族に対しても、除斥期間を認めず、国に賠償を命じる判決を下している。らい予防法をめぐる熊本地裁の二つの裁判と優生保護法をめぐる仙台地裁の裁判には、特定の障害者や病者に対して違憲の法律によりなされた人権侵害への国家賠償を求めるという共通点があった。しかし、判決は大きく異なるものとなってしまった。仙台地裁は、著しく国におもねる判決を下したといわざるをえない。さらに、二〇二〇年六月三〇日、東京地裁は優生保護法の違憲性には触れないまま、除斥期間を適用し原告の訴えを棄却する判決を下した。原告の立場からみれば、仙台地裁判決よりさらに後退した内容であった。その後、同年一一月三〇日、大阪地裁は優生保護法は違憲で、憲法第一四条の法の下の平等に反するとまで指摘したものの、除斥期間を適用し、原告の訴えを棄却してしまった。

こうした一連の優生保護法による強制不妊手術に対する国家賠償を求める訴訟をめぐって、わたくしも、過去に西南学院大学における日本の優生思想史の共同研究に参加させていただいたり[(3)]、わずかながら優生保護法についての研究をおこなってきたので[(4)]、さまざまなメディアから意見を求められ、また、新潟の人権団体、障害者団体の方々とともに原告へのささやかな支援もおこなってきた。そして、そのなかで、単に強制不妊手術だけが問題なのではなく、優生思想を掲げた優生保護法が存在することが障害者、病者への差別を生み出したということこそが問題の本質であるという考えを強く懐くにいたり、優生保護法を成立、維持させた戦後民主主義の論理そのもの（すなわち、基本的人権を制約する「公益」の論理）を問うべきであると主張した。[5]そして、二〇二〇年に神戸地裁、福岡地裁の弁護団より法廷に意見書を提出することを求められ、優生思想が差別の思想であること、優生保護法は単に強制不妊手術だけではなく、障害者、病者への差別を生み出す法律であったことを歴史的に実証する意見書を執筆した。本書は、こうした過程を経て、生み出されたものである。

しかし、優生保護法については、本書の行論中で紹介するように、すでに松原洋子により多くの研究がなされ、とくに簡潔な通史も著されている。[6]そして横山尊により近現代日本の優生学史も著されている。[7]わたくしも、松原や横山の研究の成果から多くのことを学ばせていただいており、今さら、わたくしなどが優生保護法についてあらためて通史を書くような必要もないし、何よりもわたくしにはそこまでの力量もない。より詳細な優生保護法の通史は、市野川容孝、松原洋子、横山尊、そして今回の訴訟のなかで多くの史料を発掘し精力的な研究を続けている利光惠子ら多彩な研究者によりいずれ書かれるであろうと期待している。さらに、すでに日本医学会連合の下で、医学、公衆衛生学、遺伝学、法律学などの研究者による「旧優生保護法の検証のための検討会報告書――旧優生保護法の歴史を振り返り今後のあるべき姿勢を提言する」が、二〇二〇年六月二五日に公表されているように、優生保護法の総合的な検証作業は、歴史学だけではなく、生命倫理学、社会学、科学史、ジェンダー論、医学、公衆衛生学、法律学、政治学、ジャーナリズム、社会福祉、教育などさまざまな分野の研究者、実践者による学際的な研究によってこそ、成果を上げ得るであろう。優生保護法の学際的な総合的検証など、一介の日本近現代史の研究者に過ぎないわたくしなどには、とうてい手に負えない作業である。

そこで、本書は、戦後民主主義の歴史のなかで、いかにして優生保護法が生まれ、その下で優生政策が四八年間も維持されてきたのかということに課題を絞り、叙述することにした。優生保護法には「優生」と「母性保護」の二つの目的があるという理解に即して言えば、本書は、そのうちの「優生」という目的に焦点を当てて論じることになる。

なぜ、違憲とされる法律が国会で成立し、国と自治体はこの法の下に、特定の障害者、病者に不妊手術を強制し、さらに、障害者や病者の生命の選別を正当化する優生思想を広く国民に浸透させてきたのか。その歴史的検証が本書の大きな課題である。なぜ、日本国憲法の下で特定の障害者、病者を差別する優生保護法が生まれたのか。なぜ、一九九六年まで優生保護法は維持されたのか。そこには特定の障害者、病者を国家と社会にとり「存在に値しない生命」とみなすナチズムの発想、二〇一六年七月二六日に起きた相模原障害者施設殺傷事件の発想と通じるものがあったのではないか。この法律を成立させ維持したことへの国（政府、国会）、自治体、さらには医学界、法曹界、宗教界、ジャーナリズム、そして、わたくしたちの責任が問われている今、わたくしの回答を本書に記したい。

本書は、優生保護法の通史ではなく、これまで述べた優生保護法に関するいくつかのなぜ？という疑問に対する歴史的検証である。したがって、妊娠中絶の条件に経済的理由を加えたことについては、第二章、第三章にまたがって論じているように、叙述はかならずしも時系列に従ってはいない。

第一章では、一九五二年の法改正で遺伝性ではない精神障害者、知的障害者も不妊手術の対象とされたこと、あるいは優生保護法を根拠に去勢手術がなされたことなどに象徴されるように、優生保護法はその運用において迷走していくが、なぜ、このようなことが起こされたのか検証する。第三章では、一九七〇年代には「生命尊重」

を掲げて優生保護法から経済的理由による妊娠中絶の条文を削除しようとする法改正案が作成されるが、この改正案には胎児に障害があることがわかった場合の妊娠中絶を認めるという「生命尊重」という趣旨と矛盾する条文を加えることも記されており、なぜ、このような矛盾した改正案が生まれたのか検証する。第四章では、遺伝性疾患ではない感染症のハンセン病が、なぜ、優生保護法の不妊手術、妊娠中絶手術の対象とされたのか検証する。そして、第五章では、優生保護法による強制不妊手術の実施や、「優生結婚」の指導などを通した優生思想の国民への拡大がどのようになされたのか、新潟県を事例に検証する。

こうした検証について、優生保護法を生み出し、維持した戦後民主主義を問うという趣旨から、帝国議会、国会における議論、そして厚生省の優生保護法に関する認識の叙述に多くを費やすことにする。わたくしが本書で追究するのは、第一に国家の責任である。

そこで、これから本論に入るのであるが、その前に、まず優生保護法の前史として、わたくしのこれまでの研究を要約して、優生保護法を生み出した近代日本の優生思想と政策の概略を述べておく。

2 優生保護法の前史

まず、優生学、あるいは優生思想が差別思想であったことを具体的に確認しておきたい。遺伝的に優秀な子孫を多く生むことにより国家、民族は発展するのであり、逆に遺伝的に劣等な子孫を多く生むと国家、民族は衰退するという優生思想は、一九世紀半ばイギリスで起こった。その提唱者はダーウィンのいとこのフランシス・ゴルトンであった。ゴルトンの主張はラテン語で「善く生まれる」という意味で、eugenics（ユーゼニックス）と呼ばれた（永井潜『人性論』実業之日本社、一九一六年）。優生思想の基盤には社会ダーウィニズムの考え方がある。生物は自然淘汰、すなわち環境に適応できる種が進化し、適応できない種は生き残れず滅ぶということによって進化してきたというダーウィンの学説を人間社会に適用してみると、優秀な人間が生き残り劣った人間が滅びることになり、ヨーロッパの優秀な白人が、植民地のひとびとを支配するのは当然であるとされた。社会ダーウィニズムは当時の植民地主義を肯定する思想でもあった。

ただ、自然界は自然淘汰により健康な個体が生き残り、障害や病気を持つ個体は滅びるとされるが、人間社会では医療や福祉の発展により障害者、病者も生き残ることができるようになり、健康な者は戦争に動員され多くの戦死者を出すにもかかわらず、障害者、病者は戦争に動員されることもなく生き残り子孫を残すという逆淘汰が起きるので、人為的な手段で障害者や病者の子孫を断つべきであるという主張が優生思想を生み出した。ここに優生政策としての強制的な不妊手術が必要とされていくのである。

さて、日本では、ゴルトンの優生思想は文明開化の思想として紹介される。一八七七年に政府に招かれ来日し、大森貝塚を発見したことで有名なアメリカの動物学者、エドワード・モースが、東京大学で講義をした際、社会ダーウィニズムという形で進化論を紹介した。当時日本は、幕末から欧米に圧力を加えられ無理やり開国させられたので、優秀な欧米人によりアジアの劣等な民族が支配されるという恐怖感は現実味を帯び、アジアに位置する日本もこのままだと欧米人に支配されるのではないかと考えられ、日本も優秀な民族の側に立たなければならないと模索された。ユーゼニックスは「人種改良論」などと訳され、欧米人との結婚により、日本人の血に優秀な欧米人の血を導入し、日本人の質を改良していこうというような極端な主張もなされた。

当時、「人間は生まれながらに自由かつ平等である」という、天賦人権論が文明開化の思想としてフランスから入ってきており、それに対抗する意味で、人間は遺伝的に生まれながらにして平等ではないのであるから、天賦人権論は誤りだという主張も同時になされていった。のちに東京大学の総長になった加藤弘之は、『国体新論』などの著書で自ら日本に天賦人権論を翻訳紹介しておきながら、社会ダーウィニズムを知ることで、優生思想の影響を受け、『人権新説』を著して天賦人権論を否定し、人間は生まれながらに平等ではなく、遺伝的に優秀な人間と劣った人間の間に差別があっても当然であると主張するにいたった。同様に、天賦人権論を主張した福沢諭吉も、ゴルトンの思想に共鳴し、遺伝的能力の差による差別は肯定している(8)。

このような人間は生まれながらにして平等ではなく、進化していく人間と進化できずに滅びゆく人間がいるという論理によって、狩猟、漁労、焼畑農業の生活を送る北海道の先住民アイヌに対しても、その生活が文明以前のものだとみなされて、滅びゆく劣等な民族であるという差別感情が形成されていった。それを典型的に示したのが、一八九九年に公布された北海道旧土人保護法に他ならない(9)。

また、被差別部落のひとびとへの差別を肯定する一つの論理も、優生思想の影響を受けたものであった。被差別部落のひとびとは、長い間、同じ身分のなかで「血族結婚」を繰り返してきたので、遺伝性の疾患が多いのではないかといった偏見が形成されていった。被差別部落のひとびとは遺伝的に劣等な国民であり、普通の日本人とは異なった劣等な「人種」であり、差別されても当然であるという論理を近代社会がつくったのである。被差別部落に対して、普通の日本人とは異なった劣等な日本人が居住する地区という意味で「特種部落」「特殊部落」という呼称が使用され、行政的にもこの呼称が普及していく。

こうした「特種(殊)部落」観を、さらに補強したのが、朝鮮民族への差別観であった。一九世紀末、日本が大韓帝国に圧力を加え、やがて韓国を植民地にする韓国併合への道を進んでいくとき、朝鮮民族は劣等であるから日本が韓国を併合していくことは当然であるという論理がつくられ、その論理が一九一〇年の韓国併合を正当化した。朝鮮民族は劣等な民族であり、その捕虜が日本に連れて来られて被差別部落の起源となったという、学問的根拠もない俗説も生まれ、劣った民族の捕虜の子孫だから被差別部落のひとびとも劣っているという差別意識が形成された。こうした俗説に対して、当時の歴史学者や人類学者らがあたかも学問的根拠があるかのような論文を書いて権威を与え、差別の論理を広めていった。部落差別と朝鮮民族への差別が結びついていったのである。(10)

また、明治政府は文明開化政策の一環として一度は遊廓を廃止したが、新たに貸座敷として、事実上、これを復活させた。警察が許可した貸座敷業者の下で、警察から鑑札を受けた娼妓が自らの意思で売春するという建前の公娼制度が成立し、結果、軍隊がある町には貸座敷が誘致され、江戸時代以上に売春の場は増えていった。しかし、そこで大きな問題となったのは、性感染症の蔓延であった。貸座敷で売春をせざるをえない娼妓に対して、帝国の明日を担う若者に性感染症を広める感染源であるという差別感が起こり、公娼制度に反対する日本基督教婦人矯風会などが展開した廃娼運動においても、娼妓は性暴力の被害者としてではなく、性感染症を広める存在として差別されていった。娼妓は男性に性感染症を広めるだけではなく、感染した男性から妻に感染し、妻から胎児に感染して障害児や虚弱児が生まれるという感染の連鎖の元凶とみなされた。まさに、娼妓は、日本人の質を低めている恐ろしい存在であるとされ、差別の対象となっていったのである。ここにも優生思想が大きく影響していた。(11)

このように、社会ダーウィニズムをもとに生まれた優生思想は、さまざまな差別を正当化してきた思想であった。

次に優生思想が政策に反映し、一九四〇年に優生保護法の前身とも言うべき国民優生法が制定されるまでの経過について述べておく。

一九一〇年代に入り、優生思想を政策に反映させ、実行しようという段階に移る。一九一四年、第一次世界大戦が起こると、日本では、第一次世界大戦を機に、日本人が欧米人に対抗していくような資質をつくる絶好の機会ではないかと考えられるようになった。欧米では第一次世界大戦の激戦によって健康な若者がおおぜい戦死し、障害や病気のある若者は兵役に就かずに生き残るだろうと想定され、大戦後の欧米では、病気や障害を持った若者が増えて彼らが子孫をつくるから、欧米の民族の質は落ちていくに違いないと考えられ、日本がこの機に優生政策を実行すれば、国民の体力は欧米に追いつけると考えられた。

当時、すでにアメリカ合衆国では、一九〇七年にインディアナ州で州法として遺伝的な障害者、病者に不妊手術を実施する法律が制定されて以来、多くの州で同様の州法が制定されていたので、日本でも優生思想への関心が広まり、そうした法律をつくり、遺伝的な障害や病気を持った者には不妊手術を強制すべきであるという議論が起こっていく。

一九一六年に斎藤茂三郎『優生学――人類の遺伝と社会の変化』（不老閣書房）が出版されている。「優生」という語を使用した早い事例である。そのなかで斎藤は次のように述べている。

> ユーゼニックスの訳語は未だ一定せるものなく、人種改良などゝ言はんは、分り易き通俗語なれど、然しこの言葉には以前欧化主義旺盛の時代に唱へられたる欧米人との雑婚を主張する意味の添加せられあるを以て、表題は之を避けて『優生学』という、本文中には便宜上人種改良学の文字を仮用した。

同時期に出版された関係書のなかでは、ユーゼニックスの訳語として従来からの「人種改良論」（米田庄太郎『現代人心理と現代文明』弘文堂書房、一九一九年）の他に、「優種学」（福原義柄『社会衛生学』南江堂書店、一九一五年）、「優人学」（大塚小一郎『遠く広き基礎に』洛陽堂、一九一七年）などの語も使用されていたが、後述するように、以後、優生政策推進の中心人物ともなっていく永井潜が、「優生学」という訳語を使用したこともあって（永井潜前掲『人性論』）、「ユーゼニックス」に対する「優生学」という訳語の使用が普及していったと考えられる。一九二四年には後藤龍吉が日本優生学会を設立し、機関誌『ユーゼニックス』を発刊するが、一九二五年三月の第二巻第三号より、誌名を『優生学』に改題した。

優生思想の実践に向けて、そのオピニオンリーダー的役割を果たしたのがキリスト者で、労働運動、農民運動、など多彩な社会運動に関わった賀川豊彦である。

第一次世界大戦の渦中にあった一九一五年、賀川は、神戸のスラム街新川で伝道活動をした経験を基に執筆した『貧民心理の研究』（東京警醒社）を刊行する。貧困問題の原因とその解決についての研究成果を記したこの書のなかで、賀川は、貧困の原因として、アルコール依存症と「不幸なる結婚」をあげ、後者について「早婚、姦通、悪質者の婚姻、血族結婚、思慮なき結婚、その他貧民窟に多く見る肉慾の為めの交接」と具体的に事例をあげている。

ここで、重視したいのは「悪質者の婚姻」という語である。賀川が「白痴、低能、精神病者の中で、既に結婚をして、盛んに下等人種を製造しつゝある」と述べているように、賀川の言う「悪質者」とは、まず、知的障害者、精神障害者を意味しており、さらに、それだけにとどまらず犯罪者もまた「血族血統を有して居る」として「悪質者」に数え、被差別部落の住民もまた犯罪者が多いという理由から「日本人の退化種」「日本帝国中の犯罪種族」「日本の売春種族」と呼び、「悪質者」とみなしていた。

また、「色情狂がアルコホールや梅毒患者の遺伝であることは云はずもがな」として、多くの貧民が「色情狂者」によって生み出されているとも述べ、アルコール依存症者や梅毒患者も「悪質者」に含め、これらの「悪質者」を一掃し、貧困問題を解決する方法として「人種改良」をあげていた。ここで賀川が言う「人種改良」

とは、「悪質者」と断定されたひとびとから手術により生殖機能を奪うことで、まさに、不妊手術（断種手術）を実施するということであった。賀川は、「悪質者」に不妊手術をおこない子孫を断つという優生政策の実施こそが貧困問題の有効な解決策と考えた。のち、賀川は「アルコール、黴毒などの知識的組織の欠陥した者」に対しては、「人種改良的立法」をも求めるにいたるが（『貧乏を救ふ道』学芸講演通信社、一九二六年）、賀川の貧困問題への認識の根底には明らかに優生思想があった。(12)

賀川が『貧民心理の研究』を執筆した当時、東京帝国大学医科大学生理学教室の永井潜や社会事業研究家の海野幸徳、さらには内務省衛生局技師の氏原佐蔵らにより、同様に「悪質者」への不妊手術の必要が叫ばれ、優生政策をめぐる論議が起こされていた。

こうしたとき、ハンセン病療養所である東京の全生病院で、すべての患者を生涯にわたり強制隔離するという絶対隔離政策の推進役を演じた院長の光田健輔が、男性のハンセン病患者への不妊手術を開始した。それは『貧民心理の研究』刊行の年、すなわち一九一五年のことであった。社会から隔絶された施設内で、いわば人体実験として、法的根拠もないままにハンセン病患者に対する不妊手術が実施されたのである。司法省はこれを黙認した。優生思想は実行の段階へ、すなわち優生政策への道を歩みはじめていたのである。(13)賀川は光田を高く評価し、絶対隔離政策を支持していく。(14)

さらに、賀川のみならず、社会運動家の間にも優生思想は広まっていた。一九二〇年、平塚らいてう、市川房枝らにより女性の政治的権利の拡張を求めて結成された新婦人協会は、花柳病男子結婚禁止法の制定を求める運動を展開する。この法律は、売春する女性を媒介に、日本の健康な若者に花柳病（性感染症）が蔓延し、若者が感染したまま結婚すると家庭に性感染症が持ち込まれ、母親が感染すると胎内で胎児に感染し障害を持った子どもが生まれるという認識を基に、そうした事態を未然に防ぐために、性感染症に感染した男子に対し、治療をして完治するまでは結婚を禁止するという内容であった。この法律は実現しなかったが、その法律制定運動を進めた新婦人協会には、性感染症は民族の質をおとしめる病気であり、売春によって感染するので、売春する女性たちは民族の質をおとしめる存在であるという廃娼運動と同様の認識が存在した。平塚らの主張は、性感染症を防ぐことは、民族の質を高めること、民族が劣等になることを防ぐことであり、性感染症の媒介となるような売春する女性に対しては、国家がもっと厳しく管理すべきであるという優生思想があり、この考え方は戦争中の慰安婦制度の発想、すなわち軍医が管理して将兵に安全な性の「慰安」を与えるという発想につながる危険性を内包していた。

また、一九二二年にアメリカの産児調節運動家マーガレット・サンガーの来日を機に日本でも、労働者の生活防衛、女性の健康維持を掲げて産児調節運動が展開されていくが、この運動にも優生思想が影響していた[(15)]。産児調節の目的には、労働者の生活防衛、女性の健康維持という二つの目的以外に、「劣等な子ども」を生まないということもあったからである。この運動に参加した加藤シヅエ、太田典礼が、戦後になって日本社会党の議員として優生保護法の立案に重要な役割を果たしたのは、けっして偶然ではない。優生思想は、思想信条を越えて、社会に広まっていた。しかし、まだこの段階では、優生政策の実現、すなわち遺伝性とみなされた障害者、病者への不妊手術の実施にまではいたっていない。人口と食糧の均衡を図るため、田中義一内閣によって設置された人口食糧問題調査会では、委員となった永井潜が優生政策の実施を強く求めていたが、一九二九年一二月に浜口雄幸内閣に提出された答申では、優生政策については調査研究すると記載されただけであった[(16)]。

優生政策の実施に向けて状況を一転させたのは、戦争とドイツにおけるナチス政権の樹立であった。日本は一九三一年の満洲事変以降、一五年におよぶアジア・太平洋戦争に突入する。ドイツでも、一九三三年一月、アドルフ・ヒットラーが首相となりナチスの政権が成立し、ヒットラーは、遺伝性疾患子孫防止法を公布し、遺伝性と断定された障害者、病者への強制不妊手術を開始した。

ドイツでは、ナチス以前、すなわちワイマール体制のときから優生学の研究は盛んで優生政策の必要が主張されていたが、ナチスが政権を握ったことにより、優生思想は国家の長期的な戦争政策の重要な一環へと転化した。優生思想はけっしてナチズム特有のものではないが、ナチス政権下に実行された優生政策は、他の国の優生政策とは同列に論じられない、政策全体のなかでの重要性とともに異常性があった。ナチス政権は、第二次世界大戦が勃発した直後の一九三九年九月、いわゆる「T４計画」を発動し、精神障害者、知的障害者らに対する大量虐殺を開始した。その延長線上に劣等な民族と決めつけたユダヤ人、ロマ、さらには同性愛者らへの大量虐殺が断行されていく。ナチスの政策はあまりに極端とはいえ、優生思想はこうした惨劇をもたらす危険性をはらんでいた。

ナチス政権が遺伝的疾患子孫防止法を公布したことに刺激され、一九三四年、日本でも民族優生保護法案が一部の議員により議会に上程された。民族優生保護法案はナチスの法をほぼ直訳したような粗雑な法案で、このときは成立しなかったが、その後、優生学研究の学会である日本民族衛生学会が法案作成を主導し、より完成度の高い日本独自の法案がつくられ、何度も議会に上程されていく。

一九三六年には、二・二六事件後に成立した広田弘毅内閣の閣議で、陸軍大臣寺内寿一が徴兵検査の際、結核が発覚する事例が多いことを理由に、強い兵士を作るためには国民の体力強化が必要だとして、衛生行政の専門省の設置を要求していた。衛生行政は内務省衛生局の管轄であったが、寺内は衛生行政の管轄は内務省の一部局ではなく独立した省とせよと迫った。以後、陸軍省と内務省とが熾烈な主導権争いを展開するなか、衛生行政専門省の設置構想が練られていき、それが結局、一九三八年の厚生省の設置となった。厚生省は国民の体力強化を軸にした行政機関となった。

こうして、厚生省設置が準備されていた一九三七年七月七日、盧溝橋事件が勃発し、日本は中国との全面戦争に突入する。戦争が長期戦となるなか、強い国民、強い兵士を求める国民体力の強化が重要な政策となり、また、人口こそ国力という考え方から「子宝家族」などと多子の家庭が称賛され、国民に多産が求められていく。

一九三七年には、盧溝橋事件に先立ち、母子保護法、保健所法、改正結核予防法が公布されている。母子保護法は、配偶者がいなくて一三歳以下の子を持つ母が貧困のために生活不能、あるいは子の養育不能となった場合、市町村が生活を扶助するという内容で、そこには戦争遂行のうえで子どもを次世代の「人口資源」とみなす発想があった。また、改正された結核予防法には、結核患者に療養を義務づける規定があり、保健所法には結核の早期発見という課題が課せられていた。さらに、この年から「無医村」対策が本格的に着手されるが、これは兵士の供給源である農村青年の健康強化、体力強化が目的であった。

日中戦争が泥沼化した一九三八年には、厚生省の設置に続いて、国民健康保険法が成立している。これは、それまでの健康保険の対象外であった農漁民や個人商店主などに健康保険制度を導入することで、医療を受ける機会を保障するもので、母子保護法、改正結核予防法、保健所法、「無医村」対策とともに、「資源」としての国民の量と質を確保し、健康と体力を強化しようとする一連の政策の一環であった。同年には、国民精神総動員健康週間が実施され、国民に「健康娯楽」を普及させるために日本厚生協会も設立され、厚生省により「健康報国」というスローガンが唱えられた。健康であることが国民の義務として強制される時代となった。軍部が官僚や政党を巻き込む形で成立した日本ファシズム体制は、政治や経済、思想の統制だけではなく、国民の生命と身体も統制していった(17)。

そして、一九三九年になると、厚生省体力局により第一回体力章検定が実施されている。これは、一五〜二五歳の男性を対象に体力検定をおこない、その成績を「体力章」に記載し、徴兵検査や入学試験、就職試験の際の体力証明とするものであった。

このような国民の体力強化政策と表裏一体の関係で、弱い国民を作らないために優生政策の具体化が現実化していった。議員立法ではなく政府提案の法案として一九四〇年、国民体力法とともに国民優生法が成立し、遺伝性とみなされた障害者、病者への不妊手術が実施できることになった。国民優生法が、結核の早期発見と早期治療を義務化し国民の健康推進と体力強化を国家が管理する国民体力法と一括されて成立したことに、前述した体力強化政策と優生政策の表裏一体の関係が象徴されている。国民体力法と国民優生法の両方の法案の原案を作成したのは厚生省に設置された国民体力審議会であった。

たしかに、優生政策はファシズム体制を確立したドイツや日本のみで実施されたわけではない。そうであるから、優生思想をファシズムの特徴的な思想基盤とみなすことはできない。前述したように、一九〇七年以来、アメリカ合衆国の多くの州では遺伝性とみなされた障害者、病者、あるいは犯罪者に不妊手術が実施されているし、デンマーク、スウェーデン、ノルウェー、フィンランドなど北欧の国々でも同様の法律が制定されている。優生学の研究において、むしろアメリカは先進国であった。しかし、ドイツや日本の優生政策は、長期的な戦争の継続のための強力な兵力の質と量の確保を前提にした国民の体力管理政策と表裏一体の政策として敢行されたことを忘れてはならない。健康な国民には健康維持と体力強化、そして多産が求められ、その一方で、特定の障害者や病者から生殖の自由が奪われた。実現はしなかったが、一九四〇年に厚生省では、優生学的に健康であることの証明する医師の「証明書」を添付しなければ婚姻届を受理しないという優生結婚法案も考えられていた。ここにこそ、ドイツとともに日本の優生政策の特徴がある。

ジェンダー論研究や生命倫理学研究、科学史研究においては、こうした点の究明が軽視されているのではないだろうか。わたくしは歴史学研究者として、こうした点を重視する。そうしなければ、一九一〇年代から議論されていた優生政策が、一九三〇年代に入りいっきに加速して実施されたことの意味を正確に把握することはできない。すなわち、一九三〇年代、日本がファシズム体制を構築していく政策全体のなかでの、国民の生命と身体の国家管理策として国民優生法を位置づけるということが必要なのではないだろうか。

国民優生法は、第一条で「本法ハ悪質ナル遺伝性疾患ノ素質ヲ有スル者ノ増加ヲ防遏スルト共ニ健全ナル素質ヲ有スル者ノ増加ヲ図リ以テ国民素質ノ向上ヲ期スルコトヲ目的トス」と明記し、第三条で優生手術（不妊手術）の対象となる「悪質ナル遺伝性疾患ノ素質」として「遺伝性精神病」「遺伝性精神薄弱」「強度且悪質ナル遺伝性病的性格」「強度且悪質ナル遺伝性身体疾患」「強度ナル遺伝性畸形」をあげた。第四条で手術は本人、配偶者の同意による申請を原則とし、第一三条では第三条の対象者に不妊手術をおこなった医師は経過を地方長官に届けることが義務づけられ、第一六条では不妊手術のみならず妊娠中絶手術についても、「第十三条又ハ第十四条ノ規定ニ依ル場合ヲ除クノ外」は、事前に医師が「他ノ医師ノ意見ヲ聴取シ」、行政官庁に届け出ることを条件に可能とされていたが、第六条では「疾患ノ遺伝ヲ防遏スルコトヲ公益上特ニ必要アリト認ムルトキ」は、本人、配偶者の同意がなくても不妊手術が認められていた。すなわち、国民優生法は、任意の不妊手術を原則としながら、「公益」を理由にした強制不妊手術も許容していたのである。

では、この「公益上」の必要とは具体的に、どのような場合を意味するのか。この点について、一九四〇年三月一五日、法案を審議していた第七五回帝国議会衆議院国民優生法案委員会において、厚生省予防局優生課長床次徳二は、「国家社会ニ悪質ノ疾患ヲ蔓延サセルコトヲ防止スル」ことが法の目的であり、遺伝性とされる精神障害者による犯罪の発生を事例にあげ、「其ノ精神病ガ遺伝致シマスレバ、遺伝ニ依ツテ其ノ子孫ガ、ヤハリサウ云フ罪ヲ犯ス虞ガアル」ので、強制的に不妊手術をすれば「サウ云フ素質者ガ減リマス関係上、罪ヲ犯ス者ガ減ル」と説明した。さらに、床次は、法律により「公益上」の理由で個人の自由を拘束している事例として「癩患者ナラバ癩療養所へ収容スル」「精神病者ニ於キマシテモ之ヲ監置スル」ということをすでに実施しているのであるから、強制不妊手術を実施しても刑法上にも問題はないとも述べている（『第七十五回帝国議会衆議院国民優生法案委員会議録』第三回）。こうして、国民優生法は、任意を原則としつつも、「公益」の名の下の強制手術にも道を開いた。そして、この論理が戦後、優生保護法にも継承され、強制不妊手術を可能にしていったのである。

なお、ハンセン病患者は国民優生法の対象とはならなかった。同法の対象は遺伝性の障害、疾病に限定されたからである。ハンセン病患者に対する不妊手術については、第七五回帝国議会で癩予防法にハンセン病患者への不妊手術を可能とする条文を加える法改正をおこない合法化することにした。一九四〇年三月一四日、衆議院本会議の場で、改正法案の説明に立った厚生大臣吉田茂は「癩ハ元来遺伝性疾患デハゴザイマセヌデ、伝染病デアリマスガ、其ノ疾患ノ特殊ノ性質ニ鑑ミマシテ、患者ハ其ノ希望ニ依リ生殖ヲ不能ナラシムル手術、又ハ妊娠中絶ヲ受ケ得ルコトヲ認メマスルコトハ、洵ニ必要已ムヲ得ナイ」と述べている（『第七十五回帝国議会衆議院議事速記録』第二六号）。吉田は、ハンセン病患者への不妊手術について「疾患ノ特殊ノ性質」という曖昧な表現で正当化していた。しかし、癩予防法改正は時間切れで流れてしまい、以後は、吉田が述べた、ハンセン病は特殊な病気であるという理由から、国民優生法を事実上、拡大解釈する形でハンセン病患者への不妊手術は継続された。

国民優生法により不妊手術（任意、強制両方）を受けた者の数は、戦後の厚生省公衆衛生局のまとめでは、一九四一年度が九四名、一九四二年度が一八九名、一九四三年度が一五二名、一九四四年度が一八名、一九四五度が一名、一九四六年度が五九名、一九四七年度が二五名で、合計五三八名と報告されている（岡崎文規「日本における優生政策とその結果について」『人口問題研究』一六一号、一九五五年八月）。けっして多い数ではなかった。しかし、優生保護法を制定する際には、むしろこのことが問題とされた。国民優生法では不妊手術が徹底されなかったことをもって、優生保護法ではよりきびしい強制手術の必要が主張されていったのである。[18]

※本書においては、引用文中に障害者、病者への差別的表現として現在では使用しない語があっても、優生保護法の下で障害者、病者に対する差別意識がどのようなものであったかを示す意味で、そのまま表記した。また、「看護婦」「保健婦」「助産婦」という職名についても、それが職名として使用されていた当時の叙述においては、そのまま使用した。

◉――註

（1）市野川容孝・犬養直子「旧優生保護法と社会」（『精神医療』第九三号、二〇一九年一月）、六二頁。

（2）藤野豊『「いのち」の近代史――「民族浄化」の名のもとに迫害されたハンセン病患者』（かもがわ出版、二〇〇一年）、同『性の国家管理――買売春の近現代史』（不二出版、二〇〇一年）、同『ハンセン病と戦後民主主義』（岩波書店、二〇〇六年）、同『戦後日本の人身売買』（大月書店、二〇一二年）、『「黒い羽根」の戦後史――炭鉱合理化政策と失業問題』（六花出版、二〇一九年）など。

（3）Fujino Yutaka "Eugenics and Minorities" Edited by Karen J. Schaffner "*Eugenics in Japan*" Kyusyu University Press 2014を参照。

（4）藤野豊「「戦後民主主義」下の優生思想」（藤野『日本ファシズムと優生思想』かもがわ出版、一九九八年）。

（5）藤野豊「強制不妊手術の検証に向けて　国から独立した第三者機関設置の必要」（『新聞研究』八〇五号、二〇一八年八月）、同「〝公益〟に奪われた人権　日本国憲法と優生保護法」（『世界』第九一四号、二〇一八年一〇月）、同「優生保護法と人権」（『ブリタニカ国際年鑑』二〇一九年版、ブリタニカ・ジャパン、二〇一九年）、同『強制不妊と優生保護法――〝公益〟に奪われたいのち』（岩波ブックレット、二〇二〇年）など。

（6）松原洋子「戦後の優生保護法という断種法」（米本昌平・松原洋子・橳島次郎・市野川容孝『優生学と人間社会――生命科学の世紀はどこへ向かうのか』講談社、二〇〇〇年）。

（7）横山尊『日本が優生社会になるまで――科学啓蒙、メディア、生殖の政治』（勁草書房、二〇一五年）。

（8）藤野豊「近代日本と優生思想の受容」（藤野『日本ファシズムと優生思想』かもがわ出版、一九九八年）を参照。

（9）藤野豊「アイヌ民族と優生思想」（同右書）を参照。

（10）藤野豊「被差別部落」（『岩波講座日本通史』第一八巻、一九九四年）を参照。

（11）藤野豊前掲『性の国家管理――買売春の日本近現代史』を参照。

（12）藤野豊「近代日本のキリスト教と優生思想」（藤野前掲『日本ファシズムと優生思想』）を参照。

（13）藤野豊「第一次世界大戦と優生思想」（藤野前掲『日本ファシズムと優生思想』）を参照。

（14）藤野豊「賀川豊彦と「救癩」運動――日本ＭＴＬ・楓十字会・日本救癩協会の運動と論理」（賀川豊彦記念松沢資料館編『日本キリスト教史における賀川豊彦――その思想と実践』新教出版社、二〇一一年）を参照。

（15）荻野美穂『生殖の政治学――フェミニズムとバース・コントロール』（山川出版社、一九九四年）を参照。

（16）藤野豊「人口問題と優生政策」（藤野前掲『日本ファシズムと優生思想』）を参照。

（17）藤野豊『強制された健康――日本ファシズム下の生命と身体』（吉川弘文館、二〇〇〇年）、および同『厚生省の誕生――医療はいかにファシズムを推進したか』（かもがわ出版、二〇〇三年）を参照。

（18）藤野豊「ファシズム体制下の優生政策」（藤野前掲『日本ファシズムと優生思想』）を参照。

第1章

日本国憲法下の優生保護法の成立

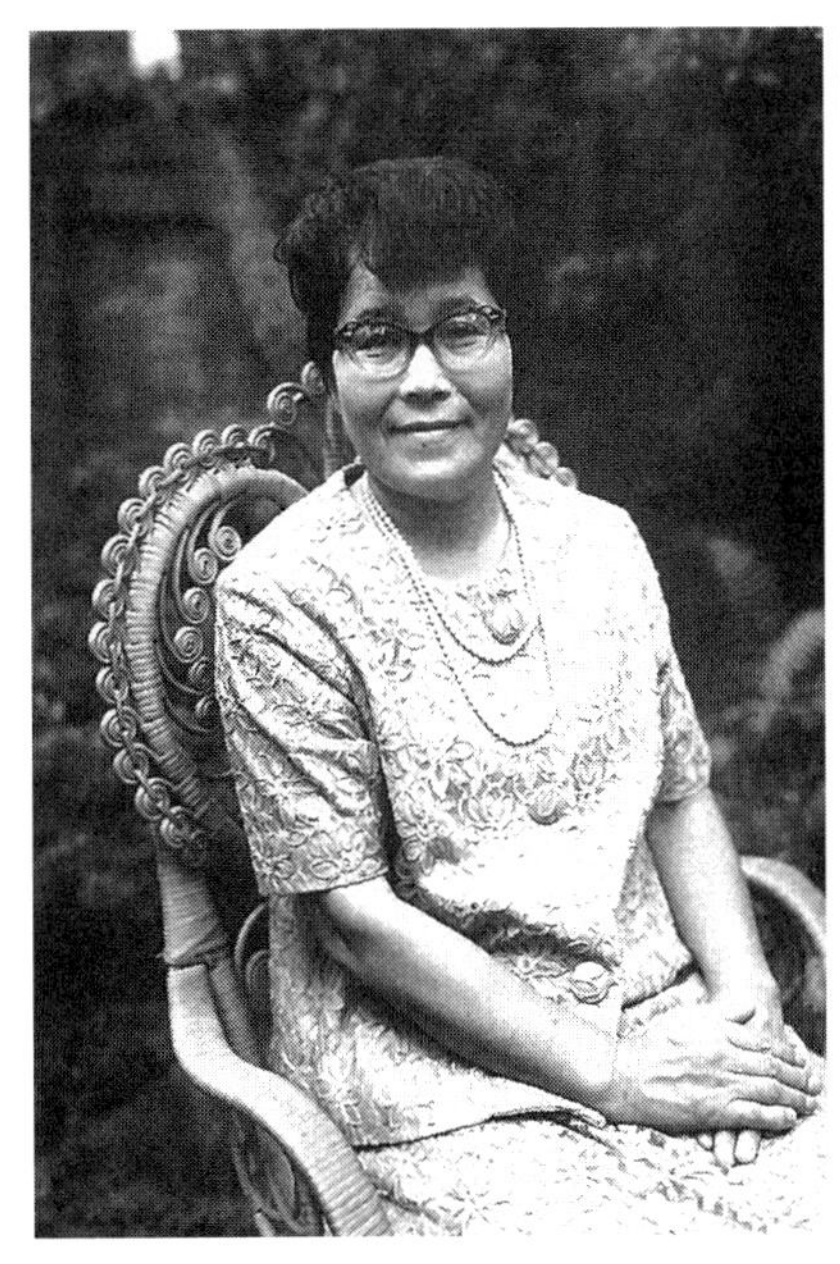

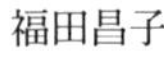

福田昌子

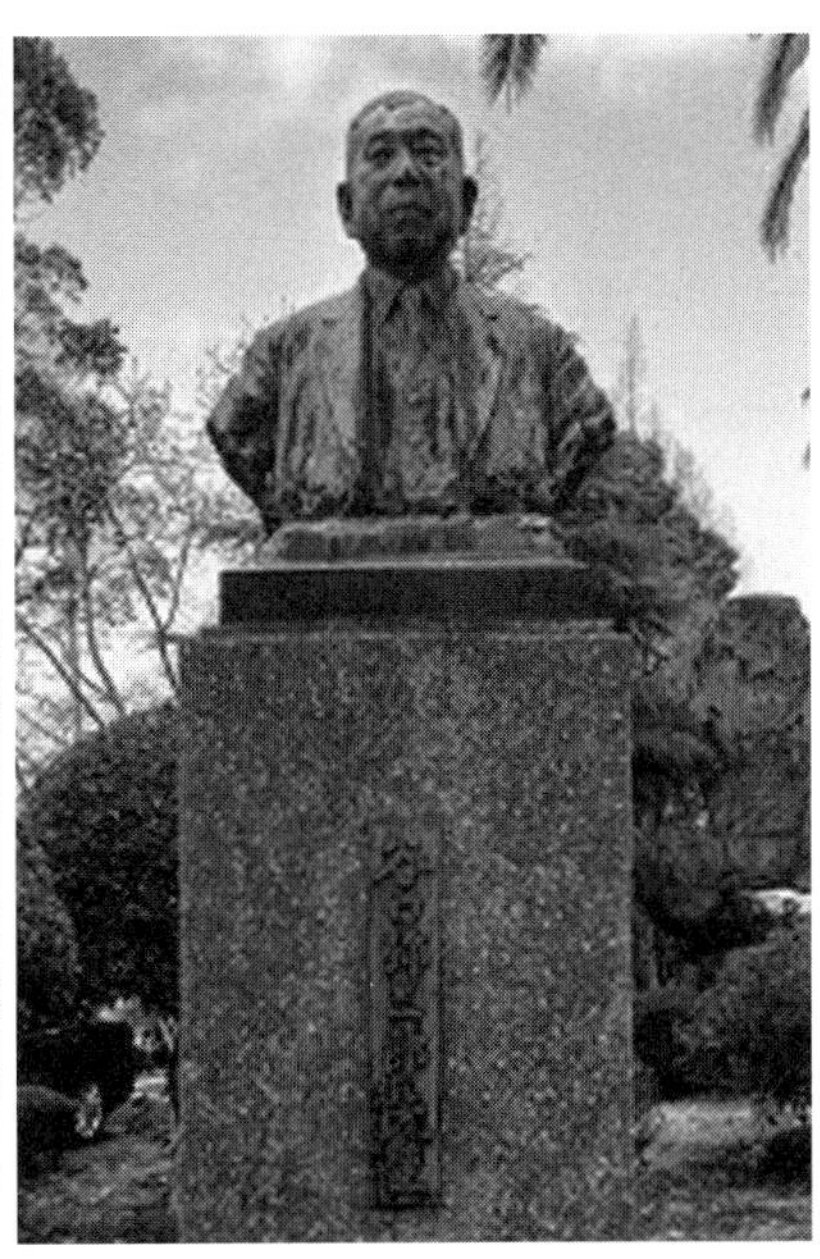

谷口弥三郎（久留米大学構内の像）

はじめに

基本的人権の尊重を謳い、法の下の平等を明記した日本国憲法の下で、なぜ、遺伝性とみなされた障害者、病者に不妊手術（優生手術、断種手術）を強制する優生保護法は成立し、四八年間も存在し続けたのか。

この疑問に答えることは、とりもなおさず戦後民主主義そのものを問い直すことでもある。そうした問題意識に立って優生保護法について考察する際、まず検討するべきは、一九四〇年に公布された国民優生法との連続性、もしくは断絶性である。

国民優生法が戦争を遂行する「資源」としての「健全ナル素質ヲ有スル」人口の増殖を目的にして、その一方で「資源」として利用できない遺伝性とされた障害者、病者への不妊手術をおこなう法律であったのに対し、優生保護法は戦後の経済混乱を前にして人口の抑制を目的にして、それまで刑法の堕胎罪により禁止されていた妊娠中絶を一定の条件の下で合法化するとともに、遺伝性とされた障害者、病者への不妊手術を積極的におこなうことを謳った法律であった。人口政策上の目的をみれば、両者は相反する法律であったが、遺伝性とされた障害者、病者への不妊手術を可とする点では両者は共通する法律であった。なによりも、法律名に「優生」の語があることが、それを象徴している。

石井美智子は、国民優生法と優生保護法とを比較して、後者が妊娠中絶を合法化した「画期性」を認めつつ、「優生保護法と国民優生法の相違は、両法制定時の時代的背景の違いを反映したものにすぎず、両法は優生保護を目的とするという点において本質を同じくするものである」と述べ、両法がともに「日本民族の逆淘汰の防止を目的」としており、逆淘汰の防止という目的は「両法ともに遺伝性疾患または奇形の子供が生まれる虞れがある場合に断種を許すのみならず、公益上必要な場合には断種を強制しうるものとしていることによく示されている」と両法の共通性を重視し、両法の根底には「社会の矛盾、悪環境を無視して、社会の弱者、低所得階層者を劣悪者とみなし、精神障害、知的障害を遺伝病と決めつける危険で誤った差別思想が存在する」と指摘した。そのうえで、石井は「優生保護法は、国民優生法に新たに母性保護の観点を加味して時代に即応するように同法を改正したもの」であると、両法の連続性にも言及した。石井の研究の基盤は、優生保護法を妊娠中絶の合法化という面においてのみ評価してはならず、法に一貫する優生思想を分析しなくてはならないという視点であった。[1]わたくしが、この石井の研究を評価するのは、この論文が発表されたのが、まだ優生保護法が存在し、経済的理由による妊娠中絶を認める条文を削除することの是非をめぐって論議が盛んであったにもかかわらず、「青い芝の会」などの抗議はあったものの、強制不妊手術への批判がまだ大きな世論となっていなかった一九八二年であったからである。石井の研究は、優生保護法そのものへの批判という重要な問題提起となった。

さらに、その後、優生保護法が母体保護法に改正された翌年の一九九七年に藤目ゆきが、戦前の出産増強政策と戦後の人口抑制政策とは「人民の生殖の自由を否定し人民の貧困とその結果を人民におわせる、人口管理というメダルの表裏であった」として、戦前の人口政策を「ナチスドイツ化」、戦後の人口政策を「米国化」と総括し、優生政策という点で国民優生法と優生保護法との「底流をなす思想が変わっていない」と指摘した。[2]

これに対し、松原洋子は、優生学的に不妊手術を求める各国の法制を、対象を遺伝性の疾患に限定した「ナチス断種法系」と「遺伝性疾患以外にまで対象を広げ」た「非ナチス断種法系」とに区別し、国民優生法は前者の路線に沿って策定されたが、優生保護法は国民優生法と断絶していたと断定し、「優生保護法は生殖規制対象を非遺伝性疾患にまで拡大する非ナチス断種法系の優生法の系譜の末裔であり、遺伝病限定主義的なナチス断種法や国民優生法の直系ではない」と結論づけた。松原の意図は「優生保護法はナチス断種法をまねた戦前の国民優生法の優生思想をひきついだ」という「定説」を否定することにあり、それゆえ、このような論を展開したのであった[3]。しかし、遺伝性以外の疾患を対象にしているかどうかということを基準に国民優生法と優生保護法との連続性を否定するという論法には、優生思想の理念の分析方法としては有効性があっても、優生政策の分析方法として重要な意味があるのだろうか、という疑問をわたくしは懐かざるを得ない。

また、松原は「近年の優生学史研究では、優生学や優生思想をナチズムに還元するような歴史観は過去のものとなっている」と断言するが[4]、はたしてそのように結論づけられるのであろうか。たしかに、優生思想はナチズム特有のものではない。しかし、ナチスの時代、ドイツでは優生思想が政策全体に反映し、そのなかで障害者、ユダヤ人、ロマなどさまざまな社会集団が生命を絶たれた。わたくしは、優生思想はナチズムにのみ還元できないという松原の主張には同意するが、ナチズムとその影響を受けたファシズム体制下の日本の政策との共通性、そして、その戦後への継承を重視したい。わたくしが問題とするのは優生思想ではなく、優生政策である。

たしかに、松原が専門とする科学史の研究方法としては、不妊手術を求める法制を遺伝性以外の疾患を対象にしているかどうかということを基準で評価することは受容されるかもしれないが、そこからは、なぜ戦前のファシズム体制の遺産を戦後民主主義が克服できなかったのかという歴史学の問いへの答えを導き出すことはできない。しかし、「優生保護法の優生思想は国民優生法から「ひきついだ」ものであるというより「文化国家日本の建設」にあたって新たに選び直されたものであり、戦後にこそ優生政策の強化を促すような条件が出現したのではないか」という松原の問題提起には共鳴する。松原がいう「戦後民主主義社会の「内なる優生思想」」の追及の必要は、わたくしの戦後民主主義への研究視点にも共通することである。[5] わたくしは、本書において、石井や藤目の問題意識を継承するとともに、松原の問いも共有して、優生保護法の史的検証を進めていきたい。

1 優生政策の継続

ポツダム宣言を受諾した日本は、植民地を失い、軍隊は解散させられ、職を失った厖大な引揚者、復員者を抱え、経済は混乱し、食糧難に直面していた。戦時下に叫ばれた、人口は国力という考え方は崩壊し、それまでの人口増殖から人口抑制へと政策の転換が必至となっていた。また、そうした混乱による経済苦から、堕胎罪で禁止されている人工妊娠中絶も横行していた。戦前において産婦人科医として産児調節運動に参加し、優生保護法についても、当初から法案作成に深くかかわった太田典礼は、敗戦直後の妊娠中絶の横行について、次のように回想している。

戦後の混乱時代は、食糧、住宅の不足、生活不安から法的秩序も乱れ、ことに戦時立法は無視された。……（中略）……国民優生法も堕胎罪もあったものではない。ヤミ堕胎がさかんになり、その被害として子宮穿孔、細菌感染、死亡さえ次々に起った。これは危険である。私は当時、京都市で産婦人科医を開業していた。早速、産児調節運動をはじめ、ヤミ堕胎の防止につとめた。と同時にヤミを防ぐには受胎調節が必要であるとし、避妊リングの公認と普及につとめる一方、人工妊娠中絶は専門医の手によらねばならないと主張して、堂々と実行した。食うものもないのに妊娠した主婦が大ぜい相談にきた。一方、外国軍隊が進駐してパンパンがふえ、彼女らは心ならずも妊娠して、私のところへやってきた。[6]

「心ならずも妊娠」したのは、当時、「パンパン」と呼ばれて蔑視された女性たちだけではない。松原洋子が指摘するように、「満洲」でソ連兵に性的暴行を受け妊娠した女性たちが、引き揚げ後に妊娠中絶手術を受けていて、これは政府も黙認していた。[7] こうした状況に対しては、日本赤十字社産院長の久慈直太郎は「避妊も人工流産も只優生学的見地から、又は医学的条件からのみ許さるべきものであつて、其以外のものは個人としても亦国家としても只自滅を招く手段となるに過ぎぬ」と批判しているが、[8] 敗戦直後の現実は、「優生学的見地」や「医学的条件」以外の妊娠中絶を認めざるを得なかったのである。

当時、人工妊娠中絶は刑法に堕胎罪が明記されていたように、原則として違法であり、一九四〇年に公布された国民優生法でも、第一六条において優生政策以外の目的で妊娠中絶手術をおこなう場合は、医師は他の医師の意見を聴取したうえで事前に行政官庁に届け出ることが義務づけられ、その施行規則では行政官庁には所轄警察署を経て届け出ることが決められていた。すくなくとも、「心ならずも妊娠」した場合の妊娠中絶手術には警察の許可が必要であり、このことが手術する医師には大きな制約となっていた。

そこで、国民優生法の手続きの簡略化による妊娠中絶の拡大が産婦人科の医師の間から求められていく。一九四六年四月二一日、日本婦人科学会東北地方部会第七回総会において、「人工妊娠中絶の適応としては妊娠持続が母体の生命、乃至健康に悪影響を及ぼす疾患である場合の外に更に優生学上及び社会福祉上好ましからざる妊娠の場合をも加へたい」という決議案が提出され、議論がなされた。この議案を提出した東北帝国大学医学部産科学婦人科学教室助教授の九嶋勝司は、提案の理由について次のように述べている。

戦時中は人口の量的増加に熱中するのあまり質的方面だけでなく、屢々母体の健康さへも顧慮しないやうな行きすぎた傾向であつたが、敗戦後は逆に食糧不足、領土狭隘、人口過剰に狼狽して、誤つた近視眼的の人口調節論さへ現はれて居る。よつて我らは国家百年の大計を誤らぬやうな正しい方針を確立して、此の難局の打開と国家の再興、民族の発展とに寄与せねばならない。それには人口政策の主眼を量よりも質に転換せしむべきであり、優生法の主旨を徹底的に実行する外、人工妊娠中絶適応も亦この線に沿ふやう改めるべきである。

九嶋は、このように述べた後、具体的に妊娠中絶の対象となる疾患をあげている。そこには妊娠継続が母体の生命や健康の維持を妨げる疾患に罹患している場合のほかに「優生学上の適応症」「育児能力なきもの及其他」の場合をあげ、前者については「真性テンカン」「精神分裂病」「其他悪質素質の遺伝性疾患」「夫婦の何れかに凶悪犯罪のある場合」を事例としてあげ、「現在なほ優生手術適応者でありながら、それが適々妊娠してゐても、避妊手術だけで人工中絶は許されなかつたのは法の精神を殺すものである。今後は優生手術適応者にはすべて人工中絶を実施すべきである」と主張した。さらに、後者の事例として「予後不良なる疾患」「精神病者又は精神薄弱者」「癩病」「貧困多産婦」「頻回妊娠」「近親間の妊娠」「強姦による妊娠」「売笑婦妊娠」「治癒困難な梅毒」をあげ、「之等の産児は家庭的にも社会的にも好ましからざる結果を招来することは明確である」と妊娠中絶をおこなう理由を説明した。そして、こうした妊娠中絶を拡大して実施するためにも、「運用実施は極めて微温且つ不徹底で而も煩雑な形式的のもの」であった国民優生法の改正を求めた。九嶋は、こうした提案をしたうえで、「日本婦人科学会乃至は各地方部会に於て充分に検討審議の上、速かにその結論を得て、厚生省に上申し、人工中絶と優生法の改正と徹底的実行の一日も早からんことを熱望」した。(9) 求められているのは、政府による妊娠中絶の黙認ではなく、公認であった。

もちろん、こうした妊娠中絶の拡大への反対の声も医師の間にはあった。福岡県助産婦会の一九四七年度講演会において、大牟田市の医師村尾信逸は、国民優生法に便乗して「犯罪的妊娠中絶法が行はれる事」を警告し、「助産婦諸姉と医師団は協力して之が防圧を期せねばなりません」と訴えた。その理由は「性的道徳観念の消失」と「社会の中健層(ママ)の漸減し之に反し子弟の多過に関心を有せない下級者が激増して優生法の逆効果を来たす」ことにあった。しかし、その一方で、村尾は、国民優生法は「悪質精神病」「悪質畸形並に異常体質」「悪質伝染病」を「絶滅」するための法律であると説明し、そうした疾患の対象者への不妊手術の実施には積極的な発言をおこなっている。そして、結核やハンセン病に「罹病し易い体質」を考慮し、結核、ハンセン病、梅毒も不妊手術の対象となると説明を加えていた。村尾は、妊娠中絶の拡大には反対であっても、「悪質」とみなした障害者、病者への不妊手術の実施には積極的な姿勢を示している[10]。このように、妊娠中絶の拡大、そして不妊手術の徹底という問題は、産婦人科の医療現場でも大きな議論となっていたのである。

第九〇回帝国議会で、日本自由党と日本進歩党が連立した第一次吉田茂内閣が、この問題に直面した。一九四六年七月二五日、衆議院生活保護法案委員会で、日比野民平(日本進歩党)が「政府ハ優生学的ニ早ク此ノ日本ノ人口問題解決ノ為ニ産児ノ制限ヲスル必要ガアル、之ニ対シテ政府ハ立法シテ産児ヲ制限スルノ意思ガアルカナイカ」と質問した。これに対し、厚生政務次官服部岩吉(日本自由党)は「産児制限ヲ公然ト認メルコト」には慎重な姿勢を示し、その理由として出生率が低下して「人口漸衰」となること、精神障害者、知的障害者が増加して「逆淘汰ノ結果」となること、失業問題、食糧問題の解決への即効性がないことの三点をあげ、加えて避妊も否定する見解を示した。しかし、その一方で、国民優生法の第一六条の「適用ニ付テハ成ベク寛大ニ、成ベク容易ニ取扱ハレルヤウニ今後運営ヲ図ツテ行キタイ」とも述べている。すなわち、服部は、妊娠中絶を認める立法には反対だが、国民優生法の柔軟な運用で妊娠中絶をある程度は容認するという方針を

示したといえる。(11)

八月七日、衆議院請願委員会で、「国民優生法中一部改正ニ関スル請願」の説明に立った富田ふさ（日本自由党）が、「外地引揚婦人中約一割ハ妊婦」であり、国内の生活の道を失った妊婦が多いことを理由に、こうした妊婦に対して「適切ニ人工妊娠中絶セシムルコト」ができれば「日本人ノ血ノ純潔」を保てるから、「医学的ニハ妊娠中絶ノ必要ガナクトモ、特殊ナル社会的条件ノ下ニ於テ之ヲ可能ナラシムルヤウ、国民優生法ノ一部ヲ改正サレタシ」と求めた。これに対し、厚生省参与官佐藤久雄は、引揚者中の妊婦については国立病院に入院させ、「妊娠ノ継続ガ母体ノ健康上許サナイモノガ多イ」という理由で「必要ニ応ジマシテ妊娠中絶ヲ行ツテ居ル」ことを認め、そのうえで、「御請願ノヤウナ妊娠中絶ノ法律ヲ作ルト云フコト」については、「社会風俗上影響スル所ガ甚ダ大」であり、刑法との関係もあるとの理由から「慎重ナ考慮ヲ要スル」と否定した。(12)七月二六日の衆議院請願委員会においても、「国立人口問題研究所設置ノ請願」に関して、佐藤久雄は、政府として「産児制限ヲ積極的ニ奨励スルト云フ考ヘハ、今ノ所持ツテ居ラナイ」と明言した。(13)

さらに、八月一日、衆議院予算委員会で、松本六太郎（協同民主党）が、政府内部にも産児制限をやるべきだという意見を持った者もいるのではないかと発言すると、厚生大臣河合良成（貴族院・同成会）は、人口減少の原因となること、性道徳上から懸念する事態を起こす不安があること、失業問題への即効性がないことを理由に、政府は「積極的ニ産児制限ヲヤラウト云フ考ヘハ只今持ツテ居リマセヌ」と答えている。(14)河合は、八月六日の衆議院予算委員会や八月一三日の衆議院予算委員第二分科会においても同様の答弁をおこなっている。(15)また、河合は、九月二三日、自作農創設特別措置法案外一件委員会において、「敗戦後ノ特殊事情」を理由に妊娠中絶の必要を訴える三浦寅之助（日本自由党）に対し、「適当ナ方法、適当ナコトデヤリツヽアル」と答弁した。(16)

このように、政府としてもソ連兵などによる性的暴行を受けて妊娠した女性に対して妊娠中絶手術をおこなっていることを暗黙に認めていた。

次に、国民優生法の運用についても、議論となった。すでに、厚生省は七月二〇日に、衛生局長より各地方長官に通牒を発し、国民優生法第一六条で、医師が不妊手術や妊娠中絶手術をおこなう場合、事前に他の医師の意見を聴取したうえで行政官庁に届け出ることを義務づけていることに対し、同条に「但シ特ニ急施ヲ要スル場合ハ此ノ限リニ在ラズ」という但し書きがあることを「活用」すること、および「妊娠中絶の適用については、その取締が厳にすぎるため、母体の生命の危険又は疾患の増悪を招くことのないやうに指導」することを求めていた。これにより、医師が国民優生法を根拠に不妊手術や妊娠中絶手術をより積極的に実施することが期待された(17)。

八月一日、衆議院生活保護法案委員会で、田中たつ(新政会)が、国民優生法による精神障害者、知的障害者への不妊手術の実施が少ないことを批判し、「優良ナル国民ヲ救ヒ、家庭及ビ国家ノ負担ヲ軽減スル為ニ制定サレタ此ノ国民優生法ガ今日殆ド活用サレテ居リマセヌ」と追及すると、厚生政務次官服部岩吉は「出来ルダケ多数ノ悪質ノ遺伝性素質ヲ持ッテ居リマスル者ニ対シマシテハ優生手術ヲ積極的ニ実施致シタイ」と明言した(18)。この点については、九月五日の衆議院建議委員会においても、田中は「国民優生法中に一条挿入に関する建議案」を提出し、国民優生法に「市、町、村長、医師、保健婦、産婆」が優生学上から不妊手術を必要と判断した者の姓名を中央と地方の優生審査会に報告することを認める一条を挿入し、手術の徹底を求めた。それに対し、厚生省事務官黒木利克は、国民優生法では強制不妊手術を事実上「保留」しているが、制定当時とは社会情勢も変わったので田中の求める趣旨については「慎重ニ研究」したいと答弁した(19)。さらに、吉田内閣も、この建議案に対しては趣旨に同意するとともに、国民優生法には精神病院長、保健所長は本人や家族の同意がなくても不妊手術を申請できるとする強制手術の規定があるものの「本法制定当時の社会情勢によりこの規定は実施されておりませんので」、建議案の趣旨に副うために、この「規定を実施すべきや否や」につき「慎重に研究致したい」との意見を表明した。[20]

以上のような河合厚相をはじめ服部、佐藤、黒木らの発言から、厚生省としては、妊娠中絶を広く認めることには反対であったが、現実的な対応として、中絶手術を許容していることは明らかであり、また、国民優生法による障害者への不妊手術の実施にも積極的であったといえよう。

その後、一一月三〇日、第九一回帝国議会貴族院本会議で、国民優生法により設置された中央優生審査会委員も務めた寺尾博（同成会）が、優生政策の重要性を強調して国民優生法による強制不妊手術の実施や優生思想の普及を求めると、河合厚相は、優生政策の重要性には同意しつつも、国民優生法による不妊手術は「任意的の建前」「強制しないと云ふ建前」になっているので、「手術を受けた人と云ふものは、数は極めて少い」ことを認め、次のように答弁した。

今後此の任意制を改めて強制制を採るかと云ふことに付きましては、是は相当大きな問題でありまして、目的の達成の上から言へば、問題なく強制にした方が宜しいのでありますが、段々斯う云ふ時代になりまして、個性の自覚、個人の意思の尊重と云ふことが段々大きな面にクローズ・アップして来る事情でありますから、出来れば強制を避けまして、さうして只今御指摘のやうな優生思想の普及と云ふ面でやるべきものであると云ふ考で居りますけれども、是も目下政府として色々其の利弊に付て研究をして居る所であります。[21]

ここで、河合は強制不妊手術を実施することには「個性の自覚、個人の意思の尊重」ということを理由に否定的な姿勢を示している。河合は、この発言の前に「新憲法に依りましても、個性の発達、自覚と云ふことが我々国民、国家存在の目的」となっているのでと述べているので、河合は、この発言をする直前の一九四六年一一月三日に公布された日本国憲法の趣旨に照らしても強制不妊手術の実施は難しいと判断していたと考えられる。その後も、河合は、一九四七年二月二〇日、第九二回帝国議会衆議院本会議においても「憲法の本則に基きまして、個性尊重の時代になつて来ましたので、強制的に断種その他のことはただいまやる考えはもちません」と[22]、さらに、三月一三日の衆議院予算委員第二分科会においても「非常に個性の尊厳ということを中心にいたしまする民主体制としまして、個人の点に対しましてあまり深く強制力を用いるということは、大体の方針としてどうかと考えておりますので、今直ちに強制的の断種法をとるという考えは、ただいまのところは全然もつておりません」と[23]、それぞれ明言している。

このことはきわめて重要である。上述したように、厚生省は日本国憲法公布当初、不妊手術を強制することは憲法の趣旨に反すると認識していたのである。それにもかかわらず、その後、優生保護法が成立すると、強制不妊手術は憲法に違反しないと認識を一変させ、国会も歴代の政府も同様の認識を維持していった。明らかに、憲法解釈が恣意的に変えられて優生保護法は合憲化されたのである。

その一方で、三月一二日、衆議院建議委員会で、「人口対策確立に関する建議案」の審議の際、厚生省参与官寺島隆太郎は「医学上母体の保健のために絶対必要であると考えられるような場合」「優生学上どうしてもこれはむしろ断種した方がよろしいではないかと考えられるる場合」「暴行その他いわゆる倫理上まことにやむをえないと考えられる場合」には「堕胎ないしは人口妊娠中絶等の方針を認めておる」が、ただ、「これを認める上につきましては、現行法規をもつてしてはまことに窮屈なので、これが法的措置については目下考究中」であると述べている[24]。この時点で、厚生省の方針は、妊娠中絶については、国民優生法の適用ではなく、新たな妊娠中絶を認める法律の作成へと大きく舵を切っていた。

また、以上のような帝国議会での議論と並行して、一九四六年一一月、財団法人人口問題研究会が「新人口政策基本方針に関する建議」を吉田内閣におこなっている。人口問題研究会は、一九三三年一〇月、人口食糧問題調査会の答申に基づき、「官民の有志」により設立された組織で、設立当初は内務省衛生局に事務局を置いていた。(25)

厚生省では、「戦後人口問題の重要性に鑑み」、一九四六年一月三〇日、「各方面権威者」を集め人口問題懇談会を開き、その場で人口問題研究会に人口政策委員会を設置することを決め、委員会内に「人口の収容力及び分布に関する部会」（第一部会）と「人口の資質及び統制に関する部会」（第二部会）を設けていた。このうち第二部会で妊娠中絶の問題、国民優生法の運用の問題が議論されたのである。第二部会は貴族院議員で経済学者の下条康麿が部会長となり、委員には古屋芳雄、永井潜、吉益脩夫ら戦前から優生政策の実施を主張してきた医学者とともに衆議院議員加藤シヅエ（日本社会党）が名を連ねていた。

その「建議」では、冒頭に敗戦により生じた「過剰人口」を放置すれば「国家の再建をして永久に不可能ならしめる懼れ」があり、「文化国家建設の要請に鑑み今こそ適切強力なる対策の確立さるべき秋」であると述べ、そのためには「出生調節にも建設的なる一面あることを承認せねばならぬ」と、妊娠中絶手術の意義にも言及していた。その一方で、「遺伝的悪質の可及的防遏」の重要性にも言及し、国民優生法がみるべき成果をあげなかったことは、「特にそれが任意法なることに大きな関係をもつてゐる。われわれはこれを強制法に改めることを必要と認めるものである」と、強制不妊手術を可能とする法改正を求めてもいた。そして、「出生調節に関する事項」として、「健全なる受胎調節」は「個人の自由」に任せるとして避妊を肯定したうえで、「人為的不妊は優生学的目的のためには積極的にこれを適用すること。医学上母の保健のために必要なる場合にはこれを認めること」「人為的妊娠中絶は優生学的目的のためには積極的にこれを適用すること」、性的暴行、「過失」などで妊娠し「母が出生を希望しない場合」にも「人為的妊娠中絶」を認めること、「医学的目的による人為的不妊及び人為的妊娠中絶については現行法規上の手続を簡易ならしめるとともに医学的適応標準の適当なる緩和拡張を必要とすること」などを求め、妊娠中絶手術の対象を拡大することを主張した。

次に、「優生政策に関する事項」では、まず、次のような「強制断種の実施」を掲げた。

国民優生法実施以来優生手術の実績のあがらないのは、本人又はその家族の任意申請のみに任せてあるからである。国民優生法第六条には遺伝病者の疾患が著しく悪質なる時や、夫婦の双方が同一の遺伝病に罹患してゐる時等で、その疾患の遺伝を防遏することが公益上特に必要であると認められる時は、法規に定められたる医師は本人又はその家族の同意がなくも断種の申請をすることができると規定してあるが、この規定は未だ実施されていない。国民優生法の実効を収めるためにはこの規定を発動すべきである。

たしかに、国民優生法第六条では、病気の遺伝を防ぐことが「公益上特ニ必要」と判断された場合の強制不妊手術の実施が認められている。この「公益上」の必要とは具体的にどのような場合を意味しているのであろうか。この点について遡ってみると、一九四〇年三月一五日、国民優生法案を審議していた第七五回帝国議会衆議院国民優生法案委員会において、厚生省予防局優生課長床次徳二が、「国家社会ニ悪質ノ疾患ヲ蔓延サセルコトヲ防止スル」ことが法の目的であり、「遺伝性ノ精神病者ガ犯罪ヲスルト云フコト」を事例にあげ、「其ノ精神病ガ遺伝致シマスレバ、遺伝ニ依ツテ其ノ子孫ガ、ヤハリサウ云フ罪ヲ犯ス虞ガアル」と説明していた。すなわち、床次は「公益」の具体例として精神障害者の増加による犯罪の防止をあげていたのである。

さらに、床次は、法律により「公益上」の理由で個人の自由を拘束している事例として「癩患者ナラバ癩療養所へ収容スル」「精神病者ニ於キマシテモ之ヲ監置スル」ということをすでに実施しているのであるから、強制不妊手術を実施しても刑法上にも問題はないとも述べていた。[26] 人口問題研究会の「建議」は、形骸化していたこの条項の実施を強く求めるものであった。このように障害や病気の遺伝を防ぐことを「公益」とする論理は、戦後にも継承されていた。

そして、「建議」は、遺伝病者の存在を知った「市町村長、医師、産婆、保健婦等」はその事実を「地方長官に届出することができるやうにすること」「遺伝病者が妊娠した場合にはこれを中絶することができるやうにすること」「遺伝性病的性格によるものと診断された性的犯罪者はこれを去勢することができるやうにすること」、不妊手術の方法として「断種手術と併せてX線照射を一方法として採用すること」「優生手術申請の手続を簡易にすること」など国民優生法の改正も求めていた。

さらに、「建議」では、「優秀素質者教育費全額国庫負担及び育英制度の拡大強化」や「優生指導機関の設置拡充を図り、結婚指導その他優生指導の徹底を期すること」も求め、「文化国家建設を目途としてゐる我が国において又出生調節普及過程における逆淘汰現象に直面してゐる現在、優生政策は益々その重要性を加へたものといふべき」と力説している。[27]

この「建議」の趣旨が加藤シヅエら日本社会党所属議員による優生保護法案にも影響を与えたと考えられる。また、厚生省人口問題研究所では厚生省、東京都庁、東京大学医学部の職員、日本鋼管、富士電機、味の素の工場労働者に対し一九四七年一月一五日現在での、内務省、商工省、運輸省、農林省の職員に対し同年四月一日現在での、それぞれ産児制限実態調査を実施し、一一五七人から回答を得た。それによれば、五%強に当たる六二人が妊娠中絶を経験していると答え、その理由を明記した二九人中では、「母親の健康上」と答えた者が二三人でもっとも多く、国家公務員、地方公務員、大企業の労働者の家庭でも妊娠中絶が実行されていることが明らかになった。[28]

こうした現実のなかで、妊娠中絶手術の適用を拡大し、かつ強制不妊手術を可能にするという建議の内容を実現するためには、国民優生法の柔軟な運用ではなく、新法の制定が模索されていく。その中心となったのが加藤シヅエである。人工妊娠中絶の拡大の是非、強制不妊手術の是非をめぐる議論は、日本国憲法下の第一回国会に継承される。ときの内閣は日本社会党の片山哲を首班とする民主党、国民協同党との連立政権であった。

2 優生保護法案（日本社会党の議員立法案）の提出

加藤シヅエが、衆議院厚生委員会で優生保護法案の説明をおこなったのは一九四七年一二月一日であるが、第一回国会（片山哲内閣）では、それ以前から妊娠中絶の拡大の可否、強制不妊手術の可否をめぐる議論は展開されていた。

八月一日、保健所法改正案を審議していた参議院厚生委員会において、山下義信（緑風会）が保健所の仕事として産児制限をおこなえるかと質問すると、厚生省公衆保険局長三木行治は、政府が有害とみなした避妊具を使わない「無害なる産児制限、妊娠調節の方法」は「国民の自由に任せて」いると、避妊を認めたうえで、不妊手術については国民優生法の規定に基づく場合以外は「やっておらない」と述べ、保健所長も不妊手術を申請できると答えた(29)。

三木の答弁は、当時の現状を述べただけであり、妊娠中絶を広く認めることの是非、強制不妊手術の是非についてまでは言及していない。そこで、この日、委員会理事として出席していた谷口弥三郎（民主党）は、翌八月二日、片山内閣に対して「産児制限に関する質問主意書」を提出した。

谷口は、産婦人科医で、熊本県医師会長も務め、優生政策の推進を求めた日本民族衛生学会熊本支部の理事でもあり、一九三九年に熊本県下で人的資源基本調査を実施するなど人口拡充政策の重要性を主張してきた[30]。この質問書において、谷口は、人口増加と食糧不足という現状認識の下、人口抑制の必要を訴え、具体的には「現在殆ど空文化」している「国民優生法を積極的に奨励して、不良分子の出生」を防止すること、妊娠中絶手術の規制を緩和することなどを求め、とくに、性的暴行による妊娠、「精神欠陥者」の妊娠、「生活苦に悩める者」の妊娠、すでに三児以上の健康児を出産した者の妊娠、分娩後一年以内の者の妊娠などには妊娠中絶手術を認め、そのために中央に産児調節審議会、地方に産児調節相談所を設置せよと主張した。

これに対し、片山内閣は、八月八日、「答弁書」を参議院に送付し、「国民優生法は、悪質分子の出生を防止することが目的であるためこの法律をもつて人口問題を根本的に解決することは、不可能」と明言し、「妊娠中絶の適否を正しく判断する審議機関」の設置についても、「その波及するところも極めて大きい」という理由で「慎重に考えなければならぬ」と否定的であった。しかし、「優生手術を当然うける者が妊娠せしめ又はせしめられた場合、妊娠中絶を行い得るようにすることについては目下研究を進めて居る」と述べ、性的暴行による妊娠や「精神欠陥者」の妊娠についても研究するとして妊娠中絶を認める含みを持たせた。その一方で、生活苦を理由とする妊娠中絶には、それよりも生活苦には生活保護法の適用で対処するべきだとして、否定的であった[31]。谷口が求めた人口抑制のために国民優生法を活用するという主張は否定され、谷口にとっても、自己の主張を実現するには新法が必要となった。

こうしたなか、日本社会党の太田典礼、加藤シヅエ、福田昌子が優生保護法案を作成し国会に提出したのは、八月二八日のことであり、法案は一〇月一日に受理された[32]。

すでに優生保護法案が提出されたなかで、谷口は、九月一八日、児童福祉法案を審議していた参議院厚生委員会において、「健やかな子供」が生まれるためには結核や性感染症の予防が必要で、そのために児童福祉法に結婚相談の項目を入れるよう求めたが、その際、国民優生法による精神障害者への不妊手術が「有名無実でありまして、殆んど行われておらん」と不満を吐露している。このときは、厚生大臣一松定吉も谷口の提案に同調していたが[33]、一〇月一六日の衆議院厚生委員会では、避妊は認めるが、「妊娠しておるものを、これを流産するとか、人工によつておろすとかいうことにつきましては、これはむしろ産児制限の域を逸脱しておる」と、妊娠中絶手術の拡大には明確に反対の意を示した[34]。

さらに、一一月一〇日、衆議院予算委員会において、加藤シヅエは、与党議員であるにもかかわらず、「片山内閣は成立以来、未だ国策としての人口政策の確立を見ず」と、内閣の姿勢を批判し、「片山首相の国際平和主義の具体的裏づけの一つとして、産児調節の知識普及化を考へられるかどうか」と質した。しかし、片山首相は「今ただちに実際政治の上に現わして、政府がこういう対策をもつて進むという段階にもまだ至つていない」と、消極的な答弁に終始した。そこで、加藤は、同様の質問を一松厚相におこなうが、一松もまた、避妊については容認するが、あえて「産児の調節をすることを、政府が法律をもつて指導奨励するとかいうようなことは、ただいま考えておりません」と答えた[35]。

このように、片山内閣においても、妊娠中絶を広く認めることについては否定的であった。その後も、片山首相は一一月一七日の参議院労働委員会で「産児制限の問題につきましても、やはり実際上の問題に乗り出して行く程度にはまだ達していない」と述べ[36]、一松厚相も、一一月一八日の衆議院予算委員会第二分科会で、妊娠中絶手術は「現行法においては認められておらぬ」[37]、あるいは、一一月二八日の衆議院本会議で「今日人口問題と産児制限問題とは、ただちにもつて緊急対策となすことは、ただいまのところ政府としては考えておりません」と、[38]従来の見解を繰り返した。

こうしたなかで、一二月一日、衆議院厚生委員会で、加藤シヅエが優生保護法案の説明に立った。加藤は、母体を守るために「産児制限の普及が公に認められるような法律を作ろうと思った」と回想しているが、[39]実際は、それだけではなく、優生保護法案には国民優生法に記された強制不妊手術について、それを徹底させるという面もあった。太田典礼は、優生保護法案は「母体保護を中心に、婦人のための法律にしなければならない。もちろん優生学的要素は十分取り入れる」と、加藤よりも正確に回想している。[40]

法案は、まず第一条で、法の目的を「母体の生命健康を保護し、且つ、不良な子孫の出生を防ぎ、以て文化国家建設に寄与すること」と明記している。法の第一の目的が「母体保護」で、第二の目的が「不良な子孫の出生」の防止と位置づけられた。そして、第三条で、任意の不妊手術をおこなえる場合として、「妊娠、分娩が、母体の生命又は健康に危険を及ぼすおそれあるとき」、本人または配偶者が「悪質な遺伝性素質」を持ち、子孫に遺伝するおそれがあるとき、本人または配偶者の近親者に「悪質な遺伝性素質」を持つものが多く、子孫にそれが遺伝するおそれがあるとき、本人または配偶者が遺伝性は明らかでなくても「悪質な病的性格、酒精中毒、根治し難い黴毒」で「生れ出る子に対して悪い影響を及ぼすおそれ」があるとき、「病弱者、多産者又は貧困者であつて、生れ出る子が病弱化し、あるいは不良な環境のために劣悪化するおそれ」があるときの五条件を規定した。

次に、強制不妊手術については、「裁判所は常習性犯罪者に対して、その者の犯罪的性格が子に伝わることを防ぎ、且つ、不良な環境の影響によつて子の不良化を防ぐことが公益上必要であると認めるとき」（第五条）、「精神病院の院長並びに癩収容所の所長は、その収容者に対して子孫への遺伝を防ぐために、その者の生殖を不能とする必要を認めたとき」（第六条）、それぞれ、別に政令に定める優生委員会に不妊手術を申請し、委員会の決定に基づき本人、配偶者の同意がなくても手術を実施できることと規定されていた。ここでも国民優生法同様、「公益」を理由にした強制不妊手術の実施が明記され、これまで国民優生法の下でも、その拡大解釈で実施されてきたハンセン病患者への不妊手術に法的根拠が与えられた。しかし、感染症であるハンセン病の患者に対する不妊手術の理由を「子孫への遺伝を防ぐため」と記したように、この法案には医学的にも重大な誤りがあり、杜撰な内容と言わざるを得ない。それだけではなく、松原洋子が指摘するように、任意の不妊手術の対象に遺伝性が明らかではない「悪質な病的性格、酒精中毒、根治し難い黴毒」の者や「病弱者、多産者又は貧困者」を含めたように、遺伝性かどうかに関わらず、「不良な子孫」という表現の下で不妊手術の対象者を拡大するという曖昧さもあった。(41)

また、第二〇条で、妊娠中絶手術には不妊手術(任意、強制)の対象者であるとき、および「妊婦が強姦その他不当な原因に基いて自己の自由な意志に反して受胎した場合であつて、出れ出る子(ママ)が必然的に不幸な環境に置かれ、そのために劣悪化するおそれあると考へられるとき」という条件が規定された。

加藤は、法案説明の冒頭で、国民優生法について「軍国主義的な、生めよ殖やせよとの精神によってできた法律」であり、「手続が非常に煩雑で、実際には悪質の遺伝防止の目的を達することが、ほとんどできないでいる」と批判している。換言すれば、「悪質の遺伝防止」を徹底するためにも優生保護法案を提出したということになる。そして、そのうえで、妊娠中絶ができずに苦しんでいる女性への保護を求め、「優生保護法案は、日本の将来の人口に対しての一種の計画性を与える文化国家の建前を、日本に備える一つの方法ともなる」と、法案の意義を訴えた。(42) 日本国憲法の下、日本を「文化国家」として再建するうえで、女性の身体を守り、かつ「文化国家」建設の障害となる「不良な子孫」を断つという、優生保護法案には二つの課題が課せられていた。

しかし、国会の時間切れで、優生保護法案についてはこれ以上の審議はなされずに終わってしまった。

3 優生保護法の成立

衆議院に社会党議員の優生保護法案を提出して以来、参議院の谷口弥三郎ら医師出身の議員との間で、交渉が始まっていた。このときの事情について、太田典礼は次のように回想している。

次国会のことについて参議院の医系議員から交渉があった。「この法案は原則的に賛成だから、通過するように協力したい。しかし、急進的すぎると思われる点もあるので、修正してはどうか。それに参議院で出した方が通り易いと、提出をまかせてくれないか」という意味だった。私は驚いた。衆議院で審議未了になったからといって、法案を横取りしようというのは、聞いたこともない。衆議院では私達社会党議員として、革新法案を提出したものであった。参議院の医系議員は保守的な立場の人達で、国民優生法の改正をめざしているにすぎなかった。したがって、参議院にゆずれば、原案が骨ぬきにされる危険があり、意味がなくなりはしないかと案じ、賛成しかねると答えた。原案には不備な点もあったし、ある程度の修正は必要かもしれないが、急進的だからという理由はうなずけない。私の意図がどの程度理解されているのか不安があったからである。(43)

日本社会党員であり、その後、労働者農民党に入党する社会主義者の太田は、妊娠中絶を公認する優生保護法案を「革新法案」と認識しているが、精神障害者やハンセン病患者に不妊手術を強制することにも「革新法案」という認識を懐いていたのだろうか。太田の回想にはそうした疑問が残る。しかし、この回想によれば、すくなくとも、優生保護法案を作成する段階で社会党の議員側と谷口との間で交渉があったことは明らかである。前述した谷口の「産児制限に関する質問主意書」も、こうした交渉の過程で作成されたものである。そして、交渉の結果、太田は谷口らと妥協し、ここに超党派の議員立法として新たな優生保護法案の作成が進められていった。

新たな優生保護法案は、一九四八年六月、芦田均内閣の下に開かれた第二回国会に、与党の民主党・日本社会党・国民協同党、野党の民主自由党、それに参議院の緑風会の超党派の議員立法案として提出された。法案は、第一条で「この法律は、優生上の見地から不良な子孫の出生を防止するとともに、母性の生命健康を保護することを目的とする」と明記された。前国会の日本社会党の議員立法案と比べると、目的の「不良な子孫の出生」の防止と「母性の生命健康」の保護の順番が逆転している。新たな法案は、「母性保護」より「優生上の見地」が優先された。

次に、第三条で任意の不妊手術の対象に「本人又は配偶者が遺伝性精神変質症、遺伝性病的性格、遺伝性身体疾患又は遺伝性畸形を有しているもの」「本人又は配偶者の四親等以内の血族関係にある者が、遺伝性精神病、遺伝性精神薄弱、遺伝性精神変質症、遺伝性病的性格、遺伝性身体疾患又は遺伝性畸形を有し、且つ、子孫にこれが遺伝する虞れのあるもの」「本人又は配偶者が、癩疾患に罹り、且つ子孫にこれが伝染する虞れのあるもの」「妊娠又は分娩が、母体の生命に危険を及ぼす虞れのあるもの」「現に数人の子を有し、且つ、分娩ごとに、母体の健康度を著しく低下する虞れのあるもの」をあげていた。日本社会党の議員立法案では、ハンセン病患者は「子孫への遺伝を防ぐため」という理由から強制不妊手術の対象とされていたが、この法案では任意の不妊手術の対象とされ、その理由として「子孫にこれが伝染する虞れ」があげられている。子孫への「伝染」を根拠に不妊手術をおこなうという論理は、「優生上の見地から不良な子孫の出生を防止する」という法案の趣旨と矛盾する。国民優生法の拡大解釈により継続してきたハンセン病患者への不妊手術を優生保護法の下でも維持するために、法案はこのような苦しい論理を記さざるを得なかった（なお、優生保護法とハンセン病との関係については、第四章で詳述する）。

そして、強制不妊手術については、第四条で、医師は患者が別表に示された疾患に罹っていることを確認し、「その疾患の遺伝を防止するため」、「公益上必要であると認めるとき」、都道府県優生保護委員会に不妊手術の適否の審査を申請できると規定した。別表には、五六の遺伝性とされた疾患が具体的に記され、こうした疾患の障害者、病者は、本人の意思に関係なく、優生保護委員会が許可すれば強制的に不妊手術を実施されることになった。都道府県優生保護委員会の決定に不服があれば中央優生保護委員会に再審査を求め（第六条）、再審査の結果にも不服があれば訴訟を起こせる（第九条）という条文はあるが、この四条を根拠に、強制不妊手術が実施されることになる。

そして、任意の妊娠中絶手術については、第一二条で、任意の不妊手術の対象者のうち「現に数人の子を有し、且つ、分娩ごとに、母体の健康度を著しく低下する虞れのあるもの」以外について、本人および配偶者の同意を得て可能とした。その一方で、第一三条で、強制不妊手術の対象となった疾患に罹っている者、「分娩後一年以内の期間に妊娠し、且つ、分娩によつて母体の健康を著しく害する虞れのあるもの」「現に数人の子を有している者が更に妊娠し、且つ、分娩によつて母体の健康を著しく害する虞れのあるもの」「暴行若しくは脅迫によつて、又は抵抗若しくは拒絶することができない間に姦淫されて、妊娠したもの」に対しては、本人が心身喪失の場合、後見人や保佐人の同意だけで妊娠中絶手術をおこなえるとも規定していた。この条文は、一見すると「母性保護」を謳いながらも、精神障害者、知的障害者に対する事実上の強制的な妊娠中絶手術を可能とするものでもある。「母性保護」の理念と障害者差別が共存していた。さらに、第二〇条、第二一条では、各都道府県ごとに「優生保護の見地から結婚の相談に応ずるとともに、遺伝その他優生保護上必要な知識の普及向上を図つて、不良な子孫の出生を防止するため、優生結婚相談所を設置する」ことも明記し、優生思想の国民への普及も法の課題としていた(44)。

第二回国会で優生保護法案に対する実質的な審議が開始されたのは、一九四八年六月一九日、参議院厚生委員会が最初であるが、すでに、それ以前から優生保護法に関連する議論は展開されていた。五月六日、参議院厚生委員会では、委員による全国の厚生行政視察の報告がなされたが、このとき、九州の調査をおこなった谷口弥三郎が、佐賀県の視察について、次のように報告している。

佐賀県の国立病院、精神病院の視察をいたした場合に、私共の特に感じましたことは、我が国は敗戦によりまして、国土は著しく狭ばめられておつて、而も人口は一ヶ年百万以上の自然増加をいたしておる今日におきましては、どうしても不良な精神患者の遺伝的精神病などは、断種手術をできるだけ勧めてさせるべきものであると考えておりますので、同院に行きまして、院長に断種手術をやつておられるかということを聞いて見ますというと、まだ開院以来一名もやつたことがないというようなことを言つておられるのであります。従つてこれには是非強制断種でもやらせて、そうしてかかる不良な分子の出生を大いに防止する必要があると特に感じたような次第であります(45)。

谷口のこの発言は、優生保護法による強制不妊手術の実施を促すものでもあった。さらに、この後、中部地方の視察報告をおこなった姫井伊助(緑風会)も、愛知県における座談会の場で「優生問題」が話題となり、「その節の要望は、優生保護制度を確立されたいということでありました」と発言し、優生保護法案の可決成立への期待を吐露していた(46)。

そして、衆議院においても、六月一五日、予算委員会で、加藤シヅエが優生保護法案の上程を前提に、首相芦田均に産児制限への認識をきびしく問い質した。このとき、芦田は「優生学的の見地から立案さたれる法律は、すでに政府においてもしばしば研究され、一部すでに実行いたされておる」、遺伝性とみなされた障害者、病者への不妊手術についての「立法はなるべく速やかに実現されることを期待」すると答えたが、人口抑制のための妊娠中絶の拡大については否定し、今、すぐに産児制限の法律をつくる意向はないと明言していた。[47]首相自身が、超党派議員により上程された優生保護法案に全面的には賛成していない状況下で、法案の審議が始まったことになる。

法案の審議は六月一九日、参議院厚生委員会で開始された。法案の説明には谷口弥三郎が立った。谷口は、精神障害者、知的障害者や先天性の視覚障害者が増加しており、とくに九州の厚生行政の視察の際、福岡県、佐賀県の「浮浪児収容所」の収容児の八〇％が知的障害児であったという谷口独自の認識を根拠に、「逆淘汰の傾向が現われ始めておる」と述べ、それを理由に「先天性の遺伝病者の出生を抑制することが、国民の急速なる増加を防ぐ上からも、亦民族の逆淘汰を防止する点からいつても、極めて必要」なので、優生保護法案を提出したと説明した。谷口の説明の力点はこの点に置かれ、その後で簡単に「この法案で母性保護の見地から必要な限度においては更に広く合法的な妊娠中絶を認めようとするもの」と付言している。谷口にとり法案の主旨が前者、すなわち「逆淘汰」の防止にあったことは、この説明の内容から明らかである。

谷口は、感染症であるハンセン病の患者と配偶者を不妊手術、妊娠中絶手術の対象にしたことについては説明せず、強制不妊手術については「悪質の強度な遺伝因子を国民素質の上に残さないようにするためには是非必要」であり、「社会公共の立場」から「公益のために行われるもの」と正当性を主張した。[48]委員会では、ハンセン病患者と配偶者を不妊手術、妊娠中絶手術の対象にすることへの疑問や強制不妊手術の是非などの質問もなされず、六月二二日、法案は全会一致で可決され、[49]さらに六月二三日、参議院本会議でも質問がないまま全会一致で可決された。

ただし、参議院本会議で谷口が厚生委員長としておこなった委員会報告のなかに重大な記事があった。それは、厚生委員会の議事録に記載されていない質疑についてである。六月二二日の委員会では二度にわたって速記が中止されている。その速記中止中の質疑の内容と考えられる事実が報告されたのである。それは「精神病者の手術をする場合には、本人が非常に狂暴である場合には危険ではないか」という質問があり、それに対し、谷口が「そういう場合には麻酔をかけて行います」と答弁したという内容である。麻酔をかけて意識を失わせて手術するという、まさに強制手術の実態を示すような答弁であった。(50)

参議院で可決後、法案審議は衆議院に移る。衆議院では、六月二四日、衆議院厚生委員会で、福田昌子が法案の説明に立った。福田は、谷口とは異なり、冒頭、「優生の見地から不良分子の出生を防止するとともに、加えまして従来母性の健康までも度外して出生増加に専念しておりました態度を改め、母性保護の立場からもある程度の人工妊娠中絶を認め、もつて人口の自然増加を抑制する必要がある」と述べ、「不良分子の出生」防止と「母性保護」のための妊娠中絶の容認の両方が法案の目的であると説明した。そして、国民優生法との違いについて、「悪質疾病の遺伝防止と母性保護の立場から、一定範囲のものには任意に断種手術を受け得るようにしたこと」「強度の遺伝性精神病その他の悪質遺伝者の子孫の出生を防止するため、強制断種手術を行い得る制度を設けましたこと」「悪質疾病を有するものが妊娠し、または妊娠分娩によつて母体の生命を危険に陥らしむるおそれある場合は、医師の判定によつて妊娠中絶を行い得るようにいたしましたこと」「妊娠によつて母体の健康を害しあるいは暴行脅迫によつて妊娠した場合は、地区優生保護委員会の決定によつて妊娠中絶を行い得ることにいたしましたこと」「各府県に優生結婚相談所を設けて、優生保護の見地から結婚の相談に応じて、不良子孫の出生を妨(ママ)止するとともに、地方人士に対し優生の知識、避妊器具の選択、受胎調節の方法等の理解に努めしむるように予定いたしましたこと」など、詳しく説明を加えた。しかし、その一方で、谷口同様、ハンセン病患者と配偶者を法の対象にしたことの説明はなさず、強制不妊手術についても「社会公共の立場」から「公益のため」におこなわれると正当化していた。(51)

その後、六月二七日の衆議院厚生委員会には、谷口弥三郎が出席して法案の説明をおこない、そこで谷口は「新憲法のもとにおきましては、人権尊重の意味から申しましても、母性の健康を保護するということがきわめて必要である」として、妊娠中絶手術の拡張の必要を訴えていた。(52) 谷口は、日本国憲法下の基本的人権尊重の範囲に障害のない子を生める女性の人権は含めていたが、遺伝性とされた障害者、病者の人権は含めていなかった。まさに、遺伝性とされた障害者、病者は日本国憲法が尊重する基本的人権の外に置かれたのである。しかし、衆議院厚生委員会でも、ハンセン病を対象にしたことへの疑問、強制不妊手術の是非、さらには憲法との整合性は議論されず、六月二八日に全会一致で可決、(53) 同日の本会議でも全会一致で可決され、(54) 優生保護法は成立した。当時、厚生省でも同様の法案を「併行的に作っていた」が、議員立法案の成立により、その法案は「流産し果てた」という。(55) 刑法には、母体を助けるための医療行為以外の妊娠中絶を禁止し処罰する堕胎罪が規定されていたが、優生保護法の成立により、妊娠中絶が合法化され、優生保護法には「刑法の堕胎罪に対する免責規定という意味」が与えられた。(56) 翌一九四九年四月二六日には、日本母性保護医協会も設立され、谷口が会長に福田が常務理事にそれぞれ就任した。優生保護法では、妊娠中絶手術をおこなうのは都道府県医師会が指定した医師に限られていたが、この協会は、そうした指定医師を組織したものであった。(57) 以後、優生保護法は「合法的妊娠中絶の範囲を拡大」し、「人口抑制政策の代替機能」も担っていく。(58)

優生保護法の成立後、谷口弥三郎と福田昌子は優生保護法の詳細な解説書を記している。そこでも「先天性遺伝病者の子孫の出生を防止する事が、国民の急速なる増加を防ぐ上から云っても、また民族の逆淘汰を防止する点から云つても必要である」と強制不妊手術の意義を説明し、「新憲法下に於ては人権の尊重が特に重視せられ、且また母性の保護も極めて重要視され、四月一日から実施中の児童福祉法に於ても、妊産婦の保護が重視されている」と述べ、「人権の尊重」「母性の保護」「妊産婦の保護」を根拠に、「不良児出生防止」の正当性を主張していた(59)。谷口と福田は、優生保護法についての平易な解説書のなかでも、「新憲法の精神即ち人権の尊重、母性の保護といふ観点から合法的人工流産の枠を拡め、尚それ等の人々に適正なる受胎調節の方法を指導して以て人口増加防止の一翼をなすというのが、本法のねらいであります」と述べ(60)、優生保護法は日本国憲法の人権尊重の精神に則った法律であるという論理を展開している。こうした論理に直面すると、あらためて、優生保護法は「母性保護」には配慮していても、障害者、病者の人権は無視していたことを痛感させられる。さらに、こうした論理の下に、谷口は「今後は医師は不良分子の子孫の終生防止に協力して貰いたい」と訴えた(61)。八月六日、九州大学医学部で講演した谷口は、優生保護法が人口増加抑制策であり、その目的のために「不良分子の出生防止」、「母性保護の点から合法的人工妊娠中絶」の許可、優生結婚相談所による優生結婚の相談と受胎調節の知識普及による妊娠率の低下をおこなうと述べ、妊娠中絶手術は都道府県医師会が指定した医師が実施するので、医師会に法律への理解を強く求めた(62)。谷口は、妊娠中絶手術は専門医がおこなうので安全であることを根拠に、手術の普及を求めた。

では、なぜ、障害者、病者の人権は無視されたのか。それは精神障害者、知的障害者の増加を防ぐことは「公益」にかなうという理解がなされたこととともに、強制不妊手術は医師が恣意的にするのではなく優生保護委員会の審査の決定でなされ、不服なら訴訟も可能であるという制度があったからである。太田典礼も、「強制断種を命ぜられた者は異議があれば中央優生委員会に再審査を要求し、それでも不服であれば裁判所に提訴することができるようにして人権を保護している」と述べ、強制不妊手術は障害者、病者の人権侵害には当たらないと主張した[63]。

一方、厚生省公衆衛生局技官安倍雄吉も「従来は公益上必要であつても強制できなかつた著しい性慾異常者や、兇悪な常習性犯罪者に対しても、本手術が適用されることになつたことは、たしかに一つの進歩であつた。しかしながら本人や配偶者の意思に反して手術を行うということは、新憲法下、基本的人権の尊重という点から見ても、医師が勝手にこれを行うことは許されないのであつて、医師が診断の結果、必要があると認めた場合は、後に述べる都道府県優生保護委員会に、手術を行うことの適否に関する審査を申請し、その決定に基づいて、はじめて行うことができるのである」と述べ、強制不妊手術が基本的人権を侵害していないことを力説した。そして、強制不妊手術を規定した第四条については、医師が「相当症状が強度であつて、公益上から見ても本人に対して優生手術を行う必要があると認めたとき」に「どうしても優生手術を行つて、その疾患の遺伝を防止しなければ公益上も害がある程、強度且つ悪質であるか等をよく調査、診断した上で、どうしても必要があると思われる場合」に限ると強調した。安倍は、再三、「公益上」の必要を強調することで、強制不妊手術の正当化を図っていた[64]。安倍自身、日本国憲法の下で、強制不妊手術をおこなうことに対し「基本的人権と公共の福祉との調和が大きな問題となる」ことは自覚していた[65]。しかし、審査があることを理由に、その「調和」がなされると主張したのである。

ただ、厚生省としては、強制不妊手術については、極力、議論を避けている。厚生省として優生保護法を説明する際、あえて「優生手術に関する事項については暫くおき」と断って妊娠中絶と優生結婚相談所に関してのみ言及し[66]、厚生行政に関する座談会においても司会を務めた公衆衛生局長三木行治は、妊娠中絶が「範囲が広くなつたと云ふか、自由になつたと云ふか大分変つた」ことで「画期的な優生保護法」とみなしつつ、議論を「妊娠調節の問題」に誘導していた[67]。

また、参議院常設委員会専門員の草間弘司も、助産婦との問答という平易な文体により、強制不妊手術について「社会生活上不適応なものや生きて行く事が反つて悲惨な様なもので、強度に遺伝するおそれのあるものはその遺伝因子を国民素質の上から除去することが公益上必要であると認められた時」におこなうと説明し、その後、「母性保護」の法律であることを詳しく論じていた。(68)

しかし、彼らがあえて優生保護法に対して人権尊重の法律であるとか、強制不妊手術は人権侵害ではないと主張することは、逆に強制不妊手術が人権侵害に当たり、優生保護法は違憲の法律となるおそれがあることを彼らも認識していたことを意味している。(69)

こうした優生保護法による強制不妊手術に対し、批判的な世論は起こらなかった。むしろ、歓迎の論が起こっている。次に、そうした世論について、まず、戦前から優生政策の推進を主張していたひとびとの発言から検討していく。

民族衛生学会理事長として国民優生法の原案ともなる民族優生保護法案の作成にも関与した生理学者永井潜は、敗戦直後、「神の寵児たる選民なりとの自己陶酔の下に、神風に憑依し、神がかり式となり、科学の精神を閑却した所に、最後の敗因があつた」と反省しつつ、戦争の結果、「心身健全なる戦闘員の大多数は、未婚者にして、その大切なる遺伝的素質を後代に遺すことの機会に恵まれずして、永久に葬り去られるに反して、劣弱なる素質者は、悠々結婚して家庭を有ち、子供を産み得る点に於て、由々敷逆淘汰であり、勝敗の如何に関らず、当該国民に一大創痍を与ふるもので、民族衛生学上、幾多の大なる危機を包蔵するものである」と、「逆淘汰」が進むことへの危機感を表明していた。(70)永井にとり、国民優生法により「劣弱なる素質者」の増加を防ぎつつ、人口の抑制を図ることが必要とされた。そうした永井は、優生保護法の施行後間もない一九四九年一月、国民優生法は「民族永遠の政策という点に重きを置いている」のに対し、優生保護法は「民族永遠の政策」という点には「遠慮して、人権（特に婦権）尊重の気分を先きに立てて、母性の生命健康の保護を云為し、時勢に追随せんとした」ことに強い不快感を示し、またハンセン病を法の対象としたことに疑問を呈しつつも、優生保護法に強制不妊手術が明記されたことを高く評価した。永井は、国民優生法の優生学的趣旨の強化という点で優生保護法を評価したのである。[71]

また、厚生技官として国民優生法制定を推進した青木延春も、優生保護法について「止むを得ざる産児制限は公認しようとする点に狙ひがある」と指摘して、「勿論時の流れとしてかゝる産児制限はその必要な限度に於いて承認されよう。然し乍らその必要は何よりも先づ優生学的、医学的適応であるべきである」「精神、身体の病気のために生れる子を充分に哺育し得ない時、病気ではないが虚弱な親が保健上子供を欲しない時、姦通その他不義の仲に妊娠した時、貧困で子供を養育出来ない時、或は強姦近親姦等の結果妊娠した時等を区分して考慮する必要がある」と、無制限な妊娠中絶の普及には憂慮を示し、「産児調節」には「優生学的適応と医学的適応はかくして常に正しく」おこなうべきだと主張した。[72] 永井も青木も優生学的、医学的ではない妊娠中絶の増加を何よりも恐れていた。

同様に、国民優生法の成立に貢献した東京大学医学部助教授で精神科医の吉益脩夫も、優生保護法は「優生学的目的と母性保護の目的の二つを併せ含むものであつて而も二つは同等な重さを持つているように理解され」、この点が国民優生法とは「非常に違う」と述べ、「若し人口を減らすならば、出来るだけ生物学的に望ましくない人々を減らしたいと考えるのは誰しも同じである。然しそれが立法者の意図するように行かなくて優生学的意味の少い単なる母性保護の法律となりはしないか……（中略）……この点は我民族将来の幸福のために重大である」と憂慮した。[73] 吉益もまた、妊娠中絶の拡大への反対の意思を示していた。

さらに、一九三五年に設立された日本優生結婚普及会の副会長だった女医竹内茂代も優生保護法に賛意を示した。竹内は、戦後の最初の総選挙に日本自由党から立候補して当選、一期だけ衆議院議員を務め、その際、議員立法として二五歳未満の者の飲酒を禁止する青年禁酒法案を第九〇回帝国議会に提出、一九四六年九月二一日、衆議院本会議で法案の説明をおこなっているが、そこで、法案の目的として「体力ノ増強、精神ノ健剛、サウシテ日本民族ノ優生ヲ図リタイ」と述べていた。[74] このように、優生政策の推進に関わってきた竹内は、優生保護法は「悪質の遺伝を断つために優生手術即ち精索又は卵管の結紮と、人工妊娠中絶の手術とによって目的を達する」と評価していた。竹内は、強制不妊手術の目的について「人間には知能の高い者から低い者迄の階級がありまして、人の健康、運命等と共に各階級があります。其他に精神病其他精神肉体の異常者があって子孫に遺伝します。そして悪質者は社会に害悪を流し、善良な人に負担をかけ、社会を悩ませます」と述べ、それを防ぐ方法は「断種を施して、子孫の増加を防ぐこと」であると説明した。[75] 竹内にとって、戦前からの持論である優生結婚の実践と表裏一体のものとして優生保護法は理解された。

一方、日本産児調節連盟委員長の馬島僩は、まだ優生保護法案が成立していない段階で、「此の法律案は全く革命的な要素を含んで居るし、時代に適応した立派な進歩的なもの」と絶賛した。馬島の評価の基準は、妊娠中絶を合法化した点にあり、障害者への強制不妊手術の実施については触れていない。馬島は、さらに、この法案が日本社会党主導による議員立法案であり、「官僚製では無い」ことも高く評価し、「吾々は人民の名で人民のための法律を作らねばならない」とまで歓喜の声を上げていた。[76] 精神障害者やハンセン病患者の存在は「社会の有害」であり、彼らが「繁殖」することは「人間の不幸」とみなす馬島は、その一方で、優生保護法により性的暴力で妊娠した女性が妊娠中絶手術を受けられることを高く評価し、優生保護法が「基本的人権を守る憲法下に出来た以上、吾々は古い観念を潔くかなぐり捨てて全く新しい民主的な社会人であるという意識に生きつゝそれを実践にうつす必要がある」とも述べている。[77] 馬島には、精神障害者やハンセン病患者の基本的人権は考慮されていなかった。

労働科学研究所長暉峻義等も、優生保護法で妊娠中絶を合法化したことについて「母体の健康の擁護」に「母体をめぐる社会生活条件の存在とそれへの考慮」と「意思せざる妊娠の、人間の意志による強固なる否定」を認め、「増殖に対する人間の理性的処理の一段の躍進」があると評価するが、その一方で「低劣な素質者の減少によつて、社会的経済的負担を軽減し、人口の生存能力を質的に向上し、資産性の高い人口の増加と、より高い質的水準をもつ人口の増殖に寄与することができるであろう」との期待を示した[78]。さらに、戦前から廃娼運動や婦選運動に参加してきた日本基督教婦人矯風会の千本木道子は優生保護法について、「この法律は昭和十五年に実施された国民優生法とは全くその目的を異にして居りまして、国民優生法は人口増殖のための、所謂うめよ殖せよの主旨で作られたものでありますが、こん度の優生保護法は、……(中略)……母性保護という点に重点がおかれ、優生という字は同じでも、全く面目を改めて登場して来た」と理解し、「母性の健康のためには任意の人工妊娠中絶のできるようになつて居る」ことを評価し、その一方で「悪質の遺伝性病患を有するものゝ妊娠中絶は、当然のこと」と述べている[79]。

このように、その思想的立場の違いに関わらず、優生学や産児調節に関わったひとびとは、強制不妊手術に対しては批判せず、当然のことと受け止めていた。議論となったのは、妊娠中絶の許容範囲についてであった。

それでは、障害者や病者を強制不妊手術の対象にし、かつハンセン病患者と配偶者にも不妊手術や中絶手術を可能とする優生保護法について、日本の民主化を進めていた連合国軍最高指令官総司令部(GHQ/SCAP、以下GHQと略す)は、どう対応したのだろうか。たしかに、GHQの公衆衛生福祉局(PHW)は、強制不妊手術の対象については厳格に示すことを求め、その結果、対象とする疾患を明記した別表が付されたのであり、強制不妊手術を憲法に規定された基本的人権を侵害する可能性があると問題視していたが、「議員立法であることを盾にその詳細については介入しない」こととし、ハンセン病患者と配偶者が法の対象となっていることは問題視しなかった。「PHWが明らかな人権侵害を黙認したのは、人口問題を解決するためには優生保護法が必要なことを理解」していたからであった[80]。PHWの見解は、一九四八年五月二二日に民政局（GS）に示した意見書に書かれているように、強制不妊手術は「公共の福祉」（public welfare）に「深刻な脅威を及ぼすほどの重大な」場合のみに限定するべきであるというもので、「公共の福祉が個人の権利に勝る」と判断されれば強制不妊手術は可能となり[81]、結果として、強制不妊手術を許容した。こうしたPHWの判断は、以後、「公益」を理由に強制不妊手術を正当化していく論理に根拠を与えたことになる。

また、GHQはハンセン病患者の処遇については、深い関心を懐いておらず、むしろ、日本共産党と結びついた国立ハンセン病療養所における患者自治会運動の動向に警戒を強めていた。一九四九年六月一一日、PHWは、アメリカ太平洋陸軍総司令部幕僚部高級副官部への報告のなかで、「ハンセン病は日本では重要な公衆衛生上の問題ではない」と断言し、その理由のひとつに国立療養所への隔離の効果をあげている（Leprosy–Japan 1945–1951 GHQ/SCAP Records——国立国会図書館憲政資料室所蔵——）。PHWの局長クロフォード・サムスも、ハンセン病患者の絶対隔離政策を推進してきた長島愛生園長光田健輔について、一九四九年九月一六日付けのH・W・ウエード宛ての書簡で「第一流の人物であり、権威として日本人に受け止められている」と高く評価しており（前掲 Leprosy–Japan 1945–1951）、一九五〇年五月五日付けH・イーター宛て書簡では絶対隔離政策への支持と期待を表明していた（前掲 Leprosy–Japan 1945–1951）。こうした認識の下に、ハンセン病患者と配偶者を不妊手術の対象とした点については、GHQでは不問に付された[82]。

なお、こうしたGHQの対応に関連して、沖縄における優生保護法についても付言しておく。アメリカ合衆国の施政権下にあった沖縄でも、一九五六年、琉球立法院で優生保護法案が審議されていた。この法案は、任意の妊娠中絶について本人の同意のほかに優生審査会の決定を必要とする点以外、ほぼ日本「本土」の優生保護法を踏襲したものであった。その背景には、アメリカに支配された戦後沖縄の経済的劣悪さにより、日本「本土」以上に人口増加の抑制が必要であるという切迫した認識があった。六月一五日、琉球立法院の第八回議会文教社会委員会で、法案の説明に立った社会局次長山城篤俊は、「現在、非合法の堕胎が年一万件以上もなされているものと推定され、又、精神病患者も逐年増加しております。この様な客観的情勢から、母体保護、優生遺伝の見地からも、堕胎を合法化する必要がありますので、優生保護法の立法要請をした」と述べ、非合法な妊娠中絶を防ぎ母体を保護することと、優生政策の両面から、法案を立案したことを明らかにした。しかし、この法案が障害者を主たる対象にしていることもまた事実であり、強制不妊手術には「公益上必要」という条件があげられていた。この条件については「性質劣悪なもの」を対象とすると説明された。七月二日には、参考人として沖縄医師会長大宜見朝計、沖縄助産婦会長当山美津、沖縄婦人連合会副会長吉田つる、公衆衛生看護婦会代表湧川房子が意見を述べたが、全員、法案には賛成であった(83)。

こうして、優生保護法は七月二七日に成立した。しかし、公布直前の八月三〇日、米国民政府は布令第一五八号をもって同法の無効を宣言し、同法は廃止された。無効の理由について民政府は、同法には「琉球の福祉と最大の利益に反する処置と規定が含まれており、基本的に必要な医学的及び法的保護処置を設けずに医療行為を許可すれば、個人の生命と福利に危険をもたらす」と説明し、「琉球住民の生命、保健及び福祉を擁護するため」、法を無効にすると結論づけていた(84)。

米国民政府がこのような判断をした理由としては、同法が実質的に妊娠中絶の合法化を意味していることへの懸念、遺伝性とみなされた疾患の判断に対する医学的妥当性への懸念、施政権を持つ沖縄の人口抑制政策にアメリカが関与することへの国際的批判が起こることへの危惧があったとされる。アメリカは間接統治下の日本「本土」の人口政策については「中立性」を保つ立場で介入せず、それゆえGHQは優生保護法を認めたが、直接統治を続ける沖縄では、独自の判断を優先させ反対したと、澤田佳代は指摘している。[85]

その後、一九五七年九月三日、琉球立法院は国民優生法を改正し、一九七二年の「復帰」まで遺伝性とみなされた障害者、病者への不妊手術、妊娠中絶手術は継続されていった。

4 「公共の福祉」による強制不妊手術

優生保護法における強制不妊手術を正当化した論理が「公益」であった。「公益」のためになされる手術であるから、強制的に不妊手術を実施しても、日本国憲法が保障した基本的人権の侵害にはならないという理由がつくられた。そこには、遺伝性とみなされた障害者、病者が子どもをつくり、子孫に障害や病気が遺伝することは「公益」に反するという認識、さらには、精神障害者は犯罪を起こすという差別的偏見があった。たしかに、憲法には基本的人権を制約する条件として「公共の福祉」という言葉が明記されている。この「公共の福祉」が「公益」と理解され、強制不妊手術の正当化の根拠とされた。以下、この「公共の福祉」=「公益」という憲法解釈について検討しておく。

一九四六年二月一三日、GHQが示した日本国憲法の草案には、基本的人権を制約する条件として“general welfare”という語が使用されていた。この語は、当初、「共同ノ福祉」と訳されたが、第九〇回帝国議会に提出された憲法案には「公共の福祉」と記された。この語の解釈をめぐって、議会では議論が展開されている。

七月二日、衆議院帝国憲法改正案委員会で、憲法案を説明した第一次吉田茂内閣の憲法担当の国務大臣金森徳次郎は、基本的人権に関する規定は「総テ公益ト云フ枠ノ中ニ納マツテ居ル」「公益ト云フ枠ノ中ニ於テ一切ノ権利ガ行使セラレル訳デアリマス」と、憲法に記された基本的人権を制約する「公共の福祉」とは「公益」の意味であるという趣旨の発言をおこなっている。(86) その後も、金森は七月一八日の同委員会においても憲法案にある基本的人権について、国民は「公共の福祉のためにこれを利用する責任を負ふ」という条文について「公益ヲ害シテ利用シテハナラヌ」という意味であると説明している。(87) また、八月一日に開かれた衆議院の帝国憲法改正案委員小委員会において、委員長の芦田均（日本自由党）は基本的人権には「公益ニ反シナイト云フ精神」の制限があると述べ、委員の森戸辰男（日本社会党）も「公共の福祉」とは「公共ノ利益ト個人ノ利益ガ或ル点ソグハナイ」場合の「民主的ナ方法デ之ヲ調和スル」ものであるという解釈を示した。(88)

こうした基本的人権を制限する条件としての「公共の福祉」という語を「公益」と解釈する論理の下で、「公共の福祉」は人権を制限するうえで、きわめて恣意的に利用された。たとえば、一九四七年二月二一日の第九二回帝国議会衆議院本会議において、内務大臣植原悦二郎は「労働運動が健全に発達することは、政府の熱望するところであります。しかし労働組合は、労働組合としてどこまでも経済的の活動で、しかも社会の安寧秩序を維持し、公共の福祉と相伴うものでなければならないのであります。（拍手）公共の福祉に反する行動は、これはいかなる行動といえども、新憲法のもとにおいてさえ、政府としてはこれを取締らなければならないことを御承知願いたいのであります」と述べ、「公共の福祉」の名の下に労働運動に対する弾圧を正当化している。(89)

また、一九五二年、ハンセン病患者への強制隔離政策を明記した癩予防法の改正が議論となった際、政府は

「公共の福祉」を根拠に強制隔離政策の正当性を主張した。たとえば、一〇月二三日、多磨全生園で開かれた厚生省と全国癩療養所患者協議会（全癩患協）の懇談会の席上、「新憲法下の収容方法を考えてもらいたい」と強制隔離政策に反対する全癩患協に対し、厚生省医務局国立療養所課の高橋技官は「国民は公共の福祉を取り上げて入所を拒む人達を収容するように言うであろう」と反論し、強制隔離政策の継続を主張した[90]。

さらに、一一月二一日、第一五回国会衆議院で、長谷川保（左派社会党）が、第四次吉田茂内閣に対し、癩予防法改正の意思の有無について質問書を提出する。これに対し、厚生省では「癩予防法関係予想質問及び答弁書」を作成し、国会答弁の打ち合わせをおこない、強制隔離を正当化する根拠として、患者や親族縁者に対する社会の恐怖感をあげているが、これに対し、高橋技官は文書の欄外に「一般世人の恐怖心の防遏は、公共の福祉と云い得る根拠の説明を要する問題であろう」「国家が癩の恐怖心の防遏を患者の拘束にその責任を転換しているとの非難が加へられる向はないか」とのメモを残している[91]。全癩患協には「公共の福祉」を根拠に強制隔離政策を正当化した高橋ではあったが、本人自身が、そうした説明の不十分さを自覚していたのである。そうでありながら、作成された長谷川への答弁書において、吉田首相の名で「癩患者を癩療養所から退去させることは、公共の福祉の観点から適当ではない」と明言した[92]。ハンセン病患者は、日本国憲法の下でも、「公共の福祉」を根拠に強制隔離されていった。同様に、遺伝性とみなされた障害者、病者も、「公共の福祉」を根拠に不妊手術を強制されていった。

一九四七年八月に文部省が中学一年生用に発行した『あたらしい憲法のはなし』には、基本的人権の説明のなかで「むやみにこれをふりまわして、ほかの人に迷惑をかけてはいけません。ほかの人も、みなさんと同じ権利をもっていることを忘れてはなりません。国ぜんたいの幸福になるよう、この大事な基本的人権を守ってゆく責任があると、憲法に書いてあります」と述べられている。この文章からは、「公共の福祉に反しない」

とは他人の人権を侵さないという程度の意味であると理解される。強制不妊手術を許容するような意味は含まれていないと考えるのが妥当であろう。ただ、「国ぜんたいの幸福」になるように基本的人権を守れという趣旨の文章からは、基本的人権よりも「公益」を優先するという理解が生まれ、障害者が増えることは国の不幸で「公益」に反するとして強制不妊手術を許容する解釈も可能にはなる。こうした後者のような解釈が強制不妊手術を違憲ではないとする根拠となったと考えられる。

では、このような「公共の福祉」の名の下に一部の国民の基本的人権を侵害できるという憲法解釈は日本国憲法制定当初から妥当なものであったのだろうか。一九五一年、憲法学者の早稲田大学教授戒能通孝は、「公共の福祉」を口実に基本的人権を侵害することに対して、次のように警告を発している。

「公共の福祉」のためならば、基本的人権を犠牲にしてもよいという説がある。私はこの思想に対して絶対的に反対したい。私の理解するかぎり、「公共の福祉」という概念は、基本的人権を充足するためにあるものであつて、それを口実に、少数者に対してであろうと、多数者に対してであろうと、代償を伴わない犠牲を強要する権利は誰にもない。私は一寸の虫を助けるために、五分の虫を殺してもよいという考え方に反対する。大の虫は小の虫を殺して取つて食うかも知れないが、それはあくまでも事実の問題であつて、法律の問題ではない。私はこの事実の問題に、もつともらしい理屈をつけて不法を合理化そう(ママ)とする人々が、権力者に奉仕するための口実を、常に「公共の福祉」に求めることに抗議しようとするのである。

戒能は、「公共の福祉」を根拠にして「人権の侵害が行われうる限界は、何人にも合理的であると思われる限界に止められなければならない」と述べ、その「限界」とは「市民的生活一般において、どの人にとつても迷惑に感ぜられ、どの人からもその除去を容認され得るが如き犯罪、不法行為、災厄またはそれらの可能性を除去すること」であり、具体的事例として「たとえば殺人者や放火者をつかまえたり、伝染病予防のため消毒、予防注射を強制し、火災の蔓延を防止するために、家屋を破壊すること」をあげている。[93] 戒能の理解において、遺伝性とされた障害者や病者に不妊手術を強制することは「公共の福祉」の概念には当てはまらないであろう。

同年、法律文化社は「基本的人権と公共の福祉」に関する憲法学者の論文集を編集しているが、その論文集の冒頭において、次のように述べている。

基本的人権と公共の福祉の関係として見るときは、基本的人権の行使は、それが公共の福祉に反するかぎりにおいては濫用であり、それが濫用のかぎりにおいては、もはや権利ではない、ということができると同時に、また他面においては、基本的人権を抑圧するところに、とうてい「公共の福祉」の実現などはありえず、基本的人権の保障ということを無視しては「公共の福祉」を称することはできない、ということも、ともになんらの異論をさしはさむべき余地のないほどに明らかなところであろう。だから、この問題は、基本的人権が公共の福祉によって制約されるかどうか、というのではなく、むしろ、なにが「公共の福祉」であるか、いいかえれば、「公共の福祉」の名のもとに権力の濫用がないかどうか、ということではないであろうか。[94]

こうした理解に立てば、強制不妊手術は、まさに「公共の福祉」の名のもとになされた「権力の濫用」そのものではないだろうか。立命館大学総長末川博も、この書のなかで、「公共の福祉というような言葉を包含している法規即ち普遍条項の解釈にあたっては、基本的人権の保障を得ている国民大衆の幸福利益を先ず考え、それを基にして判断すべきであって、政治的ないし経済的の勢力をもって支配者たる地位に立つ一部少数者の福利の如きを問題とすべきではない。それにもかかわらず、今日なお、言論の自由とか集会結社の自由とか労働者の団結権とかいうような基本的人権の行使を制限する場合に、公共とは実質的に何を意味するかを究めないで、イキナリ公共の福祉に反するという言葉をもって来て、形式的におし切ってしまおうとする傾向が見られるのは、まことに遺憾である」と、国家権力が「公共の福祉」の名の下に基本的人権を侵害している状況に警告を発した[95]。

上記の論文集のなかで、東北大学教授柳瀬良幹は、「日本の憲法の下において立法者はどの程度まで公共の福祉の理由に依つて基本的人権を制約することができるものであるかの問題が実際問題として大きく現はれた」のは、優生保護法が成立した直後の一九四八年七月の政令二〇一号による公務員の争議権禁止のときだったと述べている[96]。すなわち、まだ、「公共の福祉」による基本的人権の制約の是非が大きな論議にならない段階で、かつ、そもそも「公共の福祉」とはどういう概念かも明確ではなかった段階で、優生保護法は、「公共の福祉」=「公益」という理解の下で、障害者や病者の人権侵害を正当化したことになる。日本社会党の議員を含め、超党派の国会議員たちは、憲法学界には戒能通孝や末川博のような主張があることも無視して、優生保護法の成立を推進したことになる。その後、「公共の福祉」については「私的利益調整の法原理」、あるいは「国家活動を正当化するための理由づけ」として広範に利用されていくが[97]、強制不妊手術には後者の理解が適用され続けていったのである。

おわりに

本章を終えるにあたって、なぜ、わたくしが、優生保護法による強制不妊手術を正当化した「公益」という理由を重視するのかということについて、説明をしておく。

それは、今、わたくしたちは「公益」による新たな人権侵害の脅威に直面していると言わざるを得ないからである。それは、憲法改正の潮流である。憲法改正をめぐっては、おもに第九条の改正が議論されており、具体的には、第九条に第三項を書き加え、自衛隊の存在を憲法に明記することが提起されている改正点の一つである。しかし、それは憲法改正の第一歩に過ぎない。もし、こうした一部の加筆程度の改憲が実現したら、その次に来るのは憲法の全面改正である。そして、その全面改正により、国家が「公共」とか「公益」を口実に国民の人権を恣意的に制約できる危険が生じるおそれが出てくるのである。

すでに、第一次安倍晋三内閣のとき、二〇〇六年一二月に教育基本法を改正し、前文に「個人の尊厳を重んじ、真理と正義を希求し、公共の精神を尊び、豊かな人間性と創造性を備えた人間の育成を期する」と謳い、第二条では法の目的について「正義と責任、男女の平等、自他の敬愛と協力を重んずるとともに、公共の精神に基づき、主体的に社会の形成に参画し、その発展に寄与する態度を養うこと」を掲げた。これだけでは、ここで書かれた「公共の精神」が具体的に何を意味するか断定できないが、二〇一二年四月に野党時代の自由民主党が作成した「日本国憲法改正草案」を読むと、その意味が明確になる。この草案では第九条で自衛隊を国防軍と位置づけるだけではなく、第一二条に「この憲法が国民に保障する自由及び権利は、国民の不断の努力により、保持されなければならない。国民は、これを濫用してはならず、自由及び権利には責任及び義務が伴うことを自覚し、常に公益及び公の秩序に反してはならない」と明記している。国民の人権を義務で制約し、さらに「公益」「公の秩序」により、その制約を強化している。これは、ハンセン病患者や障害者を基本的人権の例外とみなし、隔離や不妊手術を強制してきた論理の再来を意味するのではないか。

草案は、前文において「日本国民は、国と郷土を誇りと気概を持って自ら守り」と国防意識を国民に求め、第九条では「国は、主権と独立を守るため、国民と協力して、領土、領海及び領空を保全し、その資源を確保しなければならない」と、国民に国防軍への強力を求めている。こうした国家が現実化すると、戦時下同様、国民には国防に耐え得る健康と体力が求められるであろう。

労働力だけではなく国防力としての人口増加が求められる。戦時下のような国民に健康と多産が義務づけられるような国家が出現する。それを見越したように、近年、自由民主党の議員の間から結婚しない生き方、子どもを生まない生き方を非難する発言が続出している。ＬＧＢＴは生産性がないという差別発言もなされた。人間を資源としてしか見ることができない考え方の下で、出生前診断が高度化して、「優生」という語は使用しなくても、事実上の新たな優生保護法が生まれるおそれがある。第三章でも述べるように、胎児の段階で障害があることがわかった場合、妊娠中絶をおこなえるとした「胎児条項」は、優生保護法に加筆することはできなかったが、出生前診断により事実上、それは実行されていると言ってもよいであろう。現在の日本では、誇り得る日本像が宣伝され、歴史修正主義による排他的、独善的な歴史観が横行し、偏狭な国家観を煽る雑誌が書店に平積みされ、誇りうる日本に不似合いだと断定されたひとびとへのさまざまな差別を煽るヘイトスピーチがインターネットの世界で飛び交わされている。このような、わたくしたちを取り巻く政治、社会状況のなか、優生政策の過ちが再発しかねない。

このような憲法改正論の実現を党の政策として維持する自由民主党の政権の下、優生保護法による強制不妊手術の問題は、まさに、現代日本の政権が、改憲により目指している将来の国家像をも視野に入れて議論されるべきであろう。単なる歴史学の研究課題に終わらせてはならないのである。このことを認識していただき、以下の本書をお読みいただければ幸いである。

◉——註

(1)石井美智子「優生保護法による堕胎合法化の問題点」(『社会科学研究』第三四巻第四号、一九八二年一一月)。
(2)藤目ゆき「優生保護法体制」(藤目『性の歴史学』不二出版、一九九七年)、三七一頁。
(3)松原洋子「科学史入門　優生保護法の歴史像の再検討」(『科学史研究』第Ⅱ期第四一号、二〇〇二年夏)、一〇四〜一〇五頁。
(4)松原洋子「民族優生保護法案と日本の優生法の系譜」(『科学史研究』第Ⅱ期第三六号、一九九七年四月)、四二頁。
(5)松原洋子「〈文化国家〉の優生法——優生保護法と国民優生法」(『現代思想』第二五巻第四号、一九九七年四月)、一一、一八頁。
(6)太田典礼『堕胎禁止と優生保護法』(経営者科学協会、一九六七年)、一五九〜一六〇頁。
(7)松原洋子「引揚者医療救護における組織的人工妊娠中絶——優生保護法前史」(坪井秀人編『ジェンダーと生政治』臨川書店、二〇一九年)。
(8)久慈直太郎「産児制限説の擡頭と国民優生法の再検討」(『産科と婦人科』第一三巻第四号、一九四六年五月)、八頁。
(9)九嶋勝司「人工妊娠中絶適応症及優生法の再吟味」(同右書)、一〇〜一一頁。
(10)村尾信逸「優生学について」(『福岡県助産婦会昭和22年度講習会講演集』(大道学館出版部、一九四七年)、二二〜二三頁。
(11)『第九十回帝国議会衆議院生活保護法案委員会議録』第三回、六頁。
(12)『第九十回帝国議会衆議院請願委員会議録』第六回、一〇八頁。
(13)『第九十回帝国議会衆議院請願委員会議録』第三回、一〇頁。
(14)『第九十回帝国議会衆議院予算委員会議録』第七回、一〇七頁。
(15)『第九十回帝国議会衆議院予算委員会議録』第一一回、二二三頁、および『第九十回帝国議会衆議院予算委員第二分科(文部省及厚生省所管)会議録』第二回、三六頁。
(16)『第九十回帝国議会衆議院自作農創設特別措置法案外一件委員会議録』第九回、一七六頁。
(17)一九四六年七月二〇日付地方長官宛て厚生省衛生局長「国民優生法第十六条に関する件」(『性と生殖の人権問題資料集成』第二五巻、不二出版、二〇〇二年)、一一九頁。

(18)『第九十回帝国議会衆議院生活保護法案委員会議録』第六回、五〇頁。
(19)『第九十回帝国議会衆議院建議委員会議録』第七回、六二頁。
(20)「国民優生法中に一条挿入に関する建議案」（前掲『性と生殖の人権問題資料集成』第二五巻）、一二〇頁。
(21)『第九十一回帝国議会貴族院議事速記録』第三号、三八頁。
(22)『第九十二回帝国議会衆議院議事速記録』第七号、六〇頁。
(23)『第九十二回帝国議会衆議院予算委員第二分科（文部省及び厚生省所管）会議録』第一回、六頁。
(24)『第九十二回帝国議会衆議院建議委員会議録』第二回、六頁。
(25)『財団法人人口問題研究会要覧』（一九三四年――防衛省防衛研究所所蔵――）、一～二頁、六頁。
(26)『第七十五回帝国議会衆議院国民優生法案委員会議録』第三回、四三頁。
(27)財団法人人口問題研究会「新人口政策基本方針に関する建議」（前掲『性と生殖の人権問題資料集成』第二五巻）、一二一～一二五頁、一二九～一三二頁。
(28)篠崎信男・金子章・小林和正「産児制限実態調査結果の概要（第一次報告）」（『人口問題研究』第五巻第一〇・一一・一二号、一九四八年四月）、一六～一七頁、三一～三二頁。
(29)『第一回国会参議院厚生委員会会議録』第三号、二～三頁。
(30)谷口弥三郎と優生政策との関わりについては、横山尊『日本が優生社会になるまで――科学啓蒙、メディア、生殖の政治』（勁草書房、二〇一五年）第八章を参照。
(31)「参議院議員谷口弥三郎提出出産児制限に関する質問に対する答弁書」（「公文類集　第七十二編巻十」――国立公文書館所蔵――）。
(32)太田典礼前掲書、一六四頁。
(33)『第一回国会参議院厚生委員会会議録』第一三号、五頁。
(34)『第一回国会衆議院厚生委員会議録』第二三号、一八四頁。
(35)『第一回国会衆議院予算委員会議録』第一九号、一六九～一七一頁、一七六～一七八頁。
(36)『第一回国会参議院労働委員会会議録』第二〇号、四頁。

(37)『第一回国会衆議院予算委員会第二分科（外務省、文部省、厚生省及び労働省所管）会議録』第二号、一五頁。
(38)『第一回国会衆議院会議録』第六八号、九四〇頁。
(39)加藤シヅエ『ある女性政治家の半生』（PHP研究所、一九八一年）、一五三頁。
(40)太田典礼前掲書、一六四頁。
(41)松原洋子前掲「〈文化国家〉の優生法――優生保護法と国民優生法」、一一～一三頁、同「中絶規制緩和と優生政策――優生保護法再考」（『思想』八八六号、一九九八年四月）、一二六～一二八頁。
(42)『第一回国会衆議院厚生委員会議録』第三五号、二七二～二七四頁。
(43)太田典礼前掲書、一七〇頁。
(44)『第二回国会参議院厚生委員会会議録』第一二号、一六～一八頁
(45)『第二回国会参議院厚生委員会会議録』第三号、一頁。
(46)同右書、八頁。
(47)『第二回国会衆議院予算委員会議録』第三三号、三～四頁。
(48)『第二回国会参議院厚生委員会会議録』第一三号、一～二頁。
(49)『第二回国会参議院厚生委員会会議録』第一四号、三頁。
(50)『第二回国会参議院会議録』第五二号、六三九～六四〇頁。
(51)『第二回国会衆議院厚生委員会議録』第一四号、二四～二五頁。
(52)『第二回国会衆議員厚生委員会議録』第一七号、一四頁。
(53)『第二回国会衆議院厚生委員会議録』第一八号、四頁。
(54)『第二回国会衆議院会議録』第七二号、八〇二頁。
(55)瀬木三雄「母性保護の先覚者　谷口弥三郎先生」（『母性保護医報』第七三号、一九五六年四月）。
(56)一九七四年五月一六日、第七二回国会衆議院社会労働委員会における山下徳夫の発言（『第七十二回国会衆議院社会労働委員会議録』第二五号、二三頁）。
(57)福田昌子「経過報告」（『母性保護医報』第一号、一九四九年七月）。

(58)山本起世子「戦後日本における人口政策と家族変動に関する歴史社会学的考察――優生保護法の成立・改正過程を中心に」(『園田学園女子大学論文集』第三九号、二〇〇五年一月)、八九頁。
(59)谷口弥三郎・福田昌子『優生保護法解説』(研進社、一九四八年)、三六~三八頁。
(60)谷口弥三郎・福田昌子『優生保護法早わかり』(日本母性保護医協会、一九四九年)、六~七頁。
(61)谷口弥三郎「優生保護法解説」(『日本医師会雑誌』第二二巻第六・七号、一九四八年八月)、三一頁。
(62)谷口弥三郎「優生保護法提案の趣旨と本法の運営法」(『臨牀ト研究』第二五巻第八号、一九四八年八月)、四三~四四頁。
(63)太田典礼「産児調節論」(『社会主義講座』第二〇巻、三元社、一九四九年)、二〇三~二〇四頁。
(64)安倍雄吉『優生保護法と妊娠中絶』(時事通信社、一九四八年)、一九~二〇頁、四四~四五頁。
(65)安倍雄吉「優生保護法について」(『社会事業』第三二巻第八号、一九四九年八月)、三頁。
(66)「優生保護法と産児制限」(『厚生時報』第三巻第六号、一九四八年一〇月)、三二頁。
(67)「厚生省の叱られる座談会」(『厚生時報』第三巻第四号、一九四八年七月)、六~七頁。
(68)草間弘司「優生保護法問答」(『保健と助産』第二巻第七号、一九四八年七月)、一四頁。
(69)谷口弥三郎・福田昌子前掲『優生保護法解説』、五三頁。
(70)永井潜「巻頭言」(『民族衛生』第一三巻第二・三号、一九四六年一二月)、巻頭。
(71)永井潜「近時公布の二つの重要法律について」(『厚生時報』第四巻第一号、一九四九年一月)、二四~二五頁。
(72)青木延春『応用優生学としての断種』(龍吟社、一九四八年)、序。
(73)吉益脩夫「優生学から見た優生保護法」(『法律のひろば』第二巻第五号、一九四九年五月)、二〇頁。
(74)『第九十回帝国議会衆議院議事速記録』第四六号、七四五頁。
(75)竹内茂代『優生結婚』(萬葉出版社、一九四九年)、五頁、五七頁。
(76)馬島僩「優生保護法案に就いて」(『産児制限』第二巻第二号、一九四八年四月――『性と生殖の人権問題資料集成』第一四巻、不二出版、二〇〇三年――)、四〇~四一頁。
(77)馬島僩「新しい優生法とその実践」(『世界日報』一九四八年九月一五日、九月一六日)。
(78)暉峻義等「優生保護法と社会政策」(『厚生時報』第三巻第四号、一九四八年八月)、一四~一五頁。

(79)千本木道子「優生保護法について」(『婦人新報』第五八一号、一九四八年八月)、七頁。
(80)豊田真穂「アメリカ占領下の日本における生殖の管理——優生保護法の不妊手術/断種」(『アメリカ史研究』第三六号、二〇一三年)、七四頁、七七頁。
(81)山本起世子「占領下日本における人口・優生政策」(『園田学園女子大学論文集』第五一号、二〇一七年一一月)、三三頁。
(82)藤野豊『ハンセン病と戦後民主主義——なぜ隔離は強化されたのか』(岩波書店、二〇〇六年)、六八~七二頁。
(83)琉球政府立法院「一九五六年第七回議会第八回議会文教社会委員会々議録」——沖縄県議会図書室所蔵——)。
(84)琉球政府『公報』第七二号、一九五六年九月七日)。
(85)澤田佳代『戦後沖縄の生殖』をめぐるポリティクス——米軍統治下の出生力転換と女たちの交渉』大月書店、二〇一四年)、一二八~一五四頁。
(86)『第九十回帝国議会衆議院帝国憲法改正案委員会議録』第三回、三三~三三頁。
(87)『第九十回帝国議会衆議院帝国憲法改正案委員会議録』第一六回、三〇四頁。
(88)『帝国憲法改正案委員小委員会速記録』第七回、二一一頁。
(89)『第九十二回帝国議会衆議院議事速記録』第八号、八五頁。
(90)「癩予防法改正に関する懇談会」(藤野豊編『近現代日本ハンセン病問題資料集成——戦後編』第二巻、不二出版、二〇〇三年)、五二~五五頁。
(91)「昭和二十七年らい予防法改正に関する原議綴」(厚生労働省所蔵)。
(92)『第十四・十五回国会衆議院質問主意書及答弁書』(藤野豊編『近現代日本ハンセン病問題資料集成——戦後編』第一〇巻、不二出版、二〇〇四年)、一七四~一七五頁。
(93)戒能通孝『市民の自由——基本的人権と公共の福祉』(日本評論社、一九五一年)、一頁、二五頁、二六七頁。
(94)法律文化社編集部「『公共の福祉』の問題性」(末川博他『基本的人権と公共の福祉』法律文化社、一九五一年)、二頁。
(95)末川博「基本的人権」(同右書)、二二一~二二三頁。
(96)柳瀬良幹「基本的人権と公共の福祉——それに関する諸家の説について」(同右書)、一七一頁。
(97)「公共の福祉」(日本法社会学会編『公共の福祉』(有斐閣、一九六八年)、一頁。

第2章

迷走する優生保護法

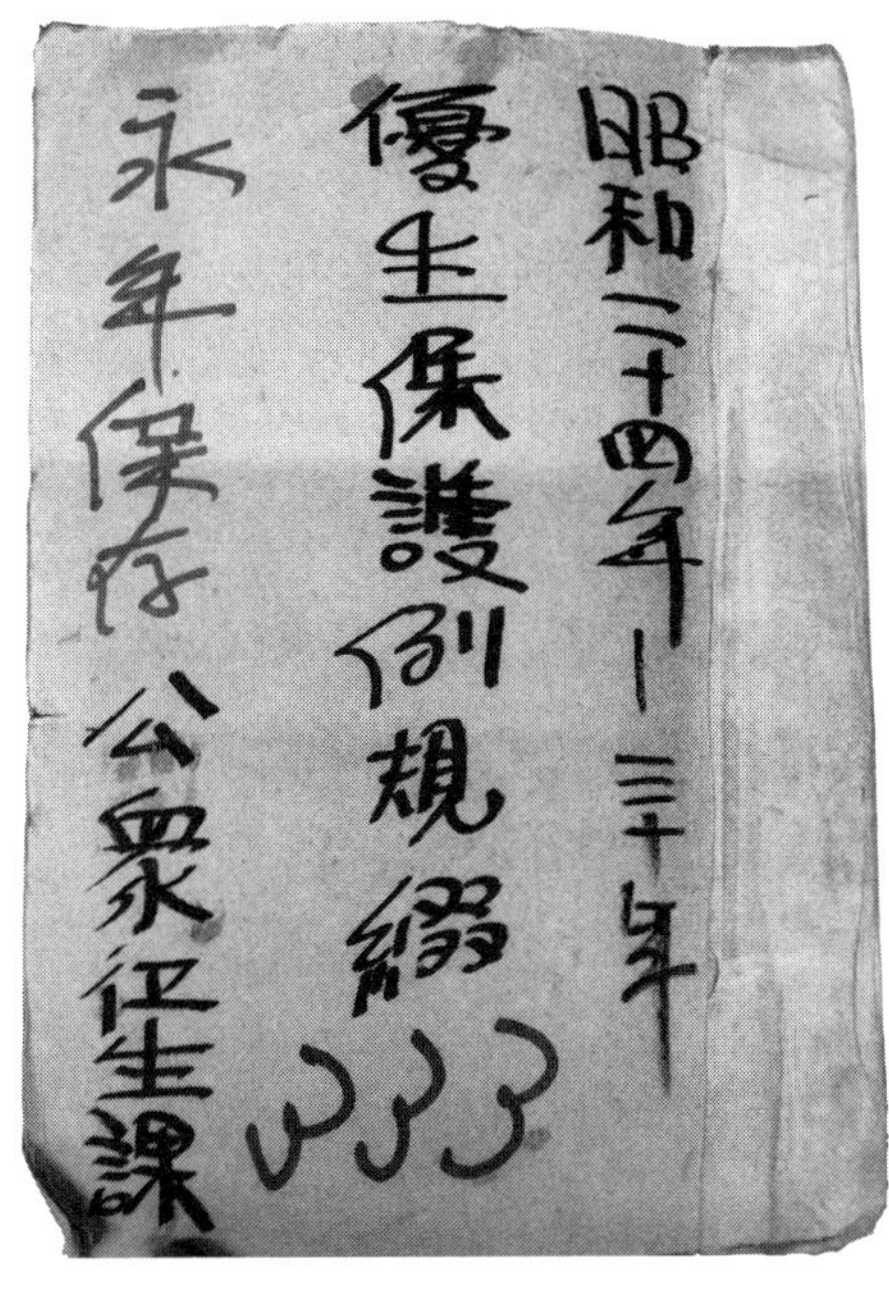

〔京都府〕公衆衛生課『優生保護例規綴』昭和二十四年－三十年
（京都府立京都学・歴彩館所蔵）

はじめに

一九五〇年七月、小児科学を専門とし、『体質の科学』『遺伝体質学』などの著書もある日本医科大学教授木田文夫は、優生思想の流布への警鐘を鳴らした。前任地の熊本医科大学で、約六年間「優生相談という看板をかかげたところに関係し」、「優生学の実地応用が、その机上の理想はともかくも、現実にはほとんど役に立っていないことを痛感した」木田は、次のように優生思想を批判した。

遺伝の宿命観と、その補いとしてしか成りたたない環境対策と、そして十九世紀伝統のいわゆる淘汰論だけしか持ちあわせていない現代優生学は、人間環境のなかで力づよく動いているさまざまな現実についてまったく目かくしをした無憂の科学であるとしか思われないのである。この短見と速断はただちに、社会環境のたゆまない改良の努力から逃避する先駆的人格中心主義をうみだす。封建主義やナチス主義や、そのたぐいに通じるのも紙一重であろう。

「ドイツのナチス主義の擡頭に、優生思想が演じた役割り」を憂慮する木田は、優生思想が「結婚相談とか優生断種くらいの手段で、その言われるような民族改良が少しでも達せられる」と「楽観」し、社会環境の改良を軽視していることを痛烈に批判した。(1) しかし、木田のこのような主張は、大きな世論にはならなかった。むしろ、木田の論稿と同じころ、厚生省所管の国立公衆衛生院の衛生統計学部長川上理一は「優生保護法と云うものが劣悪者から子供を持つことの資格や幸福を奪う法律とすれば之は成程残酷な悪法と云わねばならない」が、「実際にはそうではない。劣悪者は自分の如き劣悪な子孫が出来る故を以て結婚出来ないのが普通である。之に対し断種を許可し安心して、結婚の幸福を得せしめる恩恵の法律である」と断言し、「勿論、劣悪も極度にして彼の犯罪魔の如く、社会の秩序を毒し、危険此の上もないものに対しては、強制的に断種又は去勢すべきは云うまでもない」とまで述べていた。川上は、優生保護法にも規定がない去勢の実施にまで言及している。川上が去勢と断種の違いを知らないはずはない。それにもかかわらず、川上は、治安上から「犯罪魔」への優生手術や去勢の実施まで主張しているのである。川上は、優生保護法の説明をしながら、あたかも、優生保護法により去勢も可能であるかの如き逸脱を犯した。そのような誤りを述べつつ、川上は「優生学は決して遺伝学の書き換えではない。人文、自然、あらゆる科学の綜合せられた高度の知識の殿堂が優生学である」と言い切った[2]。文明と遺伝質との関係を明らかにして、「現代文明の維持と向上を目指すのが優生学」だと主張する川上は、不妊手術だけではなく、理想的な結婚についても言及し、「劣悪者同志（ママ）が結婚した場合には、社会はその生活に対し充分な保障を与えるべきである。その代り子供を少くする。優秀者が結婚せる場合には、その遺伝質の尊さを自覚せしめて子供を沢山持つように導かねばならない」とまで述べている[3]。

また、同学部の川上光雄は「産児制限を続けるならば、優秀者だけが減つて民族素質の低下が火を見るよりも明らか」と、木田が批判した「十九世紀伝統のいわゆる淘汰論」を根拠に、「優秀者は優秀者と、劣悪者は劣悪者との婚姻を奨励すべきことが適当である」などという論を展開するに至っている[4]。

優生保護法はこうした川上理一、川上光雄のような認識に支えられていた。「今や燎原の火の如く識者間に強調せらるゝ優生保護法や優生結婚指導の如きは今後医者に課せらるべき国家社会えの奉仕の重大部門の一つ」という声も医師の間から上がってくる[5]。「劣悪者」と断定されたひとびとの範囲を拡大し、不妊手術を増加させるため、優生保護法は一九四九年と一九五二年に大きな改正を受け、ますます障害者、病者の人権を侵していく。

1 優生保護法の一九四九年の改正

優生保護法は、一九四九年五月、議員立法により民主自由党の第三次吉田茂内閣の下に開かれた第五回国会で早くも改正される。このときの改正については、妊娠中絶の根拠に経済的理由を加え、結果的に女性の望まない出産を避けることを可能にしたことがよく知られている。経済的理由については、六月二五日に、厚生次官が各都道府県知事に対し、「生活保護法の適用を受けている」場合、「生活保護法の適用は受けていないが、妊娠の継続又は分娩によって生活が著しく困窮し、生活保護法の適用を受けるに至るべき場合」に妊娠中絶を認めるという解釈を通達するが[6]、現実には、経済的理由は拡大解釈され、経済的理由による妊娠中絶が激増していき、第三章で述べるように、後に、日本は「堕胎天国」だと吹聴し、「生命尊重」を掲げてこの条項の削除を求める声が生長の家やカトリック教会の間から高まっていった。

しかし、第五回国会における改正点はこれだけではなかった。妊娠中絶の要件に配偶者が精神障害や知的障害であることを加え、優生結婚相談所の目的に受胎調節の普及と指導を加え、さらに、強制不妊手術の申請を医師に義務化したのである。強制不妊手術の申請義務化について、それまでは、第四条で医師が強制不妊手術の対象となる疾患と判断した場合、強制不妊手術の可否を都道府県優生委員会に「申請することができる」と記されていたが、それを「申請しなければならない」と改めたのである。本節では、この点について検討する。

一九四九年五月一六日、衆議院厚生委員会で、改正法案の説明に立った谷口弥三郎（民主党）は、第四条の改正について、民主党の床次徳二の質問への答弁として次のように説明した。

この第四条におきましては、医師がそういう病名を確認いたしました場合に、公益上必要と思えば審査することができるというような、医師の任意判定にまかせておつたのでありますが、かかる病者は全部ぜひともそれらの子孫の出生を防止しなければならぬという立場から申しますと、医者に任意判定を下させるということでは不十分と存じまして、ぜひ医者に申請しなければならないという義務をつけることがほんとうに公益上必要であろうというようなことで、申請しなければならないことにいたしたのであります。なおまた医者の立場から申しますと、申請することができるというくらいの程度では、申請してもせんでもよい、あまりしていると患者の方から恨まれるというような点もありますが、申請しなければならないと法律で義務づけられておれば、安心して申請することができるという点があると思います。なおまた患者の立場から申しますと、患者自身には、これはよほど啓蒙いたしましたり、相当お話しなければならぬと思いますが、とにかく公益上必要なものにはぜひ十分啓蒙して、この点に沿うて強制優生手術ができますようにいたしたい。(7)

この谷口の説明により、申請を義務化することで強制不妊手術の実施数の増加を狙った改正であったことは明らかである。国会での審議の論点は、妊娠中絶手術について経済的理由を認めることの是非に集中したが、五月九日、参議院厚生委員会の公聴会に出席した賀川豊彦は、冒頭、「優生保護法から来るものは実に立派なものでありまして私は大賛成であります」と優生保護法を絶賛したうえで、聴覚障害者の七割五分がいとこ同士の結婚によるものだという説を唱えて、いとこ同士の結婚への規制を求める発言をおこなっている。(8) 賀川については、序章において、優生思想の実践に向けてのオピニオンリーダー的役割を果たしたことを指摘しておいたが、そういう立場にあったから、公聴会に招かれたと考えられる。

五月一二日、改正法案は参議院厚生委員会で修正のうえ、全会一致で可決し[9]、翌一三日、参議院本会議でも過半数の賛成で可決された[10]。

法案の審議は衆議院に移る。当初、法案では五月二二日、衆議院厚生委員会で、党を代表して賛成演説をおこなった日本共産党の苅田アサノは、経済的理由による妊娠中絶手術を認めることは評価したものの、医師に強制不妊手術申請を義務化したことについては、まったく言及しなかった。また、日本社会党を代表して賛成演説をおこなった堤ツルヨは「民族の衰微」を防ぐために優生保護法の強化、拡大を求めていた。この日、改正法案は修正のうえ、委員会において総員起立で可決され[11]、同日の本会議でも異議なく可決された[12]。

ここで、法案の修正について付言しておく。当初の改正案では、経済的理由による妊娠中絶を求めるという条項については、その対象者を「妊娠の継続又は分娩によって生活が窮迫状態に陥るもの」と表記していたが、五月一二日の参議院厚生委員会で「妊娠の継続又は分娩によって生活が著しく窮迫するもの」に修正され、さらに五月二二日の衆議院厚生委員会で「妊娠の継続又は分娩が身体的又は経済的理由により母体の健康を著しく害する虞れのあるもの」に修正され、それが衆議院で可決されたのである。そして、修正された改正法案は回付され、五月二三日、参議院厚生委員会で可決[13]、二六日に参議院本会議でも総員起立で可決された[14]。なお、この修正については、第三章で詳述するので、ここでは、これ以上は論じない。

五月二二日付の日本共産党機関紙『アカハタ』も、「現在生活に苦しんでいる勤労階級の当面の問題として、われわれはこの法案に賛成する」という苅田アサノの意見を紹介するのみで、強制不妊手術の申請義務化の問題についてはまったく言及しなかった。

法改正を報じた五月二四日付『時事新聞』は社説「人口政策の限界」において、「子を生むか生まぬかと云うような問題は、飽くまで個人の自由でなければ、国民の基本的人権が保障されたとは云えない。之に関する法律は、飽くまで個人の尊厳に立脚したものでなければならない。けれども子を生むことの自由には、同時にそれを完全に扶養し教育して、国家社会に迷惑をかけない父母の義務を、必ず伴うものであることを忘れてはならない」と述べ、貧困や障害、病気で子どもを養育できない者には子どもを生む自由はないと言い切った。まさに、「公益」による基本的人権の制約を認める主張である。

厚生省公衆衛生局の牛丸義留は、強制不妊手術の申請義務化について「少くとも公益上の必要でそう云う申請をする以上は医師の義務とした方がいいと云うことが国会で問題になつて」、改正されたと説明している。[15]

法改正においては、妊娠中絶の拡大については社会の関心を集め議論となったが、強制不妊手術の申請義務化についてては、ほとんど議論が起こらなかった。改正された優生保護法の公布施行日の五月一日に東京医科歯科大学で開かれた産婦人科学の研究者による座談会でも、司会をした慶應義塾大学教授の安藤画一は、優生保護法について「優生という面からは余り議論する点はないように思います」と述べたうえで、「母性保護即ち人工妊娠中絶に関しては相当問題があると思います」と、妊娠中絶の拡大について議論を誘導している。[16]

なお、法改正により妊娠中絶手術の根拠に経済的理由が加えられたことについても、単に貧困を理由に女性の望まない出産を避けることを可能にしたというだけではなかった。当初の改正案には経済的理由から妊娠中絶を受ける者については、「妊娠の継続又は分娩によつて生活が窮迫状態に陥るもの」という表現がなされており、それが参議院で「妊娠の継続又は分娩が身体的又は経済的理由により母体の健康を著しく害する虞れのあるもの」と修正された。修正前の五月六日、改正法案を審議していた参議院厚生委員会で、姫井伊助（緑風会）が、「生活事情が悪くてそして優生学的見地から素質が悪ければ、これは当然問題はありませんが、貧乏であつても素質のいい者と、一方生活に余裕がある者でも素質が悪くて低能者でも生み出す」という矛盾があるので、こうした場合の「取扱事情」を決めてほしいと質問すると、法案説明に当たっていた谷口弥三郎は、姫井の意見にも理解を示しつつ、「併し」と言葉を続け、「優秀とか、優秀でないとかいうことの判定が又非常に困難になりますので、やはり或る程度生活窮迫ということを主題にせんければならん」と答弁し、曖昧ながら「生活が窮迫状態に陥るもの」という語に「低能者」という意味も含めることを示唆していた[17]。さらに、優生政策の推進を主張してきた厚生省公衆衛生病院長古屋芳雄が「たゞ貧困といふだけの理由ではなく、低能低質なる階級に盛んに行はれるのであるならば、優生学的にはむしろ歓迎すべきもの」と述べているように[18]、貧困者＝「低能低質」という偏見に満ちた理解により、優生政策としての意義も求められていた。貧困者は経済競争の敗者であり、能力が劣っているという偏見をそこに見出すことができる。

優生保護法改正に関する五月一四日付『毎日新聞』の「困窮者の妊娠中絶」という記事は、「低収入で子供を育てる階級は六人ないし八人の子供をもつているのが普通である。従つてこれら階層の家族数が減らない限り日本国民の素質は低下する可能性がある」と記し、そうした偏見に満ちた理解に立った報道をおこなっていた。

こうして、優生保護法の改正による強制不妊手術の増加が国会で求められたが、現場の医師の間には、本人の意思によらないで不妊手術をおこなうことへのためらいや、憲法に規定された基本的人権の侵害になるのではないかという不安があった。そこで、一九四九年九月二〇日、厚生省公衆衛生局長三木行治は、法務府に対し、強制不妊手術を実施する際「手術を受ける者がこれを拒否した場合においても、その意思に反して、あくまでも手術を強行することができるか」、その場合「身体拘束、麻酔薬施用又は欺罔等の手段により事実上拒否不能の状態を作ることが許されるか」と質問した。これに対し、一〇月一一日、法務府は法制意見第一局長による「強制優生手術の実施の手段について」という回答を示し、「真に必要やむを得ない限度において身体の拘束、麻酔薬施用又は欺罔等の手段を用いることも許される場合があるものと解すべきである。以上の解釈は基本的人権の制限を伴うものであることはいうまでもないが、そもそも優生保護法自体に「優生上の見地から不良な子孫の出生を防止する」という、公益上の目的が掲げられている（第一条）上に、強制優生手術を行うには、医師により「公益上必要である」と認められることを前提とするものである（第四条）から、決して憲法の精神に背くものであるということはできない」と明言した。[19] 強制的に不妊手術をする場合、身体を拘束したり、麻酔を打ったり、あるいは「欺罔」すなわち欺くことは「公益」上から許されると法務府が厚生省公衆衛生局長に回答したのである。この内容は、第一章で述べた一九四八年六月二三日の参議院本会議における谷口弥三郎の厚生委員会報告の内容、すなわち「精神病者の手術をする場合には、本人が非常に狂暴である場合には危険ではないか」という質問に対して谷口がおこなった「そういう場合には麻酔をかけて行います」という答弁[20]と共通するものである。

この法務府の回答は新聞各紙が報道した。しかし、この回答に疑問を投げかける記事はなく、多くの記事が法務府の回答をそのまま肯定的に紹介するにとどまっていた。そのなかで、一〇月一五日付『読売新聞』は「編集手帳」欄に次のような差別的な主張を掲載した。

優生保護法というものがありながら、サッパリ活用されないことをいつか本欄で指摘したが、これにはワケがあつたことがわかつた。強制手術は本人が拒否しても強行できるが、この場合麻酔薬を使つたりダマしたりしてもいいか、という厚生省公衆衛生局長の質問に法務府が「強制、強行してよろしい」と回答しているのことがそのワケである。遺伝性のテンカンや精神分裂症や全色盲やツンボ、さてはキチガイ、変態異常性欲者などが人口増殖に正比例してふえられてはたまらない。こういう連中に優生法の強制適用をためらう方がよつぽどどうかしている。キチガイやカタワを生むことはたぶん神様の思召しではあるまい。そういうものを生まないような努力こそ神様の思召しにかなうものであると思う。

当時の精神障害者に対する差別意識がどのようなものであったかを象徴するような記事であるが、強制不妊手術の実施には麻酔を使用したり、だましても当然であるという世論も存在していたのである。

こうしたなか、雑誌『遺伝：生物の科学』が、法務府の回答についての意見を医師、遺伝学者、評論家に求めたことは特筆されよう。その回答には、「個人の権利を尊重すべきことは勿論でありますが、それはあくまでも公共の福祉に奉仕すべきであるからです」（厚生省優生結婚相談所　山際よし子）、「強制施術し得るのでなければ優生保護法は空文に等しい」（東京少年院　谷貞信）、「強制的という言葉が悪ければ、義務として断種して、民族の向上をはからねばならない」（大阪大学医学部教授　安澄権八郎）、「人口を減じようとするなら悪劣な種を断つより外ありません。それには必要な者に強制的にでも行わなければ、実行はできません」（医学博士　竹内茂代）、「遺伝的に重大な欠陥を有する人間は一代限りでなく子々孫々にその欠陥を伝えるわけですから社会に及ぼす害毒は一伝染病者、一乱暴者の比ではありません。民族浄化のための強制断種の必要は当然です」（九州大学名誉教授　田中義麿）、「強制断種に賛成です。悪性疾患保有者でありながら自発的に断種しないのは、一つは治癒の希望をもつこと、一つは利己的な夢と慾からきていると思います。……（中略）……利己的な繁殖慾は動物的なものです。この慾から断種しない患者は、人間よりも動物とみて断種も強制してもよいと思います」（評論家　阿部静江）など、法務府の回答とそれに基づく強制不妊手術を支持する意見が多い。一方、本章冒頭に紹介した木田文夫が「現代の優生学の程度の科学的根拠でもつて、基本的人権に関係してくる強制断種の必要を力説してはならない」と、安易な強制不妊手術警告を発していたのは当然としても、驚くのは、川上理一の次のような意見である。

私共は初めから半強制断種を主張していました。半強制とは、原則としては任意断種とし例外として社会に害毒を流すような犯罪者や、極く悪質の精神病者に対し、強制しうるという程度のものです。悪質者全部を強制するという今度の案は全く行きすぎなもので論外です。民主主義の立場からいっても、かかる乱暴な法律は許されるものではありません。

川上は、本章冒頭でも紹介したように、優生保護法は「劣悪者」にも不妊手術を前提に「結婚の幸福」を与える「恩恵の法」であるとし、さらに犯罪者には去勢まで求めていた。このときも、川上は、強制不妊手術は「社会に害毒を流すような犯罪者や、極く悪質の精神病者」に限定するべきで、それ以外の強制手術の対象者には任意の手術をおこなうべきだと主張しているのであって、法務府の回答は批判するが、強制不妊手術そのものには反対していない。しかし、その川上をしても、法務府の回答に基づく方針は「行きすぎなもので論外」で「乱暴」なものと理解されたのである。同様に、京都大学名誉教授で進化論の研究者であった駒井卓も、このような方針は「悪くするとかつてのナチ治下に於けるがごとく、非民主的非科学的な強行手段の一種に濫用される恐れがある」と警告し、「慎重な制限」を設けて「時としては強制断種手術を行い得ることにした方がよい」と述べていた(21)。

以上、『遺伝：生物の科学』に寄せられた意見のなかで、明確に法務府の回答に基づく強制不妊手術の方針に反対したのは木田のみで、支持する意見が圧倒的に多かった。

しかし、このような法務府の判断が示されても現場の医師には、身体拘束したり、麻酔を打ったり、だましたりして手術をすることは刑法に触れないかという不安は一掃できなかった。そこで、法務府検務局検事高橋勝好は、そうした医師の不安に対し、身体拘束、麻酔薬使用も可とする法務府の回答は「心理的強制をそれほど逸脱するものではない」と付言している(22)。身体拘束や麻酔薬使用は一種の脅しであり、対象者に対する「心理的強制」であるという説明である。すなわち、ほんとうに身体拘束や麻酔薬使用をしなくても、身体を拘束したり麻酔をかけてでも手術ができることを示すことで、手術に抵抗する者をあきらめさせればよいということである。法務府の検事が、医師に向かって、こうすれば刑事責任に問われるかどうか心配することなく、強制不妊手術を実施できると助言したのである。

こうした法解釈の下に、一九四九年一〇月二四日に厚生省公衆衛生局長から都道府県知事宛てに、「優生保護法第十条の規定による強制断種手術の実施について」という通知がなされた。そこでも、強制不妊手術は「基本的人権の制限を伴うものであることはいうまでもないが、そもそも優生保護法自体に「優生上の見地から不良な子孫の出生を防止する」という公益上の目的が掲げられている上に、強制優生手術を行う上には、医師により「公益上必要である」と認められることを前提とするものであるから、決して憲法の精神に背くものではない」と違憲性を否定し、現場の医師にためらわずに手術をするように指示していた。[23] 強制不妊手術について、人権への配慮などはせず、積極的に実施するように、厚生省は地方自治体にも強く求めていたのである。

しかし、戦前から感化事業にかかわり、犯罪者の減少という意味で優生保護法の成立を「非常に嬉しく、我が意を得た思い」で受け止め、「社会浄化」が進むことを期待し、「国家意識のある大切な人達の階級は避妊によつて次第にその数を減じ、滅びて貫いたい」、「劣悪な階級は土にまみれても育つ」ので優生保護法がより「雑草は根を断たねばならない」と言い切った婦人経済連盟理事長の竹内壽恵が、実際には優生保護法の活用に「活用しにくい法令」であると慨嘆したように、[24]「社会浄化」は期待したようには進まなかった。福島で開かれた「優生保護及産婦人科学講演会」においても、強制不妊手術について「現在の処は精神病者のみが申請され、施術されているが、犯罪者中にも変質者が多く、優生手術の対象となると思われるがこの方面に対し刑務所関係から対策を講じているか」との質問がなされ、出席した検事から「犯罪者と雖も該当者は除外されるものではない」との回答を得ている。[25] 竹内のように犯罪者に対する強制不妊手術の実施を求める声は、産婦人科の医師の間からも起きていた。

そこで、一九五〇年一月三〇日、谷口弥三郎は第七回国会参議院厚生委員会で「強制優生手術の数が少いので本法の目的が達せられないとの声を聞きますが、二十四年度に実施した数をお伺いいたしたい。又精神病院、刑務所等には是非徹底さして頂きたいが、どういう方法で徹底さしたか御説明を願います」と質問し、これに対して、厚生省公衆衛生局長三木行治が「二十五年度の予算面では強制優生手術費は三百人分見込んでおります。前年に比し増加いたしております」と答えると、谷口は「精神病者、特に性格の異常者などで、言い換えれば放火犯とか殺人犯とかいうようなことを行なう人間の殆んど五分の四までは性格異常者であると精神病学者が言うくらいに多いのであります。同時に又性格異常者の方には遺伝が多いのであります」と述べ、「少くとも一年に一万以上ぐらいがそれらの強制優生手術をするように」と求めた(26)。

また、谷口は、全国の助産婦に対して、優生保護法により出産が減少し、助産婦は失職するのではないかという不安があることに対し「分娩数が幾分低下する」ことを認めつつ、「不良素質者が生れて社会に害毒を及ぼすことを思えば、それを防止するのが如何に社会的に必要であるか」と述べ、「優生保護法の徹底に依つて不良者の出生を防止するのは絶対に必要」なことを、助産婦は「充分に理解して、優生保護法の徹底に協力していたゞきたい」と説得した。谷口は、優生保護法の下、助産婦には「優生結婚を奨励して、遺伝性精神病者、畸形児、梅毒児等の出生を防止すること」や「不良素質者には予め結婚前に避妊手術を受けさせるように努力」することが求められておるとして優生保護法に基づく妊婦の指導も助産婦に求めた(27)。

さらに、福田昌子も、七月二七日の第八回国会衆議院厚生委員会で、一九四九年度の強制不妊手術の実施数が一三二名と少なかったことを問題視し、三木行治に対し、これで十分だと厚生省は考えているのかと詰め寄った。三木は「決して足れりとしておるわけではございませんので、この方面については、一層の努力をいたしたい」と釈明するが、福田は「地方に参つてみますと、強制断種手術ということに関しては、地方の衛生当局がほとんど無関心な状態にあり、ことに精神病院、あるいはまた精神異常者を扱つております刑務所関係におきましても、ほとんど優生保護法、ことに強制断種の条項を存じておりません」と慨嘆し、「もし厚生当局で、優生保護法というものが、真に国民の悪質遺伝を防止することに役立たせたいというお考えであるならば、もう少し積極的な強制断種に対する啓蒙を、地方の衛生部、あるいはその他の所管のところに対して御通達願いたい」と求め、さらに「刑務所の医官などは、強制断種というものに対してまつたく関心がないというほど、ないのでございます。こういう刑務所の医官あたりに対して、厚生省としてはどういうような御通達をしていただいておるか」と追及すると、三木も「癩療養所長会議、あるいは衛生部長会議等」で、「強く指示いたしておる」と釈明するとともに、法務庁から通達をしてもらうと答えている[28]。

このような国会での審議をみてくると、谷口や福田と厚生省との間には優生保護法の下での不妊手術の実施について微妙な齟齬があったと言える。この点について、厚生省統計調査部技官で産婦人科医でもある瀬木三雄は、国民優生法に比し「優生保護法ではその強制断種の条文に大いに力こぶを入れ、民族の逆淘汰を防止するという意志がある」ことを評価し、強制不妊手術に関する条文については「まず是認しても良いような気がする」との感想を述べる一方で、任意の不妊手術については「条件を法律で規定する必要があるかどうか」との疑問を提示していた。瀬木が、こうした疑問を懐くのは、法律に条件を規定しなくても、避妊目的でわざわざ手術を受けてまで不妊するという行為が社会に広がるとは考えられないからであった[29]。

瀬木は東北大学に転出した後の一九五〇年七月二二日、谷口弥三郎、福田昌子とともに厚生省から事務官菅野周光、技官須川豊ら、そして産婦人科学者らを招き「優生保護法をめぐる諸問題」についての座談会を開催した。その場で瀬木は、冒頭、優生保護法をめぐり谷口、福田と厚生省との間が「従来あまりしつくり行かなかつたのではないかと思われる点が、相当にあるように思う」「いろいろおもしろからぬ状態が地方において発生してるようにまま見受けられる」と発言したうえで、議論の課題の一つに「任意に優生手術をすることを法律で許可する形をとることが必要かどうかということ」を提案した。瀬木の考えは、前述したように、その必要を疑問視するものであったが、これに対し、菅野は「従来厚生省と谷口先生と解釈問題でいろいろ食い違つておつた点があり、地方で運用に当るものが不便な点があるというお話でありますが、若干そういう点もあつたのではないか」と認め、任意の不妊手術の条文についても「無用の長物」だと、瀬木に同調した。

さらに、この問題について福田昌子も同調した。福田は、任意の不妊手術を法文上に規定する必要はないとして、「今の条文では、金持ちはいいけれども、ほんとうの貧乏人は、これでは救われないという妙な形になつておりますのでだれでも希望する人が任意に行うことができるというように持つて行くことが必要だ」と、任意の不妊手術に関しては「野放しにしていい」と断言した。福田の意見に対し、菅野が「ぜひ必要だという御意見は多分この席ではないと思いますが」と一同に問うと「「ないですね」「賛成だな」と異口同音の声」があがった。ただ、谷口は「社会保障制度が完備して生活困窮者でも希望があれば容易に本手術が無料で出来るようになるまでは」、法律の改正は延期するべきだと述べるが、優生保護法から任意の不妊手術の規定を削除することそのものには同意した。福田も谷口のこの発言を受けて、「妥当なとき」に法律を修正するということで議論を収めた。結局、任意の優生手術については、法律に条件を明記せず、行政指導で実施していくという方向が、この場で確認された。(30)

こうした座談会の意向は、すでに実践されていた。北海道衛生部は、道内の医師に対し、優生保護法と精神衛生法（後述）について「現在までどのように運営されて来たか、将来どう進められるべきか」を伝える小冊子を作成し、そこでは、優生保護法により「人工妊娠中絶のみが普及し著しく増加しつつあります。今後は優生手術及受胎調節を強力にすすめる必要があります」と、医師に不妊手術を積極的に実施するように求め、「大切なことは優生手術、受胎調節、優生結婚、精神病の早期入院の四つであります」と述べている。北海道の行政当局においては、優生保護法と精神衛生法は一体化した法律として理解されていた。そして、この小冊子では、優生保護法第三条第一項、第二項に規定された任意の不妊手術の対象者、すなわち、「本人又は配偶者が遺伝性精神病質、遺伝性身体疾患又は遺伝性畸形を有しているもの」「本人又は配偶者の四親等以内の血族関係にある者が遺伝性精神病、遺伝性精神薄弱、遺伝性精神病質、遺伝性身体疾患又は遺伝性畸形を有しているもの」については「家族歴等お調べの時、該当者には手術をすすめること」を求め、その際、保健所に連絡すれば、保健所から本人に「納得のゆくよう説明」すると伝えている(31)。

一九五二年の第一三回国会における優生保護法の第二次改正には、こうした背景があった。任意の不妊手術については、規定を削除するのではなく、対象者を拡大することになる。

2 優生保護法の一九五二年の改正

優生保護法は一九五二年四月、第三次吉田内閣の下の第一三回国会でまた改正される。今回も、谷口弥三郎（民主クラブ）らによる議員立法であった。この改正については、それまで医師の都道府県優生保護審査会への申請が必要であった妊娠中絶手術が、医師の判断だけで実施できることになった点がよく知られている。この改正により、女性が妊娠中絶手術をより受けやすくなったと理解されているが、さらに二つの重大な改正点があった。一つは、新たに「受胎調節の実地指導」という条項（第一五条）を加え、その指導を医師、特定の講習を受けた看護婦、保健婦、助産婦に限定したこと、そして配偶者が精神障害、知的障害である場合に任意の不妊手術をおこなえることにしたこと（第三条）、遺伝性ではないとされた精神障害者や知的障害者に対しても精神衛生法に基づく保護義務者の同意と都道府県優生保護審査会の決定を条件に不妊手術をすることが可能とされたこと（第一二条、第一三条）である。なお、この改正で優生結婚相談所は優生保護相談所と改称された。

改正法案の国会提出を前にして、谷口弥三郎は法改正の目的について、遺伝性の精神障害者、知的障害者の「出生を出来るだけ少くしたいという」これまでの法の目的から「なお進んで遺伝性以外の精神病、精神薄弱者でも保護義務者の同意があれば」不妊手術をおこなえるようにすることであることを第一にあげている（『読売新聞』一九五二年三月一一日）。谷口にとり、妊娠中絶の手続きの簡素化よりも遺伝性ではないとされる精神障害者、知的障害者への不妊手術を可能にすることの方が重要であった。

遺伝性ではないとされた精神障害者、知的障害者に対する不妊手術の実施に関連しては、すでに同国会では、二月二八日の参議院厚生委員会で、谷口弥三郎が強盗、殺人、放火などの犯罪が増加していることや「浮浪児」に知的障害児が多いと認識していることを理由に「悪質者の増加」に対する政府の所信と防止策を質していた。しかし、これに対する厚相吉武惠市の答弁が具体性を欠いたものだったので、さらに、谷口は「優生保護法などにおきましては精神薄弱者、精神変質者というものに対しましてはできるだけ優生手術などをやつて、それを幾らかでも悪い質の者の出ることを少くしたいというのでそういう方法が出ておりますけれど、残念ながらちつとも政府からそれに対して十分なる御指導を得ません」と政府の優生保護法による不妊手術への消極性を批判した。これに対しては、吉武は「強制ということでなしにお勧めをして、自発的にやる」ことが望ましいとの見解を示した。そこで、谷口はさらに、「浮浪者、或いはパンパンガールにいたしましても、その他の者にしましても、少し精神鑑定を保健所においても進めて行って、若しそういうことがあれば今おっしゃったようなふうに優生手術を勧めるとかいうところまで行かなければならんと思います」とまで発言している。[32]戦災で家を失ったひとびと、夫や父を戦争で失い、街頭に立って売春していた女性たちを、谷口は精神障害者と決めつけて、不妊手術を実施せよと主張した。国にとって、社会にとって、その存在が好ましくないひとびとをすべて不妊手術の対象にするということで、まさに、そこにこそ、今まで優生保護法を支えていた「公益」とは何かということの回答が示されていた。

こうした認識により法改正案が生み出された。この改正点は「優生上の見地から不良な子孫の出生を防止する」という優生保護法の趣旨にも反するものでありながら、改正法案は、三月二五日、参議院厚生委員会において質疑もせず全会一致で可決した。このとき、改正法案の説明に立った谷口弥三郎は、不妊手術の対象者を拡大させることについて、「最近受胎調節が奨励されまして、その普及成功の率が知能的に優れた階層に多くなるので、知能的に逆淘汰の起る虞れがあり」、さらに、強制不妊手術の施行数が、一九五一年一月～一〇月で三五七件と少ないことをその理由としてあげていた。[33]法案は、二七日に参議院本会議でも総員起立で可決された。[34]

審議は衆議院に移り、四月一五日、衆議院厚生委員会に出席して改正法案の説明をおこなった谷口は、参議院における説明と同様に、受胎調節により「逆淘汰」が進んでいること、強制不妊手術の実施数が少ないことを理由に、配偶者が精神障害もしくは知的障害である場合、および遺伝性ではない精神障害、知的障害である場合、任意の不妊手術を可能にする法改正をすると発言した。[35]

衆議院では、多少の討論はおこなわれたが、改正点と優生保護法の目的との矛盾、すなわち、遺伝性ではないとされる障害者、病者に不妊手術を施すことと、「優生上の見地から不良な子孫の出生を防止する」という法の目的との矛盾については疑義が出されず、一七日の委員会で各党は賛成の討論をおこなった。改進党を代表して発言した松谷天光光は、改正案が「日本の文化国家としての将来を築いて行かなければならない場合の、重大な問題である人口問題」の「理想に一歩近づきつつあるという点」において「非常に賛意を表する」と述べ、改正法案が人口増加を抑制する効果を持つことを評価した。そして、「受胎調節に対する当局のより一層熱心な指導と計画というものが伴つて、初めてこの法律が実を結ぶ」と、改正法案が「受胎調節の実地指導」を盛り込んだことに大きな期待感を示した。右派社会党を代表して改正法案に賛成した岡良一も「人工妊娠中絶ではなく、受胎調節というものに今後の大きな目的を置いたところの人口抑制策というものを徹底的にとるということが、この問題の解決の大きな基本であろう」と述べ、改正法案が人口抑制策に貢献することを評価した。日本共産党を代表して発言した苅田アサノもまた、「自主的に平和産業を拡大し、積極的に人口問題を解決するような政府をつくる」までの「過渡的な方法」として、優生保護法による「産児制限とか受胎調節」を「やむを得ないこととしてこれを承認する」という立場から改正法案への賛意を表明した。三者ともに、人口抑制策という視点からも改正法案を評価し、受胎調節の効果に一定の期待を懐いていた。

さらに、左派社会党を代表した福田昌子は、当然ながら、改正法案に全面的に賛成するが、続けて優生保護法が成立した一九四八年当時の状況を振り返り、次のように述べた。

私どもは、優生保護法を考えました当初におきまして、すでに今日この一部改正案として盛られております内容の全部を、当初の優生保護法の中に盛り上げたいということを考えておつたのでございますが、その当時におきましては、厚生委員会の委員の方々の優生保護法に対しまする御理解と、また日本に対する国際情勢、さらに日本の国内的な立場から、そういつた私どもが考えておりました優生保護法のこの改正案に盛つた意見というものが、皆さんの御賛同を得られなくて、通り得なかつた。

福田は、この改正案の内容は「当初からそうしなければならない、またそれが当然のことである」という理由から、改正法案に「全面的に賛意」を示した。この福田の発言によれば、福田は優生保護法案を作成した最初から、遺伝性ではないとされる精神障害者、知的障害者も不妊手術の対象にする意思を持っていたことになる。そうであれば、作成過程から優生保護法は矛盾を内包した法律であったこととなろう。このような重大な発言がなされたにもかかわらず、改正法案は総員起立で可決[36]、一九日の本会議でも異議なく可決された[37]。

法改正を受けて、七月二三日、厚生事務次官より各都道府県知事に対し、従来、遺伝性ではないとされる精神障害者、知的障害者へは任意、強制のいずれによっても不妊手術をおこなえなかったため、「これらの者の保護が十分でないうらみがあったので」、改正により手術をおこなうことができるようにしたと通知した[38]。障害者の「保護」のために不妊手術をすると説明するだけで、法の趣旨との矛盾についての言及はなかった。

さらに、翌一九五三年の六月一二日にも厚生事務次官より各都道府県知事に対し、強制不妊手術について、手術の条件となる「公益上必要であると認めるとき」とは「優生上の見地から不良な子孫の出生するおそれがあると認められるとき」であり、「単に狂暴又は犯罪によって公共に危険を及ぼすだけでは、これに当らない」とする定義を通知した。ここに、厚生省は、遺伝性とされる障害を持った子どもが生まれること自体が「公益」に反すると明確に認めたのである[39]。なお、法改正により受胎調節の重要性が指摘され、一九五三年九月二五日に、日本家族計画連盟が設立されている。事務局を国立公衆衛生院に置き、会長に下条康麿、副会長に馬島僴、古屋芳雄、加藤シヅエ、顧問に谷口弥三郎らが就任し、一九五四年四月一八日、マーガレット・サンガーの来日を機に発会式を挙行した[40]。

次に、法改正をめぐる社会の議論について検討する。東京都立松沢病院の院長林暲は、改正法案の審議以前に「実際に断種の一番重要な対象」は精神障害者よりも知的障害者であり、重度の知的障害者は幼時の疾患による後天的な者が多いが、その場合は優生保護法では不妊手術は許可されないことを「困った問題」で、法の「盲点」であると述べていたが[41]、法改正により、こうした場合も不妊手術が可能となった。厚生省公衆衛生局技官の斎藤鎬一は、林の指摘に答えるように、法改正により「遺伝性でない精神薄弱者についてもその子供が生れないように優生手術をすることができるようになった」ことで、「優生保護法の盲点といわれた部分がなくなった」と述べている（『日本経済新聞』一九五二年四月二六日）。

法改正後、厚生省公衆衛生局長山口正義は、遺伝性ではないとされた精神障害者、知的障害者への不妊手術を「強制優生手術」とみなす見解を表明した[42]。しかし、すくなくとも、この場合には保護義務者の同意が必要であり、法文上は任意の手術の範疇に該当するはずである。そうでありながら、山口は強制手術と認識していた。この見解は、その後の法の実態を示唆するものとなっていた。

こうした現実的な認識は、山口だけのものではない。法改正直後に、日本医事新報社が谷口弥三郎や山口正義、そして法務府検務局検事高橋勝好を招き、開業医らとの「優生保護法の改正を繞って」と題する座談会を開催しているが、その場でも、谷口は、受胎調節が推奨され「智能的民族に逆淘汰を来たす虞れ」があるにもかかわらず、強制不妊手術の実施数が少ないことが法改正の理由であり、精神障害者、知的障害者の配偶者には本人の同意を得て、遺伝性ではないとされた精神障害者、知的障害者には保護義務者の同意を得て不妊手術をおこなえるようにしたと説明した。谷口は、不妊手術の対象を拡大したのであるから、「充分にやりたい」と不妊手術の増加への期待を示した。さらに、高橋も「非常に悪い素質の子供が生れるのが事実上も学問上も明かであるのに、基本的人権を侵害するからという理由でこれをチェックできないということになれば、社会は手を拱ねいて悪質な子が生れ、その齎らす被害を被ることになります。これは明かに公共の福祉を害うものであります。この点から考えて、私は多少の疑問はありますが、強制的優生手術は必ずしも憲法違反だから不可とはいえない、いい換えれば、強制的優生手術も適法の場合が少くないと考えております」と発言し、医師たちに安心して積極的に手術を実施するように促した。高橋にしても、「多少の疑問はありますが」「必ずしも憲法違反だから不可とはいえない」「適法の場合が少くない」と微妙な表現に終始している。高橋自身、ある程度は強制不妊手術の違憲性を認めつつも、あえてそれを否定してこのような発言をおこなったのである。山口も、こうした発言を受けて、強制不妊手術の数が増えていくべきだと述べている[43]。

この座談会をとおして、強制不妊手術の実施数が少ないので、任意の不妊手術の対象者を拡大して不妊手術の実施数を増やしたいということが法改正のねらいであったことがより明確になった。そこには、強制か、任意かの区別は曖昧とする姿勢が明白で、前述した山口の認識を考慮すれば、任意の手術の前提とされた本人や保護義務者の同意という条件も形式的で、事実上の強制となっていったと考えられる。

ところで、この座談会の冒頭、日本医事新報社の社長梅澤彦太郎が、法改正に触れて「三位一体をなしますところの優生手術のこと、人工妊娠中絶のこと、受胎調節に関すること」と発言していることに注目したい[44]。すなわち、法改正の趣旨となる三点が相互にどのように関係し一体のものとなるのかという問題について考えておきたい。一九四七年から日本社会党の衆議院議員として優生保護法案の作成に深く関わった太田典礼は、優生保護法について、「子孫の優良化をはかるため、優秀遺伝の奨励と劣悪遺伝の防止という優生学的目的と、母体保護を規定したもので、二つの法律のだき合せによる矛盾がある」ことを認めているが[45]、この矛盾が、なぜ、法改正により「三位一体」と比喩されるようになったのであろうか。

まず、指摘するべきは、妊娠中絶に経済的理由が認められ、さらにそれが医師の判断で実施できるようになったことで、妊娠中絶の激増が予測されたことである。そこで、それを防ぐために受胎調節の指導、すなわち避妊の指導が必要になったが、そうした指導に従うのは、理性を持ち、避妊具を購入できる経済的余裕がある階層に多いので優秀な素質を持つ子孫は減少し、理性を欠き、経済的な余裕がない階層は避妊をせず子孫を増加させるので貧者は増加し、ここに「逆淘汰」が起こると考えられた。それを防ぐために、不妊手術の対象を拡大し、理性を欠き、経済的余裕がなく、自力では子どもを養育できないと決めつけられた階層にも不妊手術を拡大する必要が生じ、遺伝性ではないとされた精神障害者、知的障害者にも不妊手術を実施できるようにした。国会における議論のなかでも、貧困者＝「低能低質」という認識が示され、社会にとり存在が好ましくないひとびとが安易に精神障害者、知的障害者と決めつけられていたことを想起すれば、こうした論理がみえてくる。

一九五三年六月三〇日、第五次吉田茂内閣の与党自由党に、「民族の逆淘汰防止策」「移民特に技術者の海外進出と人口問題との関連事項」「経済、食糧問題並に都市計画」について「各界の権威者、学者、経験者」を招き意見聴取し、討議をおこなう目的の人口対策特別委員会が設置され、委員長には四月二五日に民主クラブを退会し自由党に入党した谷口弥三郎が就任し、七月二八日に党政務会長池田勇人に「中間報告」をおこなっている。その内容は、現在八六五〇万人の人口が一九七五年には一億二六〇〇万人に達すると試算したうえで、「精産児制限は「民族の逆淘汰を起す惧れがある」という前提から、精神障害者、知的障害者の増加を憂え、「精神分裂病」「そううつ病」「てんかん」患者などの精神障害者は現在五九万名に達し、そのうち「遺伝性濃厚にして生殖年令にあるもの」が約五万名もいるにもかかわらず、優生保護法による不妊手術は、一九五〇年度に二七三名、一九五一年度に四八〇名、一九五二年度に五六〇名程度に過ぎないと述べ、「民族の逆淘汰防止策」として、「精神病者のうち、生殖可能年令者に対しては速かに優生手術を行ふべく考慮すること」、すでに二児以上子どものいる知的障害者、生活保護法適用者、ボーダーラインの者には避妊薬、避妊具を配給し、こうした者が妊娠したときは妊娠中絶を実施するとともに妊娠が数回に及ぶ場合は夫婦の一方、または両方に不妊手術をおこなうことを強く求めた[46]。谷口がこれまで主張してきた精神障害者、知的障害者、さらには貧困者への不妊手術の徹底を与党にも求めたものであった。

以後も、優生保護法はこうした論理に守られて、ますます「公益」に反するとされたひとびとへの人権侵害を合法化していった。そして、国会ではその矛盾を指摘する議論はなされなかった。すなわち、優生保護法は、立法の趣旨さえ無視されて迷走していくのである。

なお、優生保護法の改正については、第七回国会で、精神衛生法が成立したこととも深く関係していたと考えられる。松原洋子は、精神衛生法の成立を受けて第一三回国会において優生保護法の第二次改正がなされたと指摘している[47]。そこで、次に、この精神衛生法の成立と優生保護法との関係についても言及しておきたい。

一九五〇年五月一日、第七回国会では議員立法により成立した精神衛生法も公布、施行された。谷口弥三郎も法案提出議員に名を連ねていた。この法律は、法の対象者を狭義の精神障害者だけではなく知的障害者や「精神病質者」にまで拡大し、それまでの精神病者監護法と精神病院法を抜本的に改正したもので、精神病者監護法による精神障害者の「私宅監置」を廃止し、新たに精神科病院に保護義務者の同意により強制入院させる「同意入院」制度、都道府県知事の責任で強制入院させる「措置入院」制度を設けていた。「同意入院」については、病院側が財政的な理由から入院が必要ない患者を不当に入院させる場合も起こり、「措置入院」では公安上の理由から強制入院させる事態もあった。まさに、「精神障害者は、戦前は私宅監置によって隔離され、戦後は病院に隔離されることになった」のである[48]。

法案を提出した中山壽彦（自由党）が、四月五日の衆議院厚生委員会の場で、法案は「いやしくも正常な社会生活を破壊する危険のある精神障害者全般をその対象としてつかむ」と語っているように、精神衛生法には治安立法という性格が強く示されていた[49]。事実、精神科の医師の間からも、法案が作成された段階で、「精神病犯罪者に対する保安処分の必要性は今日最早定説なり」として、精神衛生法に「進んでその理想実現の第一歩が踏み出されて然るべき」という期待も寄せられていた(50)。

また、精神衛生法第一八条には「精神障害の有無並びに精神障害者につきその治療及び保護を行う上において入院を必要とするかどうかの判定を行う」ことを任務とする厚生大臣が指名する精神衛生鑑定医の規定があり、一九五〇年一二月一五日、強制不妊手術を実施する際には「精神衛生鑑定医の診察の結果が適当と思われますが、この点如何」という鳥取県知事の質問に対し、厚生省公衆衛生局長は、精神衛生鑑定医の職務は精神衛生法に規定された事項に限定されるべきだが、精神衛生鑑定医が「一般の医師」として不妊手術の実施の際の診察をおこない手術を申請することは差し支えなく、「都道府県優生保護委員会の委員を精神科の医師から任命するときは、精神衛生鑑定医の中から選考することが適当と思われる」と回答している(51)。

法律の施行から一四年を経た段階でも、精神衛生法は「措置入院」を中心に運営されており、法律に謳われている予防や精神障害者の社会適応に対する施策はほとんどおこなわれていなかった。実際の法運用は「精神障害者を社会から隔離するという面をかなりつよくもって」おり、「その点で精神病者監護法の精神はなおいきている」というのが、現実であった。「同意入院」にしても本人の意思を無視しての入院という点では強制入院であることに変わりがなかった(52)。

こうして、精神衛生法により、「正常な社会生活を破壊する危険」があるとみなされた精神障害者、知的障害者は精神科の病院に強制隔離し、優生保護法により遺伝性とされた者には強制不妊手術を、遺伝性ではないとされた者には保護義務者の同意を得るという形で不妊手術を施し、子孫を断つという国策が確立した。優生保護法の第二次改正に先立って谷口弥三郎や福田昌子が国会で精神障害者に対する不妊手術のより多く実施するべきだと主張していたことを想起すれば、こうした国策の確立は、まさに優生保護法改正の目的であったとも言えよう。

法改正を受け、一九五二年九月一五日、北海道保健指導課長より道内の各保健所長に対し、「優生手術にかゝる遺伝調査要領について」が通達されている。そこにも、冒頭に「優生保護業務並に精神衛生業務の画期的推進を図り、その必要性を一層強調される現状に鑑み」、強制、任意の不妊手術の「広汎な普及、徹底を期したい」と述べられており、二つの法律は一体となって精神障害者への不妊手術を推進していったことが裏づけられる。さらに、優生保護審査会による調査に当たっては、家族、隣人、民生委員、関係市町村の衛生担当職員、知人らに対する聞き込みが必要で、調査の対象は四代までとすることを指示し、具体的に次のような調査項目を例示した。

Ⅰ 性格について（四親等に属する全家族にかゝる）

1 幼時は内気であったが（年を経るに従い又は結婚後又〇〇の衝撃により）その性格が変り気儘となった。
2 神経質すぎる点がある（綺麗好き、短気、執念深い等）。
3 明朗な性質で大人しい。
4 無情な行為（例えば…………）がしばしばある。
5 性格異常でないかと思われる（前科〇犯である、遊蕩癖がある、誇大的である、怨恨心が一倍強い、嫉妬心が人一倍強い、盗癖がある）。
6 虚栄的なところが人一倍強い（嘘を平気で云う）。
7 意志薄弱である（喧嘩をする、職を転々とする、向上心がない、迷信に頼る）。
8 他人との交際を嫌う性質である。

9　精神に異常を認める（○才時○ヶ月入院、専門医[ママ]の外来診察をうけたことがある、現在○○病院入院中）。
10　性格に異常なく、趣味嗜好も変質を好むを認めず。
11　特殊な性格を（頑固）有する。
12　自殺者、自殺企図者。

Ⅱ　身体状況

1　幼時脳膜炎を患い生死を危ぶまれたことがある。
2　幼時熱病（○○○○）を患った。
3　○才時頭部に大怪我をし、出血多量のことがあった。
4　生れつき身体が（非常に）弱い。
5　母親が難産のため、正常な発育でなかった。
6　○才時「ひきつけ」を一日○回も起したことがある。
7　○才時○○○病のため死亡（生後間もなく死亡）。
8　親は血族結婚である（身体的畸形を有する）。
9　在学中はスポーツの選手をしたが、その後結核を患い、精神的な衝撃をうけた。
10　時々「癪」を起し、床につくことがある。
11　身体の発育が悪く、智能程度も低い。

Ⅲ　智能について

1　小学校を漸く卒業させた程度である。

2　芸能方面に興味をもってゐる。
3　○長の地位を得てゐる。
4　勉強を嫌う向がある（勉強をしすぎた為に、異常を起したのではないかと思われる）。
5　在学中は組長、首席で通し、智能程度も優秀である。
6　○○○○については、秀才的な面がある。[53]

こうした調査事例には遺伝的要因に限らない広範なプライバシーに関する情報が含まれている。こうした項目について四親等までの親族に対して聞き込み調査がなされていたことになる。不妊手術の対象を遺伝性ではないとされる精神障害者、知的障害者に拡大したことにより、このような調査が求められたのである。こうした調査を実施されれば、本人や親族のプライバシーは暴かれ、もはや地域に居住しづらくなる事態も発生したことも考えられる。それは、あたかも、ハンセン病患者とその家族が受けた処遇と同様であった。

すでに、ハンセン病患者は癩予防法により療養所に強制隔離され、優生保護法により任意とはいえ、事実上の強制不妊手術を受けていた。ハンセン病患者と精神障害者、知的障害者は、国家により社会に危険や不安を与える存在とされ、施設への強制隔離と強制、もしくは事実上の強制の不妊手術を受け、国策として子孫を断たれたという被害を共有している。まさに、松原洋子が指摘するように、精神衛生法と、癩予防法を継承するらい予防法（一九五三年公布）が制定され、「両法の対象者を断種の適応とする優生保護法とともに、「隔離」と「断種」による社会防衛のトライアングルが構築されるに至った」のである。[54]

そして、谷口が力説していたように、優生保護法の実践には助産婦も動員され、地域の精神障害者、知的障害者が摘発され、不妊手術の場に送られていった。それは、「無癩県運動」により、民生委員が動員され、地域のハンセン病患者が摘発されて療養所に送られていったこととも共通する事実であった。[55]

ここで、助産婦の協力の事例を一つ紹介しておく。それは、一九五二年一〇月に愛知県である少女の不妊手術に関わった助産婦の記録である。この助産婦は、八月に女児を出産した一六歳の少女を往診し、駐在所などから、この少女が未婚で知的障害があり、「性慾異常者」であること、女児の父親は少女と「濃厚な血族で、結婚の対象にならない」こと、少女の母親は死亡していて父親と父親の兄弟四人はみな知的障害者であることなどの情報を収取し、民生委員や産婦人科医から意見を聴取したうえで、親戚とも協議し、国立病院を受診させた結果、強制不妊手術の適用者と認められ、手術を県優生保護審査会に申請し、許可を受け、一〇月一三日にこの少女を国立病院に入院させて不妊手術を受けさせた。この助産婦は、自らの行動について「みすみす第二、第三の劣性遺伝児を世に送る危険を見のがすということは、国家的見地から忍び得ないと信じまして、微力ながらかくは努力致しました」と述べている[56]。この少女は、父親とその兄弟が知的障害者であることから遺伝性の障害と診断され、強制不妊手術を実施されたことになる。強制不妊手術の実施には、こうした地域の情報に詳しい助産婦もまた、深く関わっていた。産婦人科医で横浜市立大学教授、東京大学教授を歴任した森山豊は、この助産婦の実践に「深い敬意を表し」、「家庭の事情をよく承知している」助産婦に「個人の幸福とともに、社会全体の幸福のためにもぜひ優生手術を活用なさるよう御努力願いたい」と述べている[57]。優生保護法は、こうして、障害者に不妊手術を実施するのは国や社会のため、すなわち「公益」のためと信じ込まされた地域の助産婦や民生委員らの「使命感」により維持されていった。

3 混迷する不妊手術の実態

一九五五年一月一〇日、京都府衛生部では、府下の精神鑑定医や各病院長らに優生保護法による不妊手術の徹底を求める「精神障害者に対する優生手術の実施方について」という文書を起案している。そこでは、府の優生保護審査会への精神障害者に対する不妊手術の申請が少なく、「精神障害者は年々増加傾向にあつて誠に憂慮に堪えない次第」であり、さらに、「精神障害者の優生上の理由による人工妊娠中絶数は殆んどなく又これらの者の受胎調節についても実施は困難であり、優生上の見地より相反する結果として不良な子孫の出生が相当多数に上る事と推測され」るという現状が記され、「優生保護法の目的に応じて不良な子孫の出生を防止し社会福祉の上に貢献して頂きたい」と不妊手術の積極的な実施が求められた(58)。さらに、衛生部では三月三日には、府内の知的障害児施設の施設長に対し「精神薄弱者等に対する優生手術の実施方について」という文書を起案し、施設に収容している児童のなかで、強制不妊手術の対象となる疾患を持つ者がいれば、府の優生保護審査会に手術の適否を申請するように求めた(59)。京都府も、不妊手術数を増やすことに積極的であった。

この京都府の文書にも明らかなように、精神障害者だけではなく、知的障害者に対しても積極的な強制不妊手術が求められていた。宮城県では一九五七年に、青少年の指導者に対し「精神薄弱児対策」について、次のような理解を求めた。まず「犯罪者、浮浪者、売春婦等、社会に適応できない人々の中に精神薄弱者が多い」と断定したうえで、犯罪防止のための対策の必要を提起し、遺伝性の知的障害である二一歳の長女、一一歳の長男、八歳の次女、七歳の次男がいる家庭を例にあげ、母と長女には優生保護法により不妊手術をおこなう必要があると説明している。そして、最後に次のように訴えていた。

> そこでいよいよ最後の仕事にきました。それは遺伝性の精神薄弱児をふやさないという優生手術の徹底です。どこの町でも、村でも、親のどちらかが、あるいは両方が精神薄弱で、しかも六人も七人もある子どもがみな精薄であつて、生活扶助のやつかいになつている家庭があります。知恵がおくれているのですから、満足な生活技術をもつておりません。けつきよく国民の税金で生活を保護してやるほかはありません。周知のように、受胎調節や家族計画の思想が普及して、県の人口はだんだん増加の速度を落しております。それなのに精薄の家庭は全然へつておりません。悪貨が良貨を駆逐しておるのです。このままで過ぎていたら宮城県民の質はだんだん低下していくでしよう。……（中略）……こう考えますと、遺伝性の場合は、その両親と子ども、後天性の場合はその精薄の子どもに対して、子どもが生れないような優生手術をする必要があります。それが、その親と子どものしあわせです。
>
> しかし、へたをすると、これは人権の侵害になります。ですから。（ママ）これをやるためには精神薄弱児に対する愛の思想が県民のなかにもり上つて、人間が人間を愛していくというヒューマニズムの土台の上で、この仕事が行なわれなければなりません。[60]

知的障害者に対する不妊手術は、彼らの幸福のための「愛」の行為、「ヒューマニズム」の行為として位置づけられ、人権侵害ではないことが力説された。宮城県でも、このような論理で知的障害者に対する不妊手術の増加が求められた。このように、自治体において、不妊手術の増加が必至の課題となるなかで、優生保護法の解釈をめぐる混乱も生じていた。

一九五五年八月一六日付『読売新聞』は、前年八月一日、主として東京都の生活保護法適用者のうち知的障害者と結核患者を収容している千葉県にある旭療護園で、二一歳、一九歳、一八歳の男性、一八歳の女性に対し睾丸、卵巣の摘出手術と不妊手術を実施したことを報道した。同園の院長は理事長と二人で申請書を作成し、同園幹事に依頼して県優生保護審査会に手術を申請し、県から許可が出たので八月一日に手術を実施したというが、同園幹事は依頼を受けたことを否定、県当局も文書で手術を決定したことの「事実無根」を表明した。そもそも、生殖腺である睾丸、卵巣の摘出は優生保護法に規定していない去勢手術であり、警察は優生保護法違反で捜査しているという。

優生保護法を根拠に実施された去勢手術は、優生保護法そのものをも無視した行為であるが、こうした行為は起こり得ることであった。なぜならば、当時、自治体から優生保護法により去勢手術を実施することの可否を問う質問が厚生省になされていたからである。

一九五四年六月二二日、鳥取県衛生部長から厚生省公衆衛生局庶務課長に対し、「目下本県に於きましては、人権侵害として精神薄弱者の去勢手術（睾丸摘出）の問題が取り上げられていて法務局においては審査の申請をしていないので、優生保護法第二十八条違反だとして事件を進展中でありますが、県当局としましては左記解釈により保護法の罰則は適用さないものと思考していますが、これについて至急御指示下さるよう御依頼します」という質問がなされた。すなわち、鳥取県下で知的障害者に対する去勢手術が県優生保護審査会への審査をせずになされたので、「何人も、この法律の規定による場合の外、故なく、生殖を不能にすることを目的として手術又はレントゲン照射を行つてはならない」という優生保護法第二八条に違反し、違反者には一年以下の懲役または一〇万円以下の罰金が科せられる（第三四条）かどうかという問いである。県の主張は次のようなものであった。

一、睾丸摘出は優生保護法の手術方法でないこと従つて審査を申請されても取り扱うことが出来ない。

二、本手術は法第二十八条の生殖を不能とする目的以外の精神病の治療として手術しているので法には低(ママ)触しない。尚、法務局はこの解釈に対し、目的はそうであっても事実上生殖不能にしているのであるから、法に低触していると見ているが県では次の如くこれを解釈している。

三、右の如き理由とするならば精神科以外の疾病のため睾丸や、子宮、卵巣等を除去した際も法に低触することになるが如何。[61]

しかし、厚生省からの回答がなされないまま時間が経過し、法務局の起訴手続きがはじまり、[62]法務省人権擁護局でも審議される事態となり、[63]ようやく九月二八日、公衆衛生局庶務課長は次のような回答を作成するに至った。

一、設問一については、審査の適否の決定はできないのであるが、二に述べる点を考慮して適当な指導を行われたい。

二、設問二については、法第二十八条は、およそ生殖を不能にする手術を法に規定する術式及び手続によらずに行うことを禁止しているのである。従って本人が治療を目的としているということで法に抵触しないということはできない。しかしながらその手術が正当な理由がある場合には「故あり」としてその違法性が阻却される。この場合正当な理由となるのは、医学上その種の治療として当該手術が効果のあるものと通例認められている場合又は緊急避難行為として行う手術に限られると解すべきものと考へられる。従って本件の場合がこの何れかの場合に該当すると認められるものでなければ、本条違反に該当するものと解せざるを得ない。

三、設問三については、二に従い正当な理由がある場合には、法に違反しないのである。[64]

厚生省のこの回答には、法の抜け道を示すような内容が含まれている。それは優生保護法第二八条の「この法律の規定による場合の外、故なく、生殖を不能にすることを目的として手術又はレントゲン照射を行ってはならない」という条文の「故なく」という文言を取り上げ、この事例には知的障害の治療という「故あり」と解釈すれば違法にはならないと示唆していることである。生殖を不能にするために優生保護審査会にも諮らずに去勢手術を実施したとすれば違法だが、治療のための去勢手術だと解釈すれば許されるということになる。

この公衆衛生局庶務課長の判断には根拠があった。それは、前述した一九五三年六月一二日付で厚生事務次官が各都道府県知事に宛てた「優生保護法の施行について」という通知である。その通知において、「優生手術について」として次のような判断が示されていた。

法第二十八条は、健康者が経済的理由とか、単なる産児制限のためとか、又出産によって容ぼうが衰えることを防ぐため等この法律の目的以外に利用することを防ぐため、この法律で認められている理由及びその他正当の理由がない限り生殖を不能にすることを目的として手術又はレントゲン照射を行うことを禁止したものであること。従って、この法律の規定による場合又は医師が医療の目的のため正当業務又は緊急避難行為として行う場合以外にこれを行えば法第二十八条違反として法第三十四条の罰則が適用されるものであること。(65)

しかし、この通知は不妊手術を対象にしたもので、去勢手術にまで言及したものではない。前掲の庶務課長の回答は、事務次官通知を去勢手術にまで拡大解釈してなされたものであった。一九五四年一二月三日には、神奈川県衛生部長より前記の厚生事務次官通知に基づき「両側あるいは一側の睾丸摘出の如き処置をする」ことが優生保護法に「抵触するや否や」の判断が公衆衛生局長に求められている。(66) これへの厚生省側の回答は残されていないが、鳥取県衛生部長に対するものと同様の回答がなされたであろう。

その後も、一九五五年四月二八日には、群馬県衛生部長より公衆衛生局庶務課長宛てに、去勢手術を実施した医師に対し優生保護法に規定された費用が支払われるかどうかという質問がなされた。これは、優生保護法第一二条に基づき、県優生保護審査会に任意の不妊手術を申請された男性に対し、前年一二月に医師が「除睾術」をおこない、その所要費用の支払いを県に申請してきたという問題で、県は「除睾術」は優生保護法による手術ではないので、費用の支払いは「適当でないと思考」しているが、これについての判断を仰いだのである。(67)なお、県優生保護審査会の決定は第一二条の適用ではなく、第四条の適用、すなわち強制手術を適当とするものであったことが後から報告された。(68)これに対し、庶務課長は次のような回答を作成した。

本件の場合優生保護審査会において遺伝歴の調査、本人の再診断等に特に慎重な態度がとられたこととは思うが、その結果法第四条に該当すると認められた場合には、直ちに医師の申請書を第四条に基く様式により再提出させる等優生手術実施までの手続において遺憾のないよう注意されたい。なお、睾丸副睾丸摘出費用については、右のような手続に誤りがなく且つ当該手術を行うことが医学上止むを得ないものである場合には、合併症として費用を支出することは差し支えないが、この点を明らかにするとともに、審査会の決定事情の詳細を至急御報告願いたい。(69)

厚生省側は、まず、第一二条に基づき任意の不妊手術を申請してきた者に審査会が第四条による強制手術の決定を下したことについて、その手続きを問題視し、審査の詳細な事情報告をするように求めている。そのうえで、「除睾術」の費用については、精神障害の「合併症」の治療費として支出を認めている。すなわち、「除睾術」は不妊目的ではなく、「合併症」の治療として許容したのである。

以上の事例で明らかなように、去勢手術については、不妊目的ではなく治療目的とすれば、優生保護法第二八条にも違反しないという厚生省の判断で、実際は不妊目的であっても許容された。こうした判断の下で、精神障害者、知的障害者に対して、睾丸摘出、卵巣・子宮摘出などの行為が本人の同意なしでおこなわれていった。その際、群馬県の事例で明らかなように任意で優生保護審査会に不妊手術を申請しても、強制手術の決定が下され、しかも去勢手術が実施されるという場合も許容された。強制と任意、すなわち第四条と第一二条の区別も不明確なものであった。

一九五五年一二月六日、兵庫県衛生部長より厚生省公衆衛生局庶務課長宛てに「優生保護法第四条に依る申請のうち、被申請者が精神分裂病と診断されたときは、調査の結果、尊属の遺伝歴がはっきりしていない場合に於ても遺伝する恐れあるものとして、審査会は優生手術を行うことを適としてよろしいか」との質問がなされた。(70)「精神分裂病」は、優生保護法に付された別表において遺伝性疾患として第四条、すなわち強制不妊手術の対象とされているが、尊属に同様の疾患が確認されていないため、兵庫県衛生部長は厚生省に強制手術の可否の判断を求めたのである。さらに、一二月二四日、兵庫県衛生部長は第四条の適用が認められない場合はそのまま第一二条を適用させてよいか、それとも第一二条に基づき再申請させるべきかと問うてきた。(71)これに対し、庶務課長は一九五六年一月二〇日、優生保護審査会の調査の結果、第四条に該当しないと認められた場合は強制手術を「否」とする決定をおこなったうえで、第一二条により再申請するように回答した。(72)さらに、庶務課長は一月二八日に兵庫県衛生部長に対し、優生保護審査会において「遺伝歴が明らかでない場合は、極力手をつくしてその遺伝歴を明らかにする等により遺伝のおそれありとの判定が得られないかぎりは、適とする決定は行うべきでないと考える」と伝える回答文を作成した。(73)

その後、一九五七年一〇月三一日、福島県厚生部長より厚生省公衆衛生局精神衛生課長に対し、二つの事例に対し、第四条と第一二条のどちらを適用するべきか、また「遺伝関係調査の結果不明であっても医師が遺伝性疾患であると認めた場合は第四条を適用してよいか」との質問がなされた。二つの事例とは次のようなものである。

一例　1　本人は成年者であるが夫もなく親もない
　　　2　家族の遺伝関係は不明である
　　　3　診断書の病名は「精神薄弱」
二例　1　本人は未成年者である
　　　2　家族の遺伝関係は不明である
　　　3　親権者の同意書は整っている
　　　4　診断書の病名「痴愚」[74]

これに対し、一一月一一日、精神衛生課長は、どちらの事例も「当該疾病が遺伝性のものであることを確認することが困難なように推測されるので法第十二条を適用するのが相当と思料される」と回答した[75]。

同様に、一九五九年九月二一日、宮崎県衛生部長より厚生省公衆衛生局精神衛生課長に「遺伝調査によって遺伝の明確なものは第四条として処理し遺伝の明確でないものは第十二条として処理している」県優生保護審査会の対応への適否の判断を求めた際[76]、一〇月三日、精神衛生課長は、第四条の対象者であっても、保護義務者の希望により第一二条で申請してもよい、第四条で申請されても遺伝歴が不明確ならば第一二条により再申請することができるという回答を作成し、この回答を各都道府県衛生部長にも伝える文書も作成した[77]。

さらに、一九六〇年二月三日、和歌山県医務課母子衛生係より公衆衛生局精神衛生課に対し、第四条と第一二条の区別について「例えば「精神分裂病」の場合本人の血族中遺伝病（精神分裂）にかかった者が全然ない場合で、本人のみ精神分裂病で将来に遺伝の疑のあるときは第四条の遺伝性精神分裂病として取扱ってよいでせうか　家系歴に関係なく遺伝性として取扱ってよいでせうか」などの質問がなされた[78]。これに対し、精神衛生課長は、第四条の対象は優生保護法の別表に掲げられた疾患の者で「「更に遺伝防止のため優生手術を行うことが公益上必要である」という要件がプラスされなければなら」ず、その要件の判断は優生保護審査会の判定に委ねられており、「家系歴」はその判定の「重要な判断資料となる」、別表に掲げる疾患の者でも第四条の対象とならなければ第一二条で不妊手術の申請ができるという旨の回答案を作成した(79)。このような事例から、厚生省は、第四条の強制手術が難しければ第一二条の任意手術に変更して不妊手術を実施できるという判断を一貫させていたことがわかる。精神障害者、知的障害者はこの二つの条文を利用することで、不妊手術を恣意的に強要されていった。遺伝性であろうと非遺伝性であろうと精神障害者、知的障害者には子孫を残させないという国家意思が明白であり、一九五二年の優生保護法の改正で、非遺伝性とされた精神障害者、知的障害者をも不妊手術の対象にした目的がここに示されていた。

以上、例示した優生保護法の運用は、優生保護法の立法時の目的からは大きく逸脱したものであり、まさに優生保護法は迷走を続けたと言うほかはない。一九五五年一月一〇日、京都府衛生部では府下の精神衛生鑑定医、精神病院長をはじめとする各病院長に対し、優生保護法による精神障害者への不妊手術が少ないことを問題視して、法の条文の抜粋や運用方針などを送付することを起案するが、そこには次のような文章が記されていた。

> 昭和二十七年優生保護法の一部改正によって精神障害者に対しても同法第十二条が新たに加えられて広汎に優生手術を行うことができるようになり　又同法第四条の改正により遺伝性精神病等についてはすべて同条に該当するときは京都府優生保護審査会に対し優生手術の適否について申請しなければならない義務が課せられましたが未だにこれが申請は極めて少くしかも精神障害者は年々増加傾向にあって誠に憂慮に堪えない次第であります。……（中略）……精神病者等の優生上の理由による人工妊娠中絶数は殆んどなく又これらの者の受胎調節についても実施は困難であり、優生上の見地より相反する結果として不良な子

孫の出生が相当多数に上ると推測されます。

京都府では一九四九〜一九五三年の優生保護法第四条に基づく強制不妊手術は一〇件にとどまっていて、こうした現状を憂慮した衛生部は、このような要請を起案したのであった。[80] ここにも遺伝性であろうと非遺伝性であろうと精神障害者の子孫を断つという認識が明確に示されていた。

一方、北海道では、一九五五年一二月までに強制不妊手術は一〇五二件に達していた。道衛生部と道優生保護審査会では、これを精神科医の積極的な協力と評価し、『優生手術(強制)千件突破を顧りみて』を出版するが、そこでは強制不妊手術の一〇〇〇件突破を誇りつつも、「数において十数倍するといわれている精神薄弱、精神病質(本道においては双方推計一四万以上)の申請が極めて僅少なのは誠に憂慮すべきこと」で、「これらの人々にはたとえ軽度のものであつても受胎調節は望むべくもないのでそれだけに問題は大きい。又悪質な遺伝性の身体疾患や奇型による優生手術は皆無である」と述べ、「此処に一つの大きな問題がひそんでいることを見逃すことは出来ない」と、さらなる強制不妊手術の拡大の必要を訴えた。この訴えは、優生保護法の第四条と第一二条の区別も曖昧とさせるものであり、このような認識で強制不妊手術を拡大していけば、遺伝性ではないとされる精神障害者、知的障害者に対しても強制不妊手術が実施されていくおそれが生じていく。事実、「社会的にも憂慮されている売春婦、チンピラ、やくざ、累犯者などの大多数が、精神病質或は精神薄弱によつてしめられている」ので、強制不妊手術は「法の規定とか、義務であるというより、新しい日本の再建を希求する切実な課題に対する一つの活路として、各医師の積極的な協力とともに更に社会福祉、矯正保護その他関係各位の相互提携に基く全道各域各層に浸透した事業の推進を切に希望する」と力説した。事実、「精神分裂病」と診断された賭博常習者に対し、遺伝性は認められなかったにもかかわらず、「疾病の特質性と生来の反社会的性行に伴う公益性」から強制不妊手術を実施した事例を紹介していた。[81] 北海道においても、優生保護法の規定は無視されて、強制不妊手術は実施されていた。もはや、それは優生保護法の「迷走」というよりは、「暴走」と比喩するべき事態であった。

さらに、治療目的だとするだけで、事実上、不妊目的の去勢手術も許容されるという強引な法解釈は、問題を引き起こした。たとえば、一九六五年一〇月、東京地方検察庁は、男性に「性転換手術」を施した都内の産婦人科医院の院長を優生保護法第二八条違反の疑いで摘発した。当時は、性転換を求めることは「狂った性倒錯」という精神の障害とみなされていたので、この医師は去勢手術を施したのであるが、性転換して売春行為をおこなっていることが発覚したため、地検が摘発したのであった（『毎日新聞』一九六五年一〇月六日夕刊）。また、一九六五年三月には、宮崎県で、精神障害の一一歳の少年に対し「あばれるという理由で勝手にコウ丸を除去した医師」が障害の疑いで警察から取り調べを受けた（『朝日新聞』一九六六年三月七日）。ところが、三月一九日付『朝日新聞』は「今日の問題」欄で「優生手術と人権」と題して、この事件を論評するなかで、この医師が優生保護法の「手続きを怠り、県の優生保護審査会への審査申請をしないだけでなく、生殖腺そのものまで切除してしまった」ことを批判し、「人権意識に欠けたきらいがある」と指摘するものの、「いかにあばれても申請手続きくらいは忘れてはなるまい」と単なる医師の過失のように理解し、そのうえで、この医師の「過失を責めるのに急であって、この優生手術の必要性や、社会的な重要度がかすんでゆくのも困る」と、精神障害者への不妊手術の必要性を主張するに至っている。その必要性については、「犯罪予防の遠大な方法の一つとしての精神病者の優生手術は、刑事政策上も重要な課題なのに、それがほとんど実行されないのはおかしい、という声も強い」と述べ、治安対策としての必要性であることを示唆していた。結局、この医師の行為は「少々乱暴」で「勇み足」に過ぎないというのが、この記事の趣旨であり、記事は治安対策としての去勢手術を許容する内容となっている。優生保護法には、治安立法という側面もあったことを、この記事は示していた。

優生保護法の成立当初から青森県優生保護審査会委員を務めていた田村幸雄は、同審査会では、優生保護法第四条による強制不妊手術の対象者であっても「トラブルを避けるため、原則として保護義務者の同意書をもらうことにしている」ので、「形式は強制であっても、実状は同意である」と述べ、日本においては「強制断種のケースのほとんどが実質的には同意断種である。従って、憲法違反の疑いのある強制断種を廃止しても実質的には現状とあまり変わらぬので、法第四条は廃止した方がよい」などと発言をしている。[82] しかし、保護義務者の同意こそが形式であって、同意を強制されていたのが実情ではないか。これまでみてきた優生保護法の迷走、さらには暴走の実態を考えれば、田中の認識は、そうした実態を無視した楽観論と言うべきであろう。田中自身、強制不妊手術は憲法違反ではないかという疑念を懐いているが、強制不妊手術の決定には保護義務者の同意があるから違反しないと判断していた。田中の発言は、優生保護法の実態から乖離した優生保護審査会の認識を露呈するものであった。こうした認識が、優生保護法の暴走を許容したのである。

おわりに

優生保護法は、一九四九年と一九五二年の大きな改正を経て、遺伝性、非遺伝性に関わらず、精神障害者、知的障害者には子孫をつくらせないという国家意思を明確にした。優生保護法は、「優生」という法の趣旨から逸脱し、迷走していくのだが、厚生省も、国会も、その矛盾を問題視することはなかった。さらには、優生保護法を根拠に去勢手術までがおこなわれ、厚生省は優生保護法では去勢手術はおこなえないという判断を示すが、精神障害の治療であれば去勢手術は可能であるという法の抜け道を示唆した。

一九九四年一二月三日、一九九四年度家族計画・優生保護法指導者講習会で講演した厚生省保健医療局長吉田哲彦は、「生殖を不能とする手術」として「卵巣や子宮を摘出したり、陰茎を除去したり、睾丸を摘出した場合は、優生保護法第二八条違反として罰則の対象となる」と明言しているが[83]、実際は、精神障害者にはどのような手段を使ってでも子孫をつくらせないという国家意思は、優生保護法を暴走させていったのである。

さらに、一九五〇年代後半から、日本経済は高度成長の道を歩みはじめ、優生保護法の成立の根拠となった敗戦直後の経済混乱を理由にした人口抑制政策にも抜本的な修正が求められていく。むしろ、安価な労働力の増加が求められ、こうした人口抑制から人口増殖への人口政策の変化は、経済的理由による妊娠中絶の削除を求める声の背景ともなった。しかし、増殖を求められる人口は、健康な人口であり、障害者は対象外であった。ここに、健康な子どもを増やすために妊娠中絶を規制する一方、障害者の出生を防ぐために胎児の段階で妊娠を中絶させようという、新たな優生保護法改正論が登場していく。

◉──註

(1)木田文夫「優生思想の流行とその批判」(『世界』第五五号、一九五〇年七月)、一一〇頁、一一六頁。
(2)川上理一「人口問題と優生学」(『遺伝：生物の科学』第四巻第九号、一九五〇年八月)、三五～三六号。
(3)川上理一「優生学の意義について──第七回日本公衆衛生学会特別講演要旨」(『医学通信』第七年第三一四号、一九五二年九月二四日)、七頁。
(4)川上光雄「優生結婚は何故必要か」(『公衆衛生』第一〇巻第六号、一九五一年一一月)、一一頁、一三頁。
(5)今村源一郎「優生保護法雑感」(『鹿児島医学雑誌』第二三巻第一〇号、一九五〇年一〇月)、二六頁。
(6)一九四九年六月二五日付都道府県知事宛て厚生次官「優生保護法の一部を改正する法律施行に関する件」(松原洋子編

『優生保護法関係資料集成』第一巻、六花出版、二〇一九年）、四二頁。

（7）『第五回国会衆議院厚生委員会会議録』第二〇号、二頁。

（8）『第五回国会参議院厚生委員会会議録』第二〇号、二～三頁。

（9）『第五回国会参議院厚生委員会会議録』第二二号、六頁。

（10）『第五回国会参議院会議録』第二六号、四五五頁。

（11）『第五回国会衆議院厚生委員会議録』第二三号、三頁。

（12）『第五回国会衆議院会議録』第三六号、九〇二頁。

（13）『第五回国会参議院厚生委員会会議録』第二七号、三頁。

（14）『第五回国会参議院会議録』第三五号、一〇二八頁。

（15）牛丸義留「優生保護法の一部改正の意義」（『産婦人科の世界』第二巻第六号、一九五〇年六月）、六二頁。

（16）座談会「優生保護法、三婦制度、産婦人科教授法について」（『臨牀婦人科産科』第四巻第七号、一九五〇年七月）、二八八頁。

（17）『第五回国会参議院厚生委員会会議録』第一八号、五頁。

（18）古屋芳雄「優生問題としての人口問題」（『婦人の世紀』第一〇号、一九四九年八月）、一四頁。

（19）法務府『法務総裁意見年報』一九四九年度、三二六～三二七頁。

（20）『第二回国会参議院会議録』第五二号、六三九～六四〇頁。

（21）「強制断種と人権の問題」（『遺伝：生物の科学』第四巻第一号、一九五〇年一月）、一〇～一一頁。

（22）高橋勝好「優生手術における強制力の行使――新医事法令雑考　その四」（『日本医事新報』第一三三二号、一九四九年一一月）、二二頁。

（23）神奈川県衛生部母子衛生課「優生保護法」一九四九年二月一八日（「川崎市公文　昭和二十三年　昭和二十四年」――川崎市公文書館所蔵――）。

（24）竹内壽惠「社会からはみ出した人々――犯罪人口と優生保護法」（『法律のひろば』第三巻第一号、一九五〇年一月）、二九頁。

(25)「優生保護及産婦人科学講演会に於ける質疑応答」(『産婦人科の世界』第二巻第三号、一九五〇年三月)、六九頁。
(26)『第七回国会参議院厚生委員会会議録』第四号、一頁。
(27)谷口弥三郎「開業助産婦諸姉への希望」(『保健と助産』第四巻第三号、一九五〇年三月)、五頁。
(28)『第八回国会衆議院厚生委員会議録』第五号、二～三頁。
(29)瀬木三雄「優生保護法をめぐる諸問題(一)」(『産科と婦人科』第二五巻第五号、一九五〇年五月)、五一頁。
(30)座談「優生保護法をめぐる諸問題(その二)」(『産婦人科の世界』第二巻第一〇号、一九五〇年一〇月)、四〇～四六頁。
(31)北海道衛生部『優生及精神衛生について』(一九五一年一一月)、巻頭、二頁。
(32)『第十三回国会参議院厚生委員会会議録』第一〇号、一～二頁。
(33)『第十三回国会参議院厚生委員会会議録』第一二号、一～二頁。
(34)『第十三回国会参議院会議録』第二五号、三四一頁。
(35)『第十三回国会衆議院厚生委員会議録』第二一号、三頁。
(36)『第十三回国会衆議院厚生委員会議録』第二三号、五～八頁。
(37)『第十三回国会衆議院会議録』第三三号、五七八頁。
(38)一九五二年七月二三日付各都道府県知事宛て厚生事務次官「優生保護法の一部を改正する法律等の施行について」(「厚生労働省等における旧優生保護法関係資料」①－3)。
(39)一九五三年六月一二日付各都道府県知事宛て厚生事務次官「優生保護法の施行について」(「厚生労働省等における旧優生保護法関係資料」①－6)。
(40)「日本家族計画連盟発会を祝し」(『家族計画』第一号、一九五四年四月)。
(41)林暲「優生保護法の盲点」(『日本経済新聞』一九五二年二月二三日)。
(42)山口正義「優生保護法」(『臨牀婦人科産科』第六巻第一二号、一九五二年一二月)、六九四頁。
(43)座談会「優生保護法の改正を繞って」(『日本医事新報』第一四六六号、一九五二年五月三一日)、四頁、六～八頁。
(44)同右記事、三頁。
(45)太田典礼「優生保護法の歴史と思想」(『思想の科学』第五次第一一八号、一九七一年七月)、八九頁。

(46)自由党人口対策特別委員会「中間報告」(「厚生労働省等における旧優生保護法関係資料」⑥—6——松原洋子編『優生保護法関係資料集成』第一巻、六花出版、二〇一九年、二七一頁、二七三〜二七四頁——)。
(47)松原洋子「科学史入門：優生保護法の歴史像の再評価」(『科学史研究』第Ⅱ期第二二二号、二〇〇二年)、一〇六頁。
(48)大谷實「精神障害者をめぐる法と人権」(『同志社法学』第七一巻第三号、二〇一九年七月)、二八七頁、二八九頁。
(49)『第七回国会衆議院厚生委員会議録』第二二号、六頁。
(50)松倉豊治「刑法の「保安処分」と精神衛生法案について」(『犯罪と医学』第一巻第一号、一九四九年一月)、一〇頁。
(51)一九五〇年一二月一五日付鳥取県知事宛て厚生省公衆衛生局長「精神衛生鑑定医と優生保護法との関係について」(「厚生労働省等における旧優生保護法関係資料」②—2)。
(52)岡田靖雄編『精神医療』(勁草書房、一九六四年)、四五頁、八〇頁。
(53)一九五二年九月一五日付各保健所長宛て保健指導課長「優生手術にかゝる遺伝調査要領について」(松原洋子編前掲『優生保護法関係資料集成』第一巻)、二〇九〜二一〇頁。
(54)松原洋子「〈文化国家〉の優生法——優生保護法と国民優生法の断層」(『現代思想』第二五巻第四号、一九九七年四月)、一八頁。
(55)「無癩県運動」については、無らい県運動研究会編『ハンセン病絶対隔離政策と日本社会——無らい県運動の研究』(六花出版、二〇一四年)を参照。
(56)松井あさの「強制優生手術を行わせるまで」(『保健と助産』第七巻第六号、一九五三年六月)、三三〜三五頁。
(57)森山豊「所感」(『保健と助産』第七巻第六号)、三五〜三六頁。
(58)一九五五年一月一〇日起案「精神衛生鑑定医など宛て京都府衛生部長「精神障害者等に対する優生手術の実施方について」(京都府予防課「優生保護例規綴　昭和三十年」——京都府立京都学・歴彩館所蔵——)。
(59)一九五五年三月三日起案八瀬学園長・白川学園長・醍醐和光寮長宛て京都府衛生部長「精神薄弱者等に対する優生手術の実施方について　案」(京都府公衆衛生課「優生保護　昭和三十年」、京都府立京都学・歴彩館所蔵——松原洋子編『優生保護法関係資料集成』第二巻、六花出版、二〇一九年、一三頁——)。
(60)宮城県民青労働部母子課・宮城県青少年問題協議会『精神薄弱児』(一九五七年——松原洋子編『優生保護法関係資料集

成』第二巻、六花出版、二〇一九年――)、一二五頁、一三一頁。
(61)一九五四年六月二二日付厚生省公衆衛生局庶務課長宛て鳥取県衛生部長「精神障害者の去勢手術に対する優生保護法の解釈について」(『厚生労働省等における旧優生保護法関係資料』②―4)。
(62)一九五四年八月一〇日付厚生省公衆衛生局庶務課長宛て鳥取県衛生部長「精神障害者の去勢手術に対する優生保護法の解釈について」(『厚生労働省等における旧優生保護法関係資料』②―7)。
(63)一九五四年九月三〇日付厚生省公衆衛生局庶務課長宛て鳥取県衛生部長「精神障害者の去勢手術に対する優生保護法の解釈について」(『厚生労働省等における旧優生保護法関係資料』②―9)。
(64)一九五四年九月二八日付鳥取県衛生部長宛て厚生省公衆衛生局庶務課長「精神障害者の去勢手術に対する優生保護法の解釈について」(『厚生労働省等における旧優生保護法関係資料』②―8)。
(65)前掲一九五二年六月一三日付各都道府県知事宛て厚生事務次官「優生保護法の施行について」。
(66)一九五四年一二月三日付厚生省公衆衛生局長宛て神奈川県衛生部長「優生手術施行について」(『厚生労働省等における旧優生保護法関係資料』②―10)。
(67)一九五五年四月二八日付厚生省公衆衛生局庶務課長宛て群馬県衛生部長「精神障害者の除睾術に対する優生手術委託費の支払について照会」(『厚生労働省等における旧優生保護法関係資料』②―11)。
(68)一九五五年六月九日付厚生省公衆衛生局庶務課長宛て群馬県衛生部長「精神障害者の除睾術に対する優生手術委託費の支払について」(『厚生労働省等における旧優生保護法関係資料』②―12)。
(69)一九五五年七月四日付群馬県衛生局長宛て厚生省公衆衛生局庶務課長「精神障害者の除睾手術に関する件」(『厚生労働省等における旧優生保護法関係資料』②―13)。
(70)一九五五年一二月六日付厚生省公衆衛生局庶務課長宛て兵庫県衛生部長「優生保護法運営に関する疑義について」(『厚生労働省等における旧優生保護法関係資料』②―14)。
(71)一九五五年一二月二四日付厚生省公衆衛生局庶務課長宛て兵庫県衛生部長「優生保護法運営上の疑義について」(『厚生労働省等における旧優生保護法関係資料』②―15)。
(72)一九五六年一月二〇日付兵庫県衛生部長宛て厚生省公衆衛生局庶務課長「優生保護法運営上の疑義について」(『厚生労

働省等における旧優生保護法関係資料」②―16)。
(73)一九五六年一月二八日付兵庫県衛生部長宛て厚生省公衆衛生局庶務課長「優生保護法運営に関する疑義について」(「厚生労働省等における旧優生保護法関係資料」②―17)。
(74)一九五七年一〇月三一日付厚生省公衆衛生局精神衛生課長宛て福島県厚生部長「優生手術の実施について」(「厚生労働省等における旧優生保護法関係資料」②―25――松原洋子編『優生保護法関係資料集成』第二巻、六花出版、二〇一九年、二〇六頁――)。
(75)一九五七年一一月一一日付福島県厚生部長宛て厚生省公衆衛生局精神衛生課長「優生手術の実施について」(「厚生労働省等における旧優生保護法関係資料」②―26)。
(76)一九五九年九月二一日付厚生省公衆衛生局精神衛生課長宛て宮崎県衛生部長「優生保護法第四条と第十二条の解釈及び申請手続について(照会)」(「厚生労働省等における旧優生保護法関係資料」②―34)。
(77)一九五九年一〇月三日付宮崎県衛生部長宛て厚生省公衆衛生局精神衛生課長「優生保護法第四条及び第十二条の解釈並びに申請手続について(回答)」(「厚生労働省等における旧優生保護法関係資料」②―37)。
(78)一九六〇年二月三日付精神衛生課宛て和歌山県医務課母子衛生係「優生保護法第四条の遺伝性疾患か或は第十二条の遺伝性以外の疾患の区別について」(「厚生労働省等における旧優生保護法関係資料」②―38)。
(79)日付不明精神衛生課長「優生保護法に関する疑義回答について(伺)」(「厚生労働省等における旧優生保護法関係資料」②―60)。
(80)一九五五年一月一〇日付京都府衛生部「精神障害者等に対する優生手術の実施方について 伺」(京都府衛生部予防課「優生保護例規綴 昭和三十年」、京都府立京都学・歴彩館所蔵――松原洋子編『優生保護法関係資料集成』第二巻、六花出版、二〇一九年、一頁――)。
(81)北海道衛生部・北海道優生保護審査会『優生手術(強制)千件突破を顧りみて』(京都府公衆衛生課「優生保護 昭和三十一年」――京都府立京都学・歴彩館所蔵――)、五頁、七頁、一二頁、一四頁(松原洋子編『優生保護法関係資料集成』第二巻、六花出版、二〇一九年、五七~五八頁、六〇~六一頁)。
(82)田中幸雄「強制優生手術は憲法違反か――欧米の断種法(不妊法)と対比して」(『日本医事新報』第二三四三号、一九六九年三月)、八六頁。

(83)吉田哲彦「優生保護法の運用について法的立場から」(『日本医師会雑誌』第一一三巻第一二号、一九九五年六月)、一八三九頁。

第3章

優生保護法と「胎児条項」

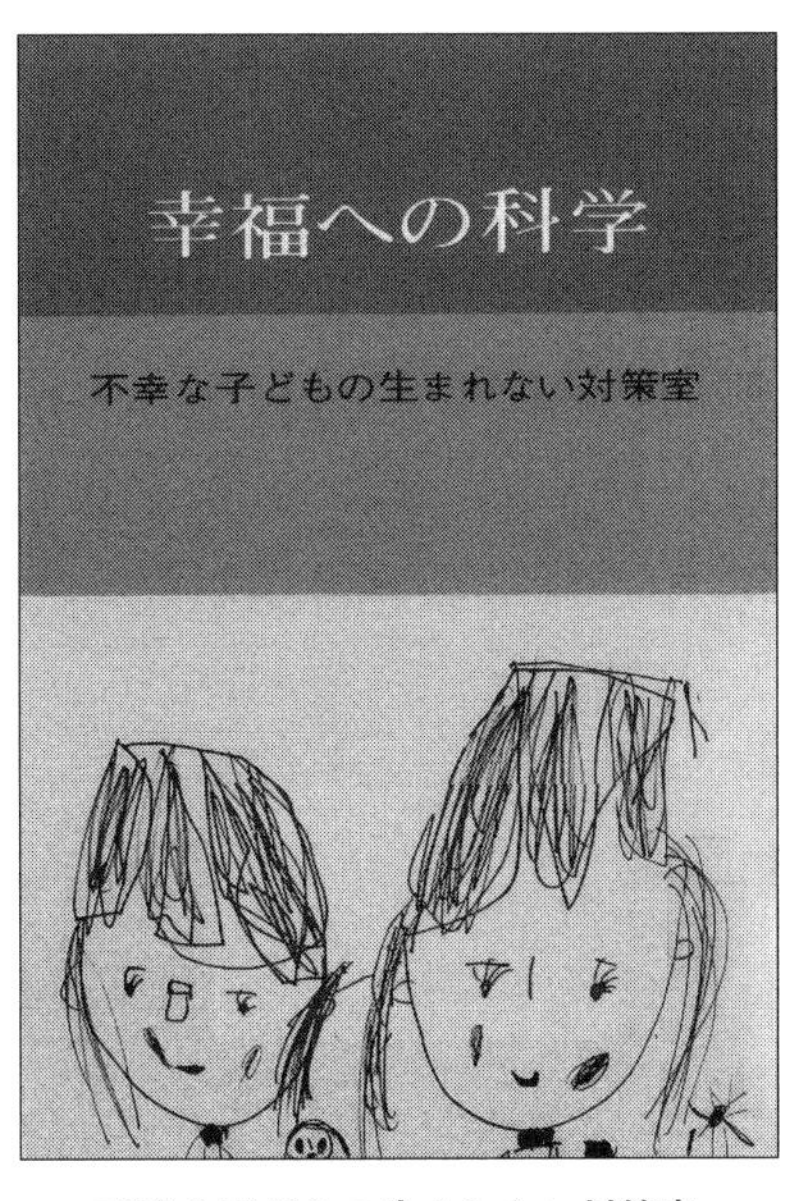

不幸な子どもの生まれない対策室
『幸福への科学』1973年

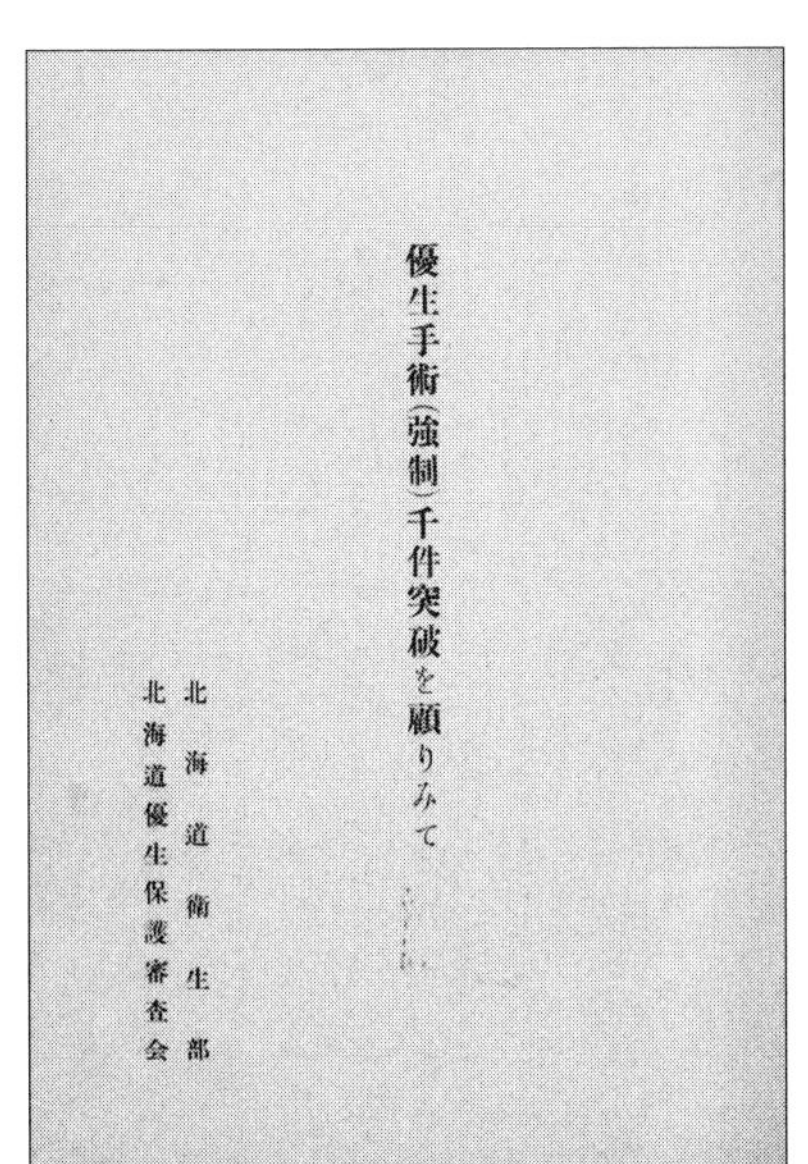

優生手術（強制）千件突破を顧りみて

北海道衛生部
北海道優生保護審査会

北海道衛生部・北海道優生保護審議会
『優生手術（強制）千件突破を顧りみて』
1955年（北海道立文書館所蔵）

はじめに

一九七二年の第六八回国会に優生保護法の改正案が政府提出の法案として提出された。改正点は、妊娠中絶手術の条件から経済的理由を削除し、代わって「母体の精神または身体の健康を著しく害するおそれがある」場合を妊娠中絶の条件とすること、そして、羊水検査による出生前診断技術の向上を前提に、胎児が重度の障害や病気を有している場合の妊娠中絶を認めること（いわゆる「胎児条項」）、優生保護相談所で高齢初産に対する指導などの業務を充実させることであった。

このうち、妊娠中絶の条件から経済的理由を削除する点については、女性団体から激しい反対の声が上がったことはよく知られている。さらに、「胎児条項」をめぐっても、脳性麻痺者の団体「青い芝の会」から激しい抗議運動が起こされた。この改正法案に一貫する趣旨は、健康な子どもの多産にあった。すなわち、改正法案は、若いうちから出産をさせ、妊娠中絶の条件を規制して健康が期待できる胎児は積極的に生ませ、逆に障害児になる可能性がある胎児は中絶させるという、胎児の段階から生命を選別し、健康な子どもをたくさん生ませようとする優生思想を露骨に示すものであった。まさに、国策としての生命の選別がおこなわれようとしていた。しかし、こうした露骨な優生思想を反映する改正法案は、かえって優生保護法そのものへの障害者差別法ではないかという疑念を高める結果になり、それは、将来の法廃止への伏線ともなったことは否めない。

世論は、妊娠中絶の条件から経済的理由を削除することの是非に集中し、ウーマン・リブ運動は生むか生まないかを決めるのは女性であると主張して、経済的理由の削除に反対した。一方、「胎児条項」については、「青い芝の会」から「障害児とわかれば中絶するのも女の権利なのか」とウーマン・リブ運動は糾弾を受けることになった事実があり、荻野美穂は「女と障害者は社会的にはどちらも弱者の位置にあり、同じく優生保護法改正反対を主張しながら、なおこの特異な法律をはさんで対峙することになった」と指摘している。[1] また、森岡正博は、ウーマン・リブの運動が主張する「産む産まないは女の自由」の「自由」には「経済的に苦しいから産まないことを選択するという自由だけではなく、胎児に障害があることが分かったときに障害を理由にして中絶する自由も論理的に含まれる」のであり、「青い芝の会」は、それは「健全者のエゴイズム」だと批判したことから、この対立は「日本の生命倫理史上最大の難問のひとつ」であったと述べている。[2] しかし、生瀬克己は、両者の対立は「子どもを《産みたくなる社会》を追求するというような形で、一応はクリアーできた」と述べ、[3] 松原洋子は、ウーマン・リブ運動と「青い芝の会」は、論争をとおして優生思想批判という視点を共有し、「胎児条項」撤回を実現させたことの意義も明らかにしている。[4]

「胎児条項」をめぐる「青い芝の会」の反対運動論争やウーマン・リブ運動との論争については、すでに荻野、森岡、生瀬、松原らのすぐれた先行研究があり、黒川みどりも、「青い芝の会」の運動に対して、「命を見つめて」と題して簡潔に戦後の人権史に位置づけているので、[5] 以下、本章では詳論はせず、叙述を「胎児条項」を生み出した厚生省と国会の動向に焦点を当てて検討していく。

1 優生保護法のさらなる改正への議論

すでに、第二章でも述べたように、一九四九年五月、第五回国会で優生保護法が改正され、妊娠中絶手術の対象に「妊娠の継続又は分娩が身体的又は経済的理由により母体の健康を著しく害する虞れのあるもの」が加えられ、経済的理由による妊娠中絶が可能となった。谷口弥三郎（民主党）らが提出した当初の改正案には、この部分は「妊娠の継続又は分娩によつて生活が窮迫状態に陥るもの」という表現がなされていたが、五月二二日に衆議院で上記のように修正され、その修正された改正法案が五月二六日に参議院でも可決されたのである。この修正は、第五回国会の審議で、「生活が窮迫状態に陥る」ことを理由に、妊娠中絶を認めることが問題となったからなされたものである。ここで、このときの議論を検討しておきたい。

五月一六日、衆議院厚生委員会で、佐瀬昌三（民主自由党）が、法の下の平等を根拠に「貧困を理由とするような経済的理由によるような法というものは、本来これは歓迎されない建前になつておる」ので、「堕胎を、貧乏あるいは生活苦を理由として特に認める法律」は、この「原則に反する」と、「生活が窮迫状態に陥る」ことを理由に妊娠中絶を認めることに強く反対した。佐瀬は、「貧乏とか、生活苦とか、失業ということによつて生ずる問題を解決するのは、かような堕胎を公認するとか、人工的に妊娠を中絶する方法を講ずるとかいうような末節的なことではこれは不可能」であり、生活保護法や母子保護法などの社会立法の実行によるべきであると主張し、「経済的な理由に基いてかような堕胎を公認するという例外法をここに特に設けるだけの積極的な理由がどこにあるか」と、法案の説明をおこなった谷口に迫った。これに対し、谷口は「今の日本の現状といたしましては、経済的適応症を入れるということがきわめて必要である」と反論、その根拠として、「経済的理由をもつて産児制限をしたとか、受胎調節をやつた」という事例が多いことをあげた。その後、青柳一郎（民主自由党）が、具体的に「生活が著しく窮迫するものというのは、どの程度以下のものを言うのであるか」と質し、谷口は「現に生活が窮迫しておる者、生活保護法によつておる者、あるいは妊娠の継続とか分娩しましたためにその生活が生活保護法の適用を受ける状態に陥るもの」と明確に答えたが、青柳は、さらに、このままでは「著しく窮迫しておる者は子供を持たなくてもいいというような悲惨な文面のようにとり得る」「政府の冷淡さを国民に示すような感じがする」と苦言を呈して質問を終えた。(6)当時、国会の衆議院の構成は、第三次吉田茂内閣の与党民主自由党が二六四議席と過半数を占め、谷口が所属する民主党は六九議席に過ぎず、しかも民主党は吉田内閣に協力する連立派と野党派に分裂していた。改正法案を成立させるには、民主自由党の同意を得ることは必至であった。

五月二二日、衆議院厚生委員会で民主自由党を代表して発言した青柳一郎は、「貧乏人からも、不良ならざる子孫、優秀な子孫の出生することは何人も否定せざるところ」なので、「生活が著しく窮迫するに至るがために堕胎を許す」という改正案は、優生保護法の目的を逸脱しており、さらに貧困者も憲法第二五条に保障された健康で文化的な最低生活を営む権利を有し、国はこれを保障する義務があるのであり、改正法案は「これらの権利義務を貧困者に関する限り適用せざることを前提としなければ理論的に成立しない」などと批判、「貧困者にのみ堕胎を許すことをせず、他の階級にも同様これを許しまするとともに、すべての場合、母体の健康を害するおそれのあるものに限つて全国民平等にこれを許さんとするもの」であるとして、「妊娠の継続又は分娩によつて生活が窮迫状態に陥るもの」を「妊娠の継続又は分娩が身体的又は経済的理由により母体の健康を著しく害する虞れのあるもの」という文言に改める修正案を提起し、この修正案が総員、起立で可決された。(7)結局、この修正案が本会議でも可決され、優生保護法は改正され、第一三条第三号に妊娠中絶に経済的理由を認める条文が記載されたのである。

谷口は、この修正に対し「非常な改悪をされたもの」と強い不満を示しており、(8)この修正は、谷口弥三郎の意思を越え、さらには意思に反して妊娠中絶の対象を拡大する結果をもたらした。

しかし、法務府法務局検事高橋勝好は、「浮浪者の増加、貧困なるが故の子殺し捨子の激増という事実を見逃すわけにはゆかない」「養育も教育もしないで、街頭に抛り出し、やがては不良の仲間に落ち込ましめるような薄幸な子供であれば、正しい理由がある限りできるだけその出生を抑制することが、子供にとつて利益であり従つてまた親にとつても幸福なわけである」と述べ、あくまでも優生保護法に明記された妊娠中絶の「経済的理由とは勿論貧困を意味する」と断言し、その「経済的理由の一応の目安を「生活保護法の適用を受くる者」という点においている」と説明している。(9)この高橋の論に示された法務府の認識は、当初の谷口の認識と同じであり、「経済的理由」には、対象を青柳一郎が示した「母体の健康を著しく害する虞れのあるもの」すべてとする解釈と、谷口や高橋の生活保護法の対象者に限定する解釈が共存していたのである。対象者を曖昧にすることで、改正法案は成立したと言えよう。そして、現実には前者の解釈が社会に浸透していった。

一九五三年一二月、厚生省人口問題研究所長の岡崎文規は、「優生保護法は、優生上の問題とは全く無関係に、生れ出る子供を養育する経済力が乏しくて、そのために母体の健康を害するおそれある場合にも、人工妊娠中絶を許している」ことを批判し、「生むことを欲しない胎児の受胎を防止する手段をなおざりにしておいて、野蛮で、かつ残虐な堕胎にたよつていることを遺憾におもう」と明言した。(10)こうした主張は岡崎の持論であり、すでに一九四九年一〇月の段階でも「受胎した以上はあらゆる手をつくして胎児を出生させることが社会共同の責任である」「過剰人口を緩和する一方策として、出生率を引き下げることは、きわめて必要なことであるが、しかし堕胎のような危険な、そして非人道的な仕方によつて、その目的を達すべきではない」「胎児はいまだ人として社会に存在するものでないが生命あるものである、かかる無心の生きものを殺すほど残酷なことが、世にまたとあるまい。堕胎は殺児とともに「野蛮の極致」である」と妊娠中絶に対し強く反対していた[11]。法改正により、岡崎の危機感はより高まっていたと言えよう。

優生保護法に加えられた妊娠中絶の経済的理由の解釈が曖昧なまま、事実上は、この条項を根拠に妊娠中絶が激増していくと、これに対する批判も高まっていく。一九五八年七月一〇日、日本家族計画普及会（一九五三年設立）の代表理事の国井長次郎と対談した厚生大臣橋本龍伍は、「中絶というのは、これは宗教を度外視しても人間としての一番困つた事だよ。人殺しだからね」「人命軽視の思想を植えつけることになる、なんとかして、この辺まで来たら優生保護法の運営を真剣に考えなくちあ（ママ）と思つている」と語っているが[12]、こうした妊娠中絶を「人殺し」だとする論調に乗り、とくに生長の家を中心として妊娠中絶の経済的理由の削除を求める声が高まっていった。

一九六一年八月一〇日、人口問題研究会が開いた第七回新生活指導幹部研修会で、そもそも優生保護法の提案者で法案作成にも関わった加藤シヅエが「現在の優生保護法は、〝優生〟と云う事にはおよそ関係のない人工妊娠中絶や家族計画をゴチャゴチャ入れこんだ全然筋の通らない法律で、こんなおかしな法律はどこにもありません。しかも、この法律の前身は国民優生法だったが、これはナチスヒットラーがつくったユダヤ人排せきのドイツの優生法を真似たものです」とまで言い出す事態となり、加藤は、「野放し状態になっている人工妊娠中絶に何等かの規制を加えるべき段階へきている」ことを力説し、「母性保護、母性福祉の見地から母性保護対策を積極的に打ち出し、家族計画普及行政の促進をおりこんだ新立法にしたい」と訴えた[13]。

厚生省においても、「最近人工妊娠中絶が高水準を続けていることを重視、このままの状態を放置すると母体の保護や健全な家族計画がくずれる恐れがあ」るとして、「優生保護法を再検討し、改正しようとする考えが強まってい」た（『朝日新聞』一九六二年六月三日）。

厚生省のこうした動向に影響を与えたのは、この年の三月二二日、第四〇回国会（第二次池田勇人内閣）の参議院予算委員会における厚相灘尾弘吉の発言であったと考えられる。この日、質問に立った横山フク（自由民主党）は幼少人口の減少を取り上げ、「人口増加率が非常に急カーブに落ちた」原因は人工妊娠中絶にあるとして「真の民主化というものは人権の尊重である。人権の尊重の一番基盤をなすものは人命の尊重だと思う。その人命の尊重は胎児であろうとあるいは普通の人であろうと変わりはない。ところが、それが簡単に経済上の理由とか、母体の健康上の理由で中絶されている姿は嘆かわしい」と述べ、灘尾厚相の見解を求めた。これに対し、灘尾は「人工妊娠中絶は、御承知のように経済的に特別困難な家庭でありますとか、あるいは母体の保護の必要な場合に限って認められておるもので」、「みだりに人工妊娠中絶を行なうというようなことは望ましいとは私は思っておりません」と述べ、さらに、優生保護法の妊娠中絶の規定が「乱用せられることのないように厚生省としてはもっと積極的にこれは注意しなければならない事態である」と明言した[14]。この発言を受けて、厚生省は優生保護法の再検討に動き出していき、一九六三年一一月六日、第二次池田勇人内閣の閣議で、厚生大臣小林武治は「さいきん人工妊娠中絶がふえており、このような傾向は好ましくないので、母体保護のために優生保護法を改正するよう再検討したい」と報告し、閣議の了承を得て、「事務当局に優生保護法について早急に改正の検討をおこなうよう指示」することになった（『産経新聞』一九六三年一一月六日夕刊）。一九六三年八月二二日付『朝日新聞』も社説「優生保護法をめぐる問題点」において、妊娠中絶の「「経済的理由」という、あいまいな規定が野放し中絶の元凶とみられている」と指摘し、「現在の経済状態が、この法律の制定当時とはかわっていることはいうまでもないので、根本的に法律の総則から再検討することも考えられよう」と、優生保護法の「実効のある改正」を求めていた。

実際に優生保護法の改正案が国会に提出されるのは一九七二年であるが、すでに一九六三年の時点で厚生省は法改正に着手していたのである。後述するように、法改正を求める生長の家の運動が、厚生省の法改正への姿勢を促進させていく。

その一方で、強制不妊手術についての議論は高まらなかった。前述した一九六二年三月二二日の第四〇回国会参議院予算委員会における審議のなかで、厚相灘尾弘吉は、横山フクに対し「できるだけすこやかな幼児をたくさん持つことが最も必要だ」と答弁していた[15]。優生保護法による妊娠中絶を規制して、健康な子どもを多産することを厚相が人口減少を止めるために「最も必要」と明言したのである。換言すれば、不健康な子どもを生ませないという意思の表明でもあり、こうした認識こそが、強制不妊手術を正当化するとともに、「胎児条項」をつくり出していくのであるが、まだ、議論には至っていない。

一九五九年一〇月三〇日に日本家族計画普及会が開いたシンポジウムで、医学評論家の石垣純二が、谷口弥三郎に対し、優生保護法に関する一五項目の質問をおこなうが、そこでは妊娠中絶の経済的理由の認定基準や妊娠中絶への規制に関する質問はなされたが、強制不妊手術の是非を問うことはなかった。ただ、不妊手術がもたらす心身への影響を石垣は問題にして「後の影響の不明なものがどんどん行われること」についての見解を谷口に求めた[16]。これに対し、谷口の回答は、不妊手術を「現在積極的に阻止しなければならない理由はない」というもので、石垣の質問に具体的に答えることはなかった[17]。

生長の家を中心にした動向を詳細に追究した土屋敦の研究によれば、生長の家は、一九五二年から経済的理由による妊娠中絶への批判を開始し、一九五九年から「生命尊重運動」を展開、一九六〇年からは経済的理由の削除を求める国会請願運動も開始する。さらに、カトリック教会とともに一九六七年には優生保護法改廃期成同盟を結成し、政府への働きかけを強化していった[18]。一九六八年一〇月一八日には参議院議長重宗雄三らにより優生保護法改正を掲げる優生保護議員懇談会も結成された（『朝日新聞』一九七二年六月四日）。

優生保護法改廃期成同盟の中心人物であるカトリックの南山大学教授井上紫電は、「生命尊重」を掲げつつ、一九四八年の制定当時の優生保護法に復帰することが「最も望ましい」という認識を持ち、優生上の理由での妊娠中絶には反対していない[19]。そこに、彼らの「生命尊重」の虚構があった。障害児の生命は「尊重」の対象外であった。しかし、天皇崇拝を掲げる生長の家は、一九六四年に生長の家政治連合を結成し、自由民主党の支持基盤ともなり、こうした生長の家の影響は自由民主党も無視できなくなる。一九六九年三月五日、参議院自由民主党政策審議会社会部会は、優生保護法改廃期成同盟の井上紫電と駒沢大学専任講師田中忠雄（生長の家）、優生保護法の改正に反対する日本母性保護医協会の会長森山豊、それに厚生省公衆衛生局長村中俊明を招きヒアリングをおこなった。しかし、そこでは妊娠中絶の経済的理由の是非をめぐる議論に終始した。この段階での論点は、妊娠中絶の経済的理由に限定されていた[20]。当初、厚生省は、「中絶を減らすには、家族計画の普及などの方が先決だと、法改正には消極的な態度だった」が、生長の家などの働きかけで自由民主党の一部議員の間からも法改正が主張されるようになると、法の再検討に向かっていった[21]。

一九六八年三月一三日、第五八回国会（第二次佐藤栄作内閣）の衆議院予算委員会第三分科会で、岡田利春（日本社会党）が、将来の人口減少を問題にして、優生保護法により、経済的理由を根拠とする妊娠中絶が増加していることについて「優生保護のあり方の、また再び転換期に来ているのではないか」と発言した。岡田の発言の趣旨は、経済的理由による妊娠中絶を規制せよというのではなく、「ほしくない子供は妊娠しなければいいわけ」なので、受胎調節の啓発を強化するべきだというものであったが、答弁に立った厚相園田直は、優生保護法の転換期であることに同意したうえで、日本が「堕胎天国」と言われていることなどをあげて、経済的理由による妊娠中絶について「新たな観点からこれを考えてもいいだろう」と述べた。園田は、この問題で意見を言うと「非常に反響が大きくて驚いたような事実」があると述べて、具体的なことまでは語らなかったが、明らかに経済的理由による妊娠中絶への変更を示唆する発言であった[22]。また、野党からも園田と同様の声が上がっている。五月二一日、この国会の参議院社会労働委員会で児童手当法案の説明に立った公明党の小平芳平は「優生保護法の経済的理由による妊娠中絶は将来削除することが望ましい」と明言している[23]。

その後、こうした政府の姿勢が明らかになってくると、冒頭で述べたように、ウーマン・リブ運動が、中絶の自由を求めて反対運動を展開したのである。しかし、その後に示された政府の優生保護法改正案には、もう一つ、重要な改正点が示されていた。それが、「胎児条項」の加筆である。以下、「胎児条項」について検討していく。

2 「胎児条項」の登場

本章の冒頭で述べたように、一九七二年の第六八回国会に提出された優生保護法の改正案は議員立法ではなく、第三次佐藤栄作内閣の政府提出の法案であった。繰り返しになるが、改正点は、妊娠中絶手術の条件から経済的理由を削除し、代わって「母体の精神または身体の健康を著しく害する場合」を妊娠中絶の条件とすること、そして、羊水検査による出生前診断技術の向上を前提に胎児が重度の障害や病気を有している場合の妊娠中絶を認めること（いわゆる「胎児条項」）、優生保護相談所で高齢初産に対する指導などの業務を充実させることであった。

当時、水俣病、森永ヒ素ミルク、サリドマイド薬害、カネミ油症などにより障害児が生まれるという事件が多発していて、「胎児条項」とは、「「そのような障害児の出産はやめたほうがよい」と露骨に「不良な子ども」は切り捨て抹殺してしまおう」という趣旨であり、そこには高度経済成長を遂げた日本で、「資本に役立たない人間は生まれる権利も許されない」という国家と資本の意思が明白であった[24]。

この改正について、森岡正博は、「経済的理由などというあいまいな理由で中絶を許可するのを止めて中絶の条件を減らし、そのかわりに障害を持った胎児についてきっちりと中絶できるようにし、若いうちに子どもを生んでしっかりと育てることを指導する意図があらわれている」と簡潔に指摘している[25]。すなわち、改正法案の趣旨は、障害のない子どもを生める場合は妊娠中絶の条件を制約して積極的に生ませ、障害のある子どもを生む可能性があれば妊娠中絶を認めるというものであった。

胎児も人間であるから妊娠中絶は「殺人」であるとして、経済的理由による妊娠中絶を否定しながら、その一方では、障害児が生まれる可能性があれば妊娠中絶を認めようとする矛盾に満ちた改正案であるが、この改正案は、障害児が生まれることは望ましくないという認識を前提とするもので、優生思想が社会に定着していることを示す事象でもあった。「胎児条項」については、第一四条の妊娠中絶の対象に「その胎児が重度の精神又は身体の障害の原因となる疾病又は欠陥を有しているおそれが著しいと認められるもの」という一項を書き加えることになっていた。

一九七二年五月三〇日、衆議院社会労働委員会で、厚相斎藤昇は、妊娠中絶について経済的理由を削除することについては「国民の生活水準の向上」をその根拠にあげ、優生保護相談所の業務に高齢初産への指導を加えることについては最近、高年齢初産が問題となっているからだと説明した。そして、「胎児条項」については「優生学上の見地からの人工妊娠中絶に関するもの」と明言し、近年、診断技術の向上等により、胎児が心身に重度の障害をもって出生してくることを出生前に診断することが可能となってきたので、「胎児がこのような重度の精神または身体の障害となる疾病または欠陥を有している」場合には妊娠中絶を認めることにしたと説明した[26]。

厚生省公衆衛生局が事前に作成した国会での想定問答によれば、「胎児条項」を加える法改正の趣旨を問われた場合に対し、「最近胎児学の著しい進歩により、胎児が出産後重度の心身障害を有することが確実に診断できることが相当に多くなってきている。このような場合には、胎児の生命の尊重と胎児の出産後の幸福及び両親の養育の負担の増大を比較考量して、両親が人工妊娠中絶を選ぶことは優生保護という見地及び心身障害児の発生防止という見地から認められてしかるべきである」と説明されている。そして、具体的に対象となる障害とは「現代の医学によっては、治癒の可能性がないもの」で、先天性代謝異常や「無脳児、骨形成不全、単眼症、裂手、裂足、先天性トキソプラズム症による精神薄弱等主として大きな奇型や先天性精神薄弱」という疾患があげられていた。

また、現行の優生保護法では「胎児が重度の障害を有すると診断された場合に人工妊娠中絶はできないのか」という質問には、「胎児に重度の障害があると診断された場合、妊婦は非常なショックを受け、これにより母体の健康が著しく害される恐れのある場合」や「胎児が遺伝性精神病等により障害を有すると診断された場合」には現行法のままでも妊娠中絶は可能であると説明されている。そうであるならば、なぜ、あえて「胎児条項」を書き加える必要があるのか。想定問答は、そこまでは回答せず、単に「人工妊娠中絶を行なう事由を整備した」としか説明していない[27]。結局、胎児に疾患があることが判明した場合の妊娠中絶をより実施しやすくすることが「胎児条項」を加える目的だったと言えよう。

しかし、第六八回国会では、法案説明だけで、実質的な審理はなされなかった。ただ、第六八回国会に改正法案が突然、提出されたわけではない。この改正法案提出には数年前からの伏線があった。

一九六五年八月に母子保健法が成立するが、同年三月二五日、この法案を審議していた第四八回国会（第一次佐藤栄作内閣）の衆議院社会労働委員会で、法案の趣旨を説明した厚生大臣神田博は、法案の目的として「健全な児童の出生及び育成の基盤ともなるべき母性の保護」をあげ、母性保護と「健全な児童の出生」を図る優生政策が一体のものであることを明確に語っていた[28]。そして、八月九日、母子保健法案を審議していた第四九回国会（第一次佐藤栄作内閣）の衆議院社会労働委員会で、本島百合子（民主社会党）が、「優生保護法を強化して中絶するのを困難にさせる」ことがいいのか、「経済的理由によりということの解釈を拡大してもう少し楽にさしてあげることのほうがよいのか」、政府の見解を質した際、厚生政務次官佐々木義武は「いずれを主にして問題を進めるべきかということは、早急には判断がつかぬ問題」であり、「両方考えながら、その調和をとりながら問題を処理していくのが一番いいではなかろうか」と、曖昧な答弁ではぐらかしている[29]。また、この時点では、優生保護法を改正して妊娠中絶の経済的理由を削除することについては、政府の基本的な方針は定まっていなかった。

その後、一九六七年四月二六日、厚生省に設置された人口問題審議会（会長久留島秀三郎）が「わが国最近の人口動向にかんがみ、人口問題上、特に留意すべき事項について」の中間答申を厚生大臣斎藤昇に提出した。その内容は、過去一〇年以上も「わが国の出生力も再生産力も若干の東欧共産圏諸国を除いて、世界最低の部に属する」「出生力も再生産力も人口の静止限界を割っている」という状態が続いており、このままの状態が続けば、少子高齢化が進み、高度経済成長の下で労働力需要は大きいにもかかわらず、「「労働力不足」はますますきびしいもの」となるという衝撃的なものであった。なぜ、そのような事態となったのかという理由については「所得水準の上昇によって、よりいっそう生活水準を高めるための努力がなされており、多くの子供を生んで育てることよりも耐久消費財が選択せられるように」なったことをあげ、さらに子どもの教育費の負担や住宅、生活環境の不備も「出生抑制の要因」であると述べている。まさに、高度経済成長のなかでの国民の生活の変化が出生を減少させているという認識が示された。

そして、「中間答申」は、「今後、このような状態が持続するとすれば、近い将来において、生産年齢人口の増加はさらに急速に収縮し、ひいては、労働力人口の増加も加速度的に縮小するものとみられる」と警告、それへの対策として「出生力の減退に参与しているとみられる経済的および社会的要因に対して、適切な経済開発と均衡のとれた社会開発が強力に実施される」ことを「強く要望」した。[30] まさに、出生力減退の「社会的要因」には、妊娠中絶の増加があり、それへの「社会開発」には優生保護法の改正による妊娠中絶の経済的理由の削除が考えられることになる。

しかし、「中間答申」は、単に出生増加を求めていたのではない。「わが国の人口対策の目標は、人口の量的増加よりもむしろ人間能力開発の基盤として人口資質の向上におかれなければならない」と述べ、「人口資質向上の見地からする年少人口の健全育成」は「いずれの国のいずれの時代においても不変の人口政策」であり、「技術革新や経済的社会的発展が人間能力の開発を強く要求しているにもかかわらず」、出生数が減少している「わが国において、それは特殊の重要性をもつ」と明言している。[31] すなわち、資本が求める能力を有する年少人口の増加が求められていたのである。ここに、「胎児条項」が登場する前提があったと考えられる。第六八回国会に提出された優生保護法改正案の背景には、こうした資本が求める人口政策があった。

その後、厚生省は日本医師会に委託して「優生保護実態調査」を実施する。これは厚生省と日本医師会が、「優生保護制度再検討の基礎資料」とするために、優生保護法の指定医師が所属する全医療機関一万一三五二カ所に対し、医師と一九六九年一二月八日～一七日に妊娠中絶を希望してきた女性のすべてを対象に、妊娠中絶の「社会的経済的背景」「家庭観、子供観、社会観」「優生保護制度に関する知識」を調査し、一九七〇年四月二〇日に公表したものである。ここで、注目するのは、指定医師の意見として、「人工妊娠中絶を実質的に減少させるため「法律を改正すべきである」とする意見はきわめて少な」く、むしろ、妊娠中絶の経済的理由については、その基準を「生活保護階層」に限定しているとされた厚生省の判断を再検討して緩和する必要があると回答した医師が八六・三%に及んでいたことである。すくなくとも、この調査では、指定医師の間からは、妊娠中絶の経済的理由を削除することより、むしろ経済的理由が適用される範囲を拡大することが求められていた。なお、この時点で「胎児条項」を認める意見は報告されていない。[32]

さらに、厚生省は総理府に依頼して、「産児制限に関する世論調査」も実施する。これは内閣総理大臣官房が「産児制限（とくに妊娠中絶）に関する一般女性（有配偶者）の意識と実態を明らかにし、政府施策の参考にする」ために、一九六九年一一月二五日～三〇日に無作為に抽出した二〇歳以上五〇歳未満の配偶者を有する女性三〇〇〇名に対しておこない、二五九七名から回答を得て、一九七〇年三月に公表したものである。その結果をみると、妊娠中絶手術を受けたことがある者は四二%で、その理由として「計画外の妊娠だったから」という者が四六%と半数近くを占め、「悪性の遺伝や生活困難（生活保護を受ける程度の）」を理由に妊娠中絶をおこなった者は一%であった。そして、中絶の是非については、「経済的な理由（生活保護を受けるほどではないが家計が苦しい）や親の意志（親が生みたくないと思つた場合）で中絶することは認めるべきではないという者」が六〇%以上を占め、「中絶が比較的安易に行なわれてる実状と比べて、きびしい見方」がされていた。また、妊娠中絶については、八八%の者が「よいことだとは考えていない」が、その理由として五六%の者が「母体の健康上の理由」をあげ、次いで三四%の者が「人間性に反する（生命の尊重、かわいそう）」など「道徳上の理由」をあげていた。一方、「妊娠中絶を認めてもよい」場合については、「悪質の遺伝やらい病のおそれのある場合」「母体の健康を害するおそれがある場合」「暴行や脅迫によつて妊娠した場合」をあげる者が八〇%を占め、「生活保護を受けなければならないほど貧しい場合」についても五二%の者が妊娠中絶を「認めてもよい」と回答している。しかし、「家計が苦しくても生活保護を受けるほどではない場合」や単に「親が生みたくないと思つた場合」には妊娠中絶を「認めるべきではない」という者は六〇%以上を占めた。そして、一九六八年には七五万件を数えた妊娠中絶の多さについては、五二%の者が「重大な社会問題」と認識し、「母体保護」の立場から問題視する者が二七%、「道徳上の理由」から問題視する者が二一%、「人口問題」から問題視する者が一二%であった[33]。

この調査からは、女性の間には、生活保護を受ける程ではない者が経済的理由から妊娠中絶を受けることを否定する意見、さらに妊娠中絶を道徳上から否定する意見が多く、同時に「悪性の遺伝」がある場合の妊娠中絶を肯定する意見も多いことが明らかになった。この調査の結果は、優生保護法の改正に対する根拠の一つになり得るものであった。

そして、一九七〇年三月二三日、第六三回国会（第三次佐藤栄作内閣）の参議院予算委員会で、白井勇（自由民主党）が「いま問題となっており、またこれから非常にわれわれとしましては考えなきゃならぬと思っておりまする日本の人口問題」について質問した。白井は、「労働力の確保の面」から労働人口の減少を「まことに憂慮すべき事態」だとして、優生保護法の運用が「あまりにもルーズである」ことが「労働力確保上からどういう影響を与えておりまするものか」と、労働大臣野原正勝に質した。野原は「日本の人口資源が非常に減少していくという傾向、まことにこれは寒心にたえない」と述べ、「優生保護法なり、人口問題につきましては、真剣に考えていく必要があろうかと考えております」と答弁した。具体的な答えではなかったが、野原も「人口資源の減少」への対策として優生保護法についても検討する必要があるという認識を示した。

白井は、続けて、「ただ労働力確保というような問題だけじゃなしに、これは人間尊重、人命を何よりも大事にしなきゃならない、こういう観点からいたしましても、この優生保護法というものを何らかのかっこうで是正する必要がある」と、厚生大臣の見解を求めた。これに対し、厚相内田常雄は優生保護法制定時とは社会経済情勢にかなりの変化があることを前提に、前述した「優生保護実態調査」や「産児制限に関する世論調査」を参考に「国会方面における動きなども十分見きわめまして対処」したいと答弁した。白井は続けて、経済的理由が拡大して適用されて妊娠中絶が激増している日本は「堕胎天国である」という「悪評」があることをあげ、これに対する首相佐藤栄作の考えを尋ねた。佐藤は、「堕胎天国」と言われるのは「まことに残念」だとして、「性道徳を守る」ことの重要性を強調して、そのためには「労働人口がどうだとか」ということよりも「生命を大事にする」「命を大事にするという人間尊重」が基本だという考えを伝えた。[34]佐藤は、優生保護法の改正までは言及しなかったが、妊娠中絶を「命を大事にするという人間尊重」の視点から考えるという方向性を示した。

さらに、四月二日にも、同委員会で鹿島俊雄（自由民主党）が優生保護法の改正について詳しく質問した。鹿島は自由民主党参議院政策審議会社会部会長であり、日本歯科医師会政治連盟顧問とともに優生保護法改廃期成同盟の顧問も務めており、一九六八年八月以来、優生保護法改正をめざす議員連盟の結成を目標に、議員懇話会を設け、厚生省、優生保護法改廃期成同盟、日本医師会などとの間の「意見の調整」をおこない、「優生保護法改正実現に政治生命を捧げていきます」と宣言していた。前述した参議院自由民主党政策審議会社会部会のヒアリングでも鹿島は司会を担当していた。(35) 鹿島は、そうした立場から質問に立った。

冒頭、鹿島は「憲法第十三条は国民の生命の自由及び幸福は、公共の福祉に反しない限り最大の尊重を必要とする、という生命尊重の基本的原則がうたわれております。この条項は現に生きておる個人にだけでなく、これから生まれ出る命として存在いたしまする胎児にもこれを及ぼすものと解釈すべきものと考えます」と自分の考えを明示したうえで、これに対する内閣法制局の見解を求めた。答弁に立った内閣法制局第一部長真田秀夫は「胎児というのは近い将来、基本的人権の享有者である人になる」のであるから胎児を保護し、尊重することは「憲法の精神に通ずる」「おおらかな意味で憲法の規定に沿う」ことではあるが、「胎児はまだ生まれるまでは、法律的に申しますと母体の一部」であり、憲法が「権利の主体として保障している」ことにはならないという解釈を示した。鹿島は納得しないが、真田は、胎児は「権利の持ち主として、基本的権利の享有者として取り扱うというものではない」という見解を繰り返して表明した。鹿島は、なおも「胎児は少なくとも広義に生命の対象と解釈すべきもの」で、「胎児の生命、生命尊重という理念は、日本国民全体のものがこれを率直に認めなければならない」と自説を主張するが、真田は、胎児は「近く生まれまして権利の享有者になるわけでございますから、その点をよく尊重いたしまして、胎児としての生命を全うするようにもろもろの施策を講ずる」ことは「憲法の趣旨に沿う」と述べたものの、胎児は、「厳密な意味では、やはり権利の主体ではない」と突っぱねた。内閣法制局は、胎児を母体の一部とみなし、憲法の基本的人権の保障の対象に含めないと解釈していたのである。

そこで、鹿島は、厚生大臣に対し、優生保護法は敗戦直後の「生活条件の極度の混乱」や「政治の貧困」のなかで「民衆がみずからの生命を守るためのやむを得ずしてとらざるを得なかった臨時措置」となる「一つの臨時措置立法」であり、「前提になった条件が解消すればその合理性は失うもの」であるから、優生保護法を廃止、ないしは改正するべきであると主張し、見解を質した。これに対し、内田厚相は、法律論としては法制局の見解に賛成し、厚生省としては「母性の胎内にある胎児のうちから、私どもはこれの健全なる誕生ということを念頭に置きまして、いろいろな施策をやっております」と答えたうえで、「二十年近くも時日が経過をいたし、社会的のまた経済的の情勢も変わってきておる」ので、「優生保護法というものは検討の対象にすべき事案である」と、法改正の意思があることを示唆した。そこで、鹿島は「中絶乱用の原因をつくり、また国民道徳の乱れのもとにも通ずるもの」が、妊娠中絶の経済的理由であり、「経済的理由を中絶適用として認めるかどうか、この辺で洗い直してみる必要がある」と述べ、厚相の見解を求めた。しかし、内田は「生活水準が上がってまいってきたということと、いま法律に述べる経済的理由ということと直ちに結びつくことでもございません」として、経済的理由の削除については検討しなければならないと、即答を避けた。

そこで、鹿島は、前述した人口問題審議会の中間答申を引用して、「わが国の人口は衰運の道をたどること」は「必然」であるとして、「これらの見地から、現行家族計画並びに優生保護法等の関連をいかにお考えになっておられるか」と内田に問うと、内田は再び、優生保護法は二〇年前につくられた法律なので、「今日の社会経済情勢が違っておりますので、再検討をすべき段階にある」と答え、それについては「母性の生命、健康の保護ということが十分重んぜられなければならない」と付け加え、「できる限り早くこの問題の処置に関する結論を得て対処」したいと法の改正を示唆した。与党議員の質問に対し、内田は、妊娠中絶についての経済的理由を削除することについては明言しないものの、立法時との社会経済状況の変化を理由に、「母性の生命、健康の保護」を重視し法律を検討するとして、法改正の可能性を示唆したのである。鹿島は、質問を次のような発言で締めくくった。

去る三月二十三日、佐藤総理は白井議員の質問に対し、胎児を含め生命尊重のきわめて重要なる旨の明確な御見解が示されました。この際、特に厚生大臣におかれましては、現在重要社会問題として提起されております優生保護法改正問題に対しましては、総理の御見解を十分に体し、生命尊重、母体保護の基本的精神のもとに、これに関連する諸社会保障政策もこれまた十分に勘案せられまして、すみやかにこれらの措置を講ぜられることを強く御要望申し上げまして、私の質問を終わります(36)。

鹿島にとり、厚生大臣から優生保護法改正の可能性があることの言質を得たことで十分であり、最後の発言で、それを確認したことになる。ただ、ここで留意するべきは、白井も鹿島も、「堕胎天国」「中絶濫用」と言われている現実や出生数低下による将来の労働力減少への解決策として優生保護法改正による妊娠中絶への規制強化、すなわち経済的理由の削除を求めていたのであり、「胎児条項」についてなど一言も触れていなかったことである。むしろ、「人間尊重」「生命尊重」による胎児の尊重を主張していた。また、答弁に立った内田厚相も、「胎児条項」についてはまったく発言していなかった。この時点で、優生保護法の改正の論点は、妊娠中絶の経済的理由の可否にあった。

次に、第六八回国会の優生保護法改正案の審議以前の参議院予算委員会における生長の家政治連合を基盤とした玉置和郎（自由民主党）の質問にも触れておく。

玉置は、一九七二年四月四日、参議院予算委員会で、第六三回国会参議院予算委員会における白井勇、鹿島俊雄の質問に内田厚相が「前向きの答弁」をしたことに言及し、厚生大臣斎藤昇に、内田の「意図がどのように具現化されておるのか」と質した。これに対し、斎藤は「人命尊重という面を、これをもっと徹底させなければならない」として、社会福祉、児童福祉、生活保護の面が整ってきたので、「経済的理由で人工中絶してもよろしいという、そういう考え方自身は、やはり生命尊重に反する考え方に通ずる」ので、「ぜひ是正しなければならない」と明言した。すでに、この段階で、厚生省は優生保護法改正案を作成していたので、それを前提に、こうした答弁がなされたと言えよう。さらに斎藤の答弁は、これにとどまらず、次のように「胎児条項」にも言及した。

人工中絶をどうしてもやったほうがいいという面もございます。たとえば、妊娠中にいろいろな医学的な問題から、奇形児が生まれるであろう、重症の心身障害児が生まれるおそれがあるというような場合には、これは、生命の尊重とは言いながら、そういう方々は一生不幸になられるわけでありますから、こういう場合には、新しく人工中絶を認める必要があるのではないか。

「生命尊重」と言いつつ、それと矛盾することは承知で「胎児条項」を優生保護法に書き加えることを、斎藤は明言した。「生命尊重」を謳う玉置は、その矛盾を追及することはせず、「胎児条項」には触れずに、首相佐藤栄作に見解を尋ね、佐藤は「堕胎天国」と言われるように優生保護法が「乱用されている」ことを憂い、自らが埼玉県の秩父にある水子地蔵尊に参拝したときの感想を述べた(37)。

ただ、以上のような国会審議の経過のみをみると、「胎児条項」は国会の審議過程では論議されないまま、厚生省が作成した改正法案に「突如」として登場したことになる。では、「胎児条項」は、どのような過程で改正法案に記載されるようになったのであろうか。

3 「胎児条項」の背景

「胎児条項」が登場する背景として、まず、厚生省の動向について検討する。一九六七年三月一六日、公衆衛生局精神衛生課は、「優生保護法について」と題した内部文書を作成している。そのなかで、「優生保護法に関する問題点」として、妊娠中絶の実施に関して「「経済的理由」が最近のように経済が成長した時点において拡大解釈され一部に性道徳の低下を助長しているとの理由により、法改正をすべきであるとの請願があった」ことが記されているが、「優生保護法の今後の対策」としては、経済的理由による「中絶件数の多いこと」に対して「一部世論の批判は予想されるが受胎調節実施指導の普及徹底等の措置により法の適正な運用をはかるべきであって、直ちに法律改正等のことを考えるべきではない」と明言されていた。[38] この時点で、厚生省内では、経済的理由による妊娠中絶をめぐる法改正の必要は認められていなかった。「胎児条項」についてもまったく言及されていない。

さらに、一九七〇年三月一日、精神衛生課は「優生保護法改正問題について」と題する内部文書を作成している。前述した一九六七年三月一六日の文書は、単に「優生保護法について」と題していたのに対し、今回の文書には「法改正」の文言があり、法改正を前提にした文書となっている。まず、そこでは、「各界の動向とその経緯」として、優生保護法改廃期成同盟、日本医師会、日本母性保護医協会などの法改正に対する主張と行動が紹介されている。法改正により妊娠中絶の「経済的理由」の削除を求める優生保護法改廃期成同盟については、「現行優生保護法は、胎児の生命尊重、性道徳の回復、母体保護、労働力確保、人口の減少等の点から」、「人工妊娠中絶の適法要件を厳格にすべき」であり、「経済的理由については、審査機関を設けて審査すること」「経済的理由の具体的基準を法定すること」を主張していると述べられている。これに対し、経済的理由を削除する法改正に反対する日本医師会については、組織内に設けた優生保護法委員会が一九六六年二月に直ちに法改正をおこなう必要がない旨の答申をおこなったことを紹介し、日本母性保護医協会についても、「人工妊娠中絶の法規制強化は、ヤミ堕胎増加を激増させ、かえって母体損傷を多くすること」「真の意味の中絶減少対策は、妊娠手当、出産手当、児童手当の支給、住宅政策、教育費の軽減、減税政策等諸施策の充実及び受胎調節指導の徹底にある」という理由から「法改正の動きに対して極めて批判的」であることを紹介している。そして、厚生省としては、こうした状況を踏まえ、「優生保護法の問題点」として「身体的経済的理由による人工妊娠中絶の適用について」「審査制度や判定基準を設ける必要があるか」、「優生手術の対象者は現行通りでよいか」などをあげていた。しかし、ここでも「胎児条項」にはまったく言及していない[39]。

このような事実から、第六三回国会で、白井勇や鹿島俊雄が優生保護法の改正について質問していた一九七〇年三月の段階においても、厚生省内では優生保護法を改正して「胎児条項」を加えることについて、具体的な検討を開始してはいなかったことがわかる。

では、いつ、どのような事情により、厚生省は優生保護法改正案に「胎児条項」を書き加えたのであろうか。その疑問への回答となるのが、日本医師会の働きかけであった。

その手掛かりとなるのが、いずれも一九七〇年八月に作成された日本医師会「優生保護対策について」と、その根拠になった日本医師会優生保護対策委員会「優生保護対策の詳論」という二文書である。まず、前者では、人口減少や性道徳の乱れを理由に優生保護法の改正による妊娠中絶の規制強化を求める主張に反論し、そのうえで、妊娠中絶の対象について、従来の「妊娠の継続又は分娩が、身体的又は経済的理由により母体の健康を著しく害するもの」という文言に、「妊娠、分娩のほかに「育児」の追加、「身体的又は経済的理由」の代りに経済的及び精神身体医学的理由を反映する表現を検討する」という改正案を示し、経済的理由を削除しないという姿勢を明確にした。そして、さらに妊娠中絶の申請者の実態調査を基に「今回の調査においても中絶希望者の中に「奇形出生のおそれ」を訴える者がある。学界のみならず世論においても先天異常児発生の予防対策が重要な問題としてとりあげられている折から、諸外国同様、人工妊娠中絶を許す要件として胎児側の理由を追加すべきであろう」と述べ、法改正により「胎児条項」の加筆を求めていた。(40)

また、後者の文書においては、「胎児条項」の検討必要について、次のように具体的な理由を述べている。最近、先天性異常児発生防止の必要性が叫ばれており、調査の結果でも中絶希望の理由に「奇形児出生のおそれ」をあげているものが〇・六％ある。最近、外国においても漸次胎児適応を認めている。スェーデンは『妊娠中にうけた障害により胎児が重大な疾病にかかり、または、重大な欠陥を有しているおそれある時』とし、英国は『生まれる子供が重度の心身障害者となるおそれが充分にある時』としている。わが国も風疹流行時の経験などより胎児適応に関する検討が必要である。(41)

八月一一日の日本医師会第七回全国理事会で後者の文書が検討され、その結果、前者の文書が作成されたのであるが、(42)このような日本医師会の優生保護法改正に対する意見が明らかになったことは、厚生省にも大きな影響を与えたと考えられる。その結果、厚生省の優生保護法改正案に「胎児条項」が加えられていったのではないか。横山尊は、優生保護法により妊娠中絶手術をおこなう指定医師で構成される日本母性保護医協会の動向を詳細に追究し、日本母性保護医協会が日本医師会と連携して「胎児条項」が作成されていった事実を明らかにしている。(43)さらに、土屋敦は、日本医師会だけではなく、日本家族計画連盟や兵庫県などで展開されていた「不幸な子どもの生まれない施策（運動）」の影響も指摘している。(44)

なお、日本母性保護医協会については、一九五七年におこなった「先天性奇形」の調査の影響についても検討するべきであろう。なぜならば、前述したように、厚生省公衆衛生局が作成した第六八回国会に対する「想定問答」には、「胎児条項」の対象に「無脳児、骨形成不全、単眼症、裂手、裂足、先天性トキソプラズム症による精神薄弱等主として大きな奇型」があげられていたからである。日本母性保護医協会は、一九五七年度の代議員会で、先天奇形調査の実施を決め、一九五七年七月一日〜一九五八年二月末の期間に、それぞれが関わった出産における奇形分娩の頻度を調査し報告することを会員の各医師に求めた。調査の目的は「奇形に関連する有意要因を探り求め奇形の予防の端緒を求める」ことにあった。

なぜ、このような調査をするのかという理由について、協会の理事である東北大学医学部公衆衛生学教室教授の瀬木三雄は「近時、放射性物質による大気汚染の問題などと関連して、奇形の問題が注目されるようになり、遺伝学会などの方面からは、既に重大な警告が発せられている実情にあります。放射性塵による汚染が、人類の将来に如何なる影響を現実に与えてくるか」と説明している。冷戦下に繰り返される核実験による放射能汚染により胎児の奇形が増加しているのではないかという疑問への回答を求めて、この調査は実施された(45)。その調査内容は、母親については既往疾患(結核、梅毒、糖尿病、てんかん、バセドウ病など)の有無や妊娠中の異常の有無、薬剤使用の有無、放射線照射の有無、父母については原爆被爆の有無、さらに奇形や遺伝性疾患についての親族の遺伝関係、父母と祖先の血族結婚関係にまで及んでいた(46)。

この調査は、一九五八年度の定例代議員会並びに総会で、同年六月まで続けることになり(47)、協会としても、「本件は優生保護法にも優生手術の対象として採り上げられ、従来遺伝による奇形、梅毒性疾患によるもの及び母体の栄養欠陥による奇形等の外に、戦後は放射線によるものが加わつて来たので、その出現頻度、種別及び放射線の影響などを明らかにする目的に役立つ」との自負を懐いていた(48)。

結果をまとめた瀬木三雄は、出産一万に対する「先天奇形」の発生率は七三・六(一九五七年七月〜一二月分)、七一・二(一九五八年一月〜六月分)であるとし、「奇形児の母には経産が多いこと、母の奇形児妊娠中にインフルエンザに罹ったものが多いこと、羊水過多症が多いこと、奇形児の血族に奇形を有するものが多いこと、奇形児の父母、祖父母等に血族結婚が多いこと」を結論として述べ、「大気汚染の問題と関連してこの種の問題は将来の人類の幸福と至大の関係を有するものである」と、調査の意義を再説していた。[49]このような、優生保護法の指定医による「先天奇形」への関心の高まりが、「胎児条項」の必要性への認識を形成していった一因ともなったのではないだろうか。

次に、「不幸な子どもの生まれない施策（運動）」については、改正法案が国会に提出された段階で、東大阪市教育研究所の谷奥克己が「胎児条項」は「明らかに「障害児」には設備や人件費がかかるので、早くから羊水検査等によって可能性が少しでも中絶をすすめていく兵庫県の「不幸な子どもを生まない運動」とつながっている」と指摘していた。[50]こうした点については、次節で詳論することとし、ここでは日本家族計画連盟の動向について検討しておく。すでに、第二章でも紹介したように、日本家族計画連盟は一九五三年九月二五日に設立され、一九五四年四月一八日、マーガレット・サンガーの来日を機に発会式を挙行した。事務局を国立公衆衛生院に置き、設立当初、会長に下条康麿、副会長に馬島僴、古屋芳雄、加藤シヅエ、顧問に谷口弥三郎らが就任していた。[51]

一九七〇年三月、会長となっていた古屋芳雄は、妊娠中絶から経済的理由を削除する優生保護法改正を求める動きを「単なる一面的道義観や宗教感情にとらわれ」たものと警戒し、それよりも優生保護法の「改正に当っても、進歩した遺伝学の知識に基ずき、とくに逆淘汰の問題をつねに考慮におき、大所、高所より総合的に検討すること」を求めていた。[52]そして、一九七二年六月六日、連盟は「国民が中絶手術におちこむ最大の動機が「経済的理由」であることを考えるならば、この削除はまさに国民生活を無視する暴挙である」とする声明を発し、衆参両院議員、厚生省に配布するが、その一方で「胎児条項」については「不幸を背負って生れてくる子供とその両親の生涯をおもえば、本連盟は是認してもよい」という姿勢を示していた。[53]

4 「不幸な子どもの生まれない施策（運動）」の展開

次に、「胎児条項」の背景として、兵庫県ではじまった「不幸な子どもの生まれない施策（運動）」について検討する。一九六五年五月一日、兵庫県知事金井元彦が滋賀県の重度心身障害児施設びわこ学園を訪れ、先天的な心身障害児は「早いうちに適切な措置をとれば未然に防げること」を知り、「妊娠中の母体の保健管理や新生児疾病の早期発見・早期治療等を徹底する行政の体系を整備し、県民の関心を高めて自発的な協力体制を固める」という施策が立案される。(54) この施策を具体的に企画、立案し、「県全体を巻き込む大事業」にしたのは県衛生部長の須川豊であった。この須川の下で、一九六六年四月一日から不幸な子どもの生まれない施策が開始され、この施策に基づいた県民運動（不幸な子どもの生まれない運動）が展開されていく。(55)「不幸な子どもの生まれない施策」という名称も須川が考案したものである。(56) 須川は、「母子衛生は生まれたもののみを対象とするのではなく国家社会の負担を減らし、個人の責任にあらざる不幸を除くために、異常児の生まれない対策もやるべきである」と語っていたという。(57)

須川は、京城帝国大学医学部を卒業し、同学部の助教授を経て、戦後は和歌山県で予防医学行政に従事、一九四八年に同県衛生部予防課長に就任、その後、厚生省に技官として入省し公衆衛生局に勤務、一九五〇年八月に公衆衛生局環境衛生課長に就任した後、新潟県衛生部長、静岡県衛生部長を経て、一九六五年当時、兵庫県衛生部長の地位にあった（新潟県衛生部長のとき、須川の下で実施された優生保護法に関する施策については第五章で詳述する)[58]。

須川は厚生省技官のとき、優生保護法についても発言している。たとえば優生保護法がハンセン病患者を妊娠中絶手術の対象としている点については「純医学的とのみ云えるか否か多少の疑問がある」と述べ、「法律の目的の範囲と多少ちがつた規定である」と指摘、これは医学的ではない「社会的」な適応であると説明している[59]。また、医学の世界社が開いた優生保護法をめぐる座談会にも出席し、任意の不妊手術については「野放しにして、各個人の自由意思によつて、やりたい人はやつてもよし、やりたくない人はやらぬでもいい」と述べ、優生保護法の任意の不妊手術についての条件の規定を削除するべきだとの持論を展開した。しかし、その一方で「もちろん強制断種の場合は、わくがいります」と、強制不妊手術の規定は必要と述べている[60]。

須川自身、厚生技官として優生保護法を推進する立場にあったのであり、兵庫県衛生部長としての業績として、自ら一九六五年に「不幸な子どもの生まれない施策」を提唱したことをあげ、「これは医学技術を背景にして、妊婦と新生児を対象とした特異な組織活動である。全国的な反響を呼び、各府県で実施され、国の方針としても取り上げられたが、胎児診断など問題の多いテーマであった」と回想している[61]。日本公衆衛生学会幹事の安西定も、須川が取り組んだ公衆衛生の実践のプログラムの一つとして「先天性代謝異常予防における不幸な子供を生まない運動の提唱」をあげている[62]。

では、施策に掲げられた「不幸な子ども」とは、どのような子どもたちであるのか。兵庫県が示した定義では、第一に「生まれて来ること、それ自体が不幸である子ども」で、「例えば、遺伝性精神病の宿命を担つた不幸な子ども」、第二に「生まれてくることを誰からも希望されない不幸な子ども」、具体的には「妊娠中絶を行なつて、いわゆる日の目を見ない子ども」、第三に「胎芽期・胎児期に母親の病気や、あるいは無知のために起つてくる各種の障害をもつ不孝な子」、第四に「出産直後に治療を怠たつたために生涯の不幸を背負つて人生を過ごす子」、第五に「乳幼児期に治療すれば救いうるものを放置したための不幸な子」である。そして、こうした子どもたちが発生しないように、県が「優生保護、母性保護、母子栄養強化、養育医療、育成医療、療育医療」などの既存の施策を「新しい医学的分野を充足して体系づける」ことが、この施策の目的であった。

したがって、出産前は家族計画の指導、妊婦に対する性感染症、糖尿病、妊娠中毒症、放射線障害などの予防、血液不適合対策とともに優生保護対策を実施し、出産後は未熟児対策、フェニールケトン尿症対策、先天性疾患対策を実施することとし、そのために新生児センター、母子健康センターなどの医療施設を整備し、啓発活動を進め、そして市町村単位に愛育クラブをつくり母子衛生の向上をはかるなど多方面の施策を実施した。[63]施策開始から五年を経過した頃、兵庫県は、この施策について「知事自らが先頭に立ち、各種関係機関の協力をえて」推進し、一九六九年一一月にはこの施策を「天皇に奏上」したことを誇りとし、「着実に県民に浸透するだけではなく、すでに、全国的な運動に広がろうとしている」との自負を懐くに至っている。[64]

兵庫県の「不幸な子どもの生まれない施策」は、受胎計画の指導により妊娠中絶を減少させること、妊婦の健康管理により出産の安全や胎児の安全を図ること、出産後の母子の健康管理により乳児の疾患や乳児死亡を防ぐことを進めるものでもあったが、それだけではなく、先天的な障害児を生ませないための優生政策も施策の重要な一環であったことを忘れてはならない。施策では「優生保護対策」として、「遺伝性疾患等による異常児の出生を防止するため、優生手術等の相談指導、啓発指導」もおこなわれた。[65]須川の後任の県衛生部長となった今井英世は「不幸な子どもが生まれないためには、第一に優生保護の問題をとりあげねばなりません」と述べ、不妊手術の意義を力説している。[66]

兵庫県は、一九六九年五月五日のこどもの日に、県立こども病院を竣工させ、「「不幸な子どもの生まれない施策」推進の強化をはかるため、同病院指導相談部が中心となり」、巡回相談車で県内各地の巡回相談事業に

も着手していく。(67)

こうした兵庫県の「不幸な子どもの生まれない施策（運動）」については、すでに立岩真也が「青い芝の会」などの障害者からの「私は不幸ではない」「あなた方が不幸にさせているのだ」という提起がなければ「それが良いこととしてそのまま公的な衛生・福祉の施策として通ってしまうような状況」がつくられたと指摘し、(68)森岡正博は「「胎児条項」こそが、兵庫県の不幸な子どもの生まれない対策室にあらわれたような優生思想を、先鋭的に言語化したものである」と、この施策が「胎児条項」に大きな影響を与えたことを認めている。(69)そして、この施策を実証的に研究した松永真純は、この施策により「①幸福の条件は心身ともに「健全」であること、②その条件からはずれる障害は「不幸」であること、③母親のみならず、社会の構成員のすべてが「不幸な子どもだけは生まないでほしい」と望んでいること、が強調され」、「③のような言説は、障害胎児の中絶というまさに社会的な問題を、社会の人びと、とくに母親の希望という個人の心的感情の問題にすりかえる役割を果たしている」と指摘している。(70)

また、「不幸な子どもの生まれない運動」が「日本の優生政策上の一つの転換点を画する運動」とみなす土屋敦は、一九六〇年代初頭に発覚したサリドマイド胎芽病事件の影響を受け、母子保健法を背景に同様の施策、運動は兵庫県だけはなく、全国三二都道府県一〇市に及んだ事実を指摘している。(71)たしかに、名称は異なっても「不幸な子どもの生まれない施策（運動）」と同様の施策については、明確に名称をつけたものだけでも、福井県の「健康な赤ちゃんづくり施策」(72)、秋田県の「不幸な子供を生まない運動」(73)、新潟県の「不幸な子どもの生まれない施策」(74)、青森県の「健康な子を生む運動」、宮城県の「よい子を生み育てる運動」、茨城県の「不幸な子供を生まないための施策」、山梨県の「不幸な子の生れない運動」、長野県の「元気な赤ちゃんを生み、じょうぶに育てる運動」、和歌山県の「不幸な子供を生まない運動」、島根県の「フェニールケトン尿症による精神薄弱児発生防止対策」、山口県の「不幸な子供の生まれない施策」、宮崎県の「よい子を生み、よい子に育てる対策」、京都市の「母と子の健康を守る施策」、仙台市の「母と子を守る運動[75]」、福島県の「陽の当る子運動[76]」、群馬県の「よい子を生む運動[77]」などが確認できる。また、こうした施策や運動に固有の名称を付けないまでも、大阪府では「障害児を生むな生ますな　みんなの力で」、岡山県では「よい子を生みたくましく育てましょう。母と子を守りましょう」というスローガンをつくり府県民に呼び掛けていた[78]。また、大阪市立大学医学部小児科教室では『不幸な子を生まない　つくらない』というパンフレットを作成している[79]。厚生省児童家庭局長渥美節夫は、「母子保健対策は、心身障害児の発生予防に重要な役割をもつもの」で、そのことは「「よい子を生み、よい子を育てる運動」とともに、「不幸な子を生まない運動」が、最近多数の地方公共団体で、推進されていることを見てもわかる」と述べ、こうした運動が「母子保健活動の推進に役立つ」と評価していた。渥美は、「先天異常の予防のためには、婚前、結婚、妊娠、分べん、育児を通じて、母性保健に関する知識の普及を図る」ことを重視していたので、そうした知識の普及の手段として「不幸な子どもの生まれない施策（運動）」は意義があるとみなしていたのである[80]。

土屋敦は、このように全国的に展開された「不幸な子どもの生まれない施策（運動）」について、「優生政策が日本社会において予算や社会基盤の整備など実質的な実行手段を伴いながら実施された、優生政策の一大興隆局面」となり、この施策（運動）により「日本社会における優生政策の位相が、優生不妊手術を主な手段とする「古典的優生学」から、「胎児の選別」を基礎とする「新しい優生学」へと移行するターニングポイント」であったと位置づけている。そして、この施策（運動）の特徴として、障害児に対し「出生前にその出生予防対策を十全に講じるとともに、出生した子どもには当時建設が急速に進められていた障害児施設への入所を促進するという「障害胎児」の出生予防と「出生障害児」の施設化政策が抱き合わせで一貫した施策の中で展開された点」を指摘している。[81]

こうした「不幸な子どもを生まない施策（運動）」の具体的な実態は松永や土屋の研究で明らかになっており、本書第五章でも新潟県の事例で詳述する。以下、この施策（運動）と優生保護法改正案の「胎児条項」がどのように連動したのかということについて検討していく。

まず、兵庫県不幸な子どもの生まれない対策室が、県民に次のように訴えている事実に注目したい。

母体の保護や、経済的な理由による中絶が認められるのに、なぜ、生まれてくる子どもの苦悩に満ちた生活をやわらげるための中絶が許されないのだろうか。……（中略）……不幸な子どもの生まれない運動の中で進めようとしている人工妊娠中絶は、子どもの、人間の生きる権利を奪うものでは決してない。重症をかかえ必死に闘う子どもたちの痛々しい姿、その子どもに祈りと声援を送りながら苦悩を隠せない家庭の姿をみるにつけて、生かしたい、治したい、楽しませたいと強烈にねがう。そして及ぶかぎりの施策を進めている。どんなに重い病気にかかっていようと、大切な生命であることに変わりはない。その人間性を一〇〇％開花させることこそ、私たち人間としての、社会的責任である。だが、明らかに、生まれてきてよかった、と思えない重症が、胎児の段階で予測される場合、その不幸を、苦しみを新たに生み出すことが、はたして、人間を生かすことになるのだろうか。優生保護法は、あくまで法であって、その法を決めるのは人間である。国や行政が強制するのではなく、選ぶのは本人の意思である。生まれてくる子どもが、負いきれない苦悩を背負い、家族の生活すら崩壊しかねない状況の中で、親が未然にそれを防ぐ場合、法的に助ける手だてがなければ、親は、子どもの生まれるのを待って殺す、という方法にしか頼れないだろう。それこそ、人間として最大の不幸といえないだろうか。[82]

ここには、みごとに「胎児条項」の趣旨が述べられている。たしかに、障害児の「生きる権利」を尊重する理性は示しているが、そのうえで障害児は不幸であると決めつけ、そのような子どもを生むことが「人間を生かすこと」になるのだろうかと疑問を提示し、胎児の段階で中絶することを正当化しようとしている。優生保護法では、経済的理由で妊娠中絶をすることが許されているのに、なぜ、障害児を生まないことを理由にした妊娠中絶が規定されていないのかと感情に訴えている。理性を感情で否定する論法がそこに展開されている。そして、障害児を生むからという理由で妊娠中絶を強制するのではなく、あくまで親の任意の意思であると、国家、自治体の責任を回避させている。こうした兵庫県当局の認識を法文化したものが、「胎児条項」であった。

それでは、このような「不幸な子どもの生まれない施策（運動）」について、国会での議論について検討していこう。国会での発言のなかで、障害児を「不幸な子ども」と呼ぶことは、「不幸な子どもの生まれない施策（運動）」が開始される以前にもあった。たとえば、一九四九年四月一六日、第五回国会参議院厚生委員会で、厚生省児童局長小島徳雄は、身体障害児を「不幸な子供」と呼び[83]、一九五四年五月二五日、第一九回国会参議院文部委員会で、高田なほ子（左派社会党）は、身体障害児、知的障害児を「不幸な子供」と呼んでいる[84]。障害があることを「不幸」とみなす認識は、厚生官僚にも国会議員にもすでに存在していた。こうした事実を前提に、兵庫県で「不幸な子どもの生まれない施策（運動）」が開始された一九六六年以降の国会の審議を検討していく。

まず、一九六六年五月一一日、第五一回国会（第一次佐藤栄作内閣）の衆議院社会労働委員会で、伊藤よし子（日本社会党）が、重症心身障害児について「不幸な子供の発生をしないように、そういう原因の追及というのですか、そういうこともやっていかなければいけないと思う」と発言すると、厚生大臣鈴木善幸は「医学的にもそういう原因の探求ということに今後十分意を用いて、総合的な施策をやってまいりたい」と答えた。ここでは、単に障害児を「不幸な子供」と呼ぶだけではなく、その出生の防止についてまで言及している。明らかに、「不幸な子どもの生まれない施策（運動）」を反映した議論であった[85]。

さらに、この国会では、五月二六日、衆議院社会労働委員会において、長谷川保（日本社会党）が、兵庫県の「不幸な子どもの生まれない対策」について、「どういうことをやっておるのであるか」と質問している。これに対し、厚生省児童家庭局長竹内精紀は「母子保健関係の施策、たとえば母子保健でやっております仕事と性病関係の検査あるいは薬務局関係の仕事」を総合的に企画したもので、具体的には血液型不適合予防策としての全妊婦の血液型検査の実施、性感染症、遺伝病対策の強化、薬の乱用の防止などの対策をあげるが、優生保護法に関わる施策については触れていない。長谷川は、この答弁を受けて「そういう運動は岡山でも大阪でも始まってきているようでありますが、ぜひ全国的にこれは進めてもらいたい」と肯定的な発言をおこなっている[86]。

次に一九六八年一月三一日、第五八回国会（第二次佐藤栄作内閣）の参議院本会議で、稲葉誠一（日本社会党）は、新生児の「二十人に一人は何かの故障を持っております」と述べ、それに対する施策として小児専門病院、検査機関、相談所、コロニー、遊園地を備えた「総合的な母子健康管理センター」である「子供の城」の開設を提案し、そこで「不幸な子供をつくらないために、妊娠前から血液の適合検査をはじめ、母体の管理を万全にし、子供の予防接種や心理学的な管理をずっと一貫して行なう」ことを求め、佐藤首相に対しこれらのことは、「政治が本来やるべきこと」なのに、それを「さっぱりやっていない」と追及した。これに対し、佐藤は「子供の城」の趣旨には同感を示し、実現するように努力したいとだけ答えた[87]。両親の血液型不適合による障害予防については、前述したように、兵庫県の「不幸な子どもの生まれない施策（運動）」でも取り組んでいる課題であり、稲葉の質問は、そうした事実を踏まえたうえで、国策としての取り組みを求めるものであった。

この国会では、三月一三日、衆議院予算委員会第三分科会でも工藤良平（日本社会党）が、重度心身障害児の早期発見の重要性を指摘し、「不幸な子供を持つ者にとりましては、やはり児童相談所というものが一つのよりどころ」であるとして、児童相談所の予算の少なさを批判しているが[88]、重度の障害児の早期発見も「不幸な子どもの生まれない施策（運動）」の課題であったことを考えれば、稲葉の質問も、それを反映したものとみなすことができる。

第五九回国会（第二次佐藤栄作内閣）においても、八月二七日、参議院文教委員会の閉会中審議で、萩原幽香子（民主社会党）は、「不幸な子供の生まれる原因が親の責任にある場合が非常に多い」のであるから「社会教育の一環としてこの不幸な子供をつくらぬ運動というものを展開していただき」たいと要望し、文部省初等中等教育局長天城勲は「十分いまの御趣旨のように配慮していきたい」と答えている[89]。参議院の社会労働委員会でも、九月一七日、中沢伊登子（民主社会党）が、妊婦が「早く検診に行けば不幸な子供が生まれる前に予防ができる」のに、費用の問題で「なかなか妊婦が検診に行かない」ことを問題にして、健康保険を利用して「子供を生むまでに定期的に検診を強制的にやらしたらどうか」と発言している[90]。

衆議院の社会労働委員会においても、一一月一二日、島本虎三（日本社会党）は、「これから生まれる赤ん坊」を「じょうぶですこやかな子供にすること」が「われわれの世代」の「当然の義務」であり、それは「母親のみにまかせるような問題ではなくて、国民全体の責任」であり、「身体の不自由児や、精神の薄弱児や、その他恵まれない子供のために十分手を尽くしてやるということは、これは現時点においては重要なこと」であるが、「そのような子供が生まれないように」妊娠や分娩に「十分措置をしてやるということが、それよりもっと重要な仕事にもなる」と述べ、厚相園田直の意見を求めた。これに対し、園田は「人口対策からいっても、あるいは不幸な子供さんを減らす意味においても」、母子の健康保健の管理と保障は急務であると答えた[91]。

このように、兵庫県の「不幸な子どもの生まれない施策（運動）」の開始とともに、国会でも第五一回国会以降、「不幸な子どもの生まれない」国策が求められていくが、まだ具体的な議論にまでは至っていない。それが、第六一回国会（第二次佐藤栄作内閣）以降では、かなり具体的な審議となっていく。それを促したのは参議院議員藤原道子（日本社会党）であった。

藤原は、すでに一九六〇年三月三一日、日米安全保障条約の改定をめぐって第二次岸信介内閣と日本社会党が激しく対立していた第三四回国会の参議院社会労働委員会において、精神薄弱者福祉法案の審議に際して、知的障害者が「生まれてからの対策も大切だけれども」、「生まれることの原因の究明」をする総合研究所を求め、「生まれてから不幸な子供の対策を立てるよりも、発生原因をなくしていく、少なくしていく、この対策を立てなければ、大切な国民の税金もむだ使いになる結果になる」と述べ、岸内閣の見解を求めていた。これに対して、厚相渡邊良夫は、厚生省の精神衛生研究所に精神薄弱部を設けてそうした研究をおこなっていると答弁するが、その予算が約三三〇万円だということで、藤原は「この重大な精薄の発生原因の対策に三百三十万円で一体何ができるのですか」と憤り、「精薄者が野放しにされている。売春婦になって、だまされて麻薬中毒患者になって、どうにも手がつけられなくなっているのがみんな精薄者なんです」「こういう方をうっちゃっておけば犯罪が起き、社会不安が起きる」と、社会の治安対策としても知的障害者の発生原因の究明が必要であり、それにより「社会の不安をなくしていただきたい」と力説した(92)。ここに示された藤原の知的障害者への認識は、すでに第二章でも述べた精神障害者に対する谷口弥三郎の認識とも共通するものであり、精神障害者、知的障害者を治安上危険視するという差別意識は思想信条を越えて国会議員の間に存在していたという事実を、藤原が「不幸な子どもの生まれない」国策を求めた前提として確認しておこう。まさに、こうした差別認識こそが、「公益」の名の下に優生保護法を存在させていたのである。

一九六九年三月一八日、第六一回国会の参議院社会労働委員会で、藤原は、議員立法で提出した出産手当法案の説明の際、「わが国の母子保健の現状を見ますと、妊産婦の死亡、異常産、新生児死亡はきわめて高く、その上心身障害児出産も最近上昇しつつあると憂慮されています」「最近、心身障害児問題が社会的に大きく取り上げられております」と発言した。障害児の出産が「社会的に大きく取り上げられて」いるのは、「不幸な子どもの生まれない施策（運動）」の全国的拡大も大きく影響していたと考えられる。藤原は、そう述べた後、「こうした不幸な子供たちが一人でも出産しないように努力することこそ真の政治でなければなりません」「母体の保健、管理を完全に行なうことにより心身障害児の発生数は半減するとの学者専門家の意見に対して、国は真剣に考え、国の重要施策として取り組むべきであります」と強調した。このときは、法案説明であったため、藤原は、これ以上この問題については発言しなかったが、藤原は、「母体の保健」の一環として障害児の出生防止を訴えていた。[93] 七月一五日の同委員会においても、藤原は、重度の障害児施設の職員の負担の大きさをあげて待遇の改善を求めて「こういう不幸な子供が生まれて、子供も不幸、親も不幸、さらに国家はたいへんな予算がかかる、だれだってそういう不幸な子供を生みたい人は一人もないんです。それならば、妊娠中の母体に対する対策、これらがまず先行しなければならないと思います」と、障害児の出生は、国家にとっても不幸であるかのように言及し、障害児の「発生予防にまず政府は力を注ぐべきだと思います」と政府の見解を求めた。

これに対し、厚生省児童家庭局長渥美節夫は、予防策は「妊娠中におきまする妊婦の異常状態を早く発見して、早く治療してあげる」ことで、すでに妊娠中毒症、妊産婦糖尿病の医療費の公費負担制度、分娩時の重症黄疸への交換輸血制度、先天性代謝異常児への医療給付などを実施していると答えたが、優生政策についてまでは取り上げなかった。[94]

さらに、藤原は七月三〇日の参議院本会議の場でも、出産後の原因による心身障害児は全体の一〇％に過ぎず、障害の原因は出産以前にあるとして「その原因を追及し、広くかつ徹底した発生予防対策を進めるべきであるのに、それがやられておりません」「心身障害児の対策を急ぐと同時に、一面におきまして不幸な子供が一人でも生まれないようにするのがほんとうの政治ではないでございましょうか」と、政府を質した。しかし、厚相斎藤昇は「すべての妊産婦の方々がすこやかにお子さんを産んでいただけるような、そういう母子対策を完全に進めてまいる必要があ」り、「障害児の出生あるいは妊産婦の死亡ということを考えまするると、これこそは日本の乳幼児対策あるいは母子対策の前向きの、非常に肝心な施策である」と抽象的な答弁に終始した。(95)

藤原道子だけではなく、兵庫県出身の渡部通子（公明党）が、一九七〇年四月一〇日、第六三回国会（第三次佐藤栄作内閣）の衆議院社会労働委員会では、「不幸な子供」が生まれない予防策について質問している。これに対し、厚生省児童家庭局長坂元貞一郎が発生予防対策の「一番大きなものはやはり母子保健対策」であると答弁すると、渡部は「優生結婚ひとつ取り上げてみましても、外国に比べて日本は非常に近親結婚が多い。これがいろいろな不幸な子供が生まれる原因にもなる」と発言するが、坂元はこれに対してはとくに意見を表明しなかった。(96)

このように、「不幸な子供の生まれない」ことを求め、障害児の出生の原因を究明し、その防止対策を強化するべきだと主張する藤原道子ら野党議員に対し、厚生省側は、妊婦の健康管理の徹底や新生児医療の充実という範囲の答弁で対応していた。すでに述べたように、現実の「不幸な子どもの生まれない施策（運動）」においては、先天的な障害児を生ませないための優生政策も施策の重要な一環であり、胎児の段階で障害がわかった場合の妊娠中絶も認めるべきだと兵庫県当局も主張していたにもかかわらず、厚生省側の答弁は優生政策にはあえて言及していない。すなわち、厚生省は障害児の出生防止対策については母子保健法の範囲内で答弁しており、優生保護法に関わる答弁を避けていた。また、質問する藤原らも、優生保護法については言及していない。渡部通子は、「優生結婚」について言及するが、厚生省児童家庭局長坂元貞一郎は、その点に触れずに答弁し、渡部もそれ以上、追及はしなかった。

しかし、「胎児条項」を含む優生保護法改正案がはじめて提出された第六八回国会（第三次佐藤栄作内閣）では、厚生省側の答弁に微妙な変化が生じた。一九七二年六月一〇日、参議院社会労働委員会で、藤原道子は母子保健対策について質問し、「心身障害児の発生予防に資するためには母子保健対策の強化が必要だ」と政府の見解を質すと、厚生省児童家庭局長松下廉蔵は「心身障害児につきましては、一番大事なことは、そういう子供が出ないようにする、発生防止が一番基本的な対策である」と藤原に同調し、障害児の出生防止策として妊婦、乳幼児の検診とともに、母親への保健指導として、具体的には「母親学級あるいは新婚学級」による衛生教育をあげていた。第五章の新潟県における実証のなかで述べるように、「新婚学級」は「優生結婚」の指導も含み、「不幸な子どもの生まれない施策」の一環であった。この時点で、厚生省側も、遺伝的に障害児が生まれる可能性があれば、生まない指導をすることを、障害児出生防止策としてあげるに至った。そして、松下は「最近、胎内における診断その他障害発生防止のための研究体制も進んできております」と付言している。そこで、藤原は「障害の遺伝等の問題も考えられる結婚問題についての相談に応じ、解決をはかる必要がある」として、こうした「結婚相談事業に対しての助成」について問うと、厚生省社会局長加藤威二は、障害者には「いろいろな遺伝的な問題についても相談に応じる必要もあろう」と発言し、一九七三年度予算で具体化するよう努力すると答えた[97]。

一方、日本社会党においては、六月一四日に開いた社会保障政策委員会で、「胎児条項」については「障害児の発生予防の見地からこれを了とする論と、障害児にたいする差別を、胎児にまでもち込むものとして批判する論があり、容易に結論が出せない」状況であったが、この機会に「優生上の見地から不良な子孫の出生を防止する」という優生保護法の「趣旨そのものの是非」を検討するべきとの意見も提起された[98]。そして、こうした議論を経て社会党は「胎児条項」への反対の方向に向かっていった。

こうした第六八回国会の質疑を、それ以前の国会での質疑と比較検討すると、優生保護法に関わる議論が起こされていることは明らかである。改正法案に「胎児条項」が登場したことと、「不幸な子どもの生まれない施策（運動）」をめぐり国会の議論が優生保護法と関わるようになったことは不可分である。京都府立洛南病院の小澤勲は、「不幸な子どもの生まれない施策（運動）」の「究極に胎児診断、そして〈障害児〉を〈芽のうちにつみとる〉優生保護法改正案の「胎児条項」が待ちうけている」と指摘していた[99]。

5 「胎児条項」の消滅

優生保護法の改正法案は、前述したように一九七二年の第六八回国会では法案説明だけに終わり、同年の第六九回国会（第三次佐藤栄作内閣）、第七〇回国会（第一次田中角栄内閣）にも提出されるが、そこでも審議されず、一一月一三日の衆議院解散で廃案となった。そして、一九七三年の第七一回国会（第二次田中角栄内閣）に改正法案は四度目の提出がなされた。このとき、厚生省公衆衛生局が作成した国会での想定問答のなかには「胎児の生命を尊重する立場から、重度の精神又は身体の障害を有するおそれのあるものでも出生させて社会福祉行政で保護育成すべきではないか」という質問に対しては、「胎児が重度の心身障害を有すると診断した場合は、医師より妊婦の精神面等を十分に考慮してその診断所見を説明し、その胎児を出生するか、否かについては、最終的には妊婦及び父親等の意志によってきめる問題である」と述べた後、心身障害児の福祉対策を説明することに終始している。[100] 想定された質問は「胎児の生命を尊重」することを根拠に経済的理由による妊娠中絶を法律から削除しようとしていることと、「胎児条項」の矛盾を突くものであるが、回答は、中絶するかどうかは親の意志であるので強制ではないというだけで、この矛盾に対する判断を示してはいない。厚生省としても、この矛盾を自覚しているものの、有効な説明を用意できなかったのである。

第七一回国会では、優生保護法改正案の審議に先立ち、四月二四日、参議院社会労働委員会で開かれた心身障害者問題についての公聴会の場で、中沢伊登子（民社党）が「障害のお子さん、不幸な子供が生れないようなことを考えていくため」の指導について質問した際、厚生省児童家庭局長穴山徳夫は「異常児が生まれる確率性というものが非常に高くて、しかも、したがって中絶をしたいという強い希望があれば、やはりそういったようなことの道を開くのがいいんじゃないか」と答え、「そういうようなことで優生保護法の改正というものも考える方向」にあると、厚生省の姿勢を示した。[101]

そして、七月六日、衆議院社会労働委員会で、厚生大臣斎藤邦吉が優生保護法改正案の説明をおこなった。「胎児条項」については、第六八回国会のときと同様に「近年における、診断技術での向上等により、胎児が心身に重度の障害を持って出生してくることをあらかじめ出生前に診断することが可能」となったためと説明した。[102] しかし、これ以上の審議はなされず、改正法案は次国会への継続審議となってしまった。

こうして、改正法案の審議は翌一九七四年の第七二回国会に舞台を移した。以下、第七二回国会における「胎児条項」をめぐる議論を検討する。まず、五月一六日、衆議院社会労働委員会の場で、山下徳夫（自由民主党）から、法改正の柱は何かと問われた厚生大臣官房審議官三浦英夫は、「胎児条項」について、胎児が「特定の疾病や欠陥を有している場合について、両親がたって希望する場合には人工妊娠中絶ができる」ということであると説明し、両親の強い意志で妊娠中絶することを強調した。[103]国家の責任を回避し、両親に責任を転嫁する論法である。

さらに、山下は、胎児に対する羊水検査により判明する疾患が限定的であり、また羊水検査をおこなえる医療機関も限られていることを理由に、「胎児条項」を法に盛り込むことは「時期尚早に失するおそれがないか」と問題視し、こうしたことが実施されると、障害児を持つ親は「子供たちは一人前ではないのか」と心配することもあると述べ、厚生大臣斎藤邦吉に改正法案を修正できないかと質した。与党議員の発言であるので婉曲な表現ではあるが、「胎児条項」を改正法案から削除してはどうかという趣旨が明白であった。これに対し、斎藤も「胎児条項」については、「身体障害者の方々からもいろいろ意見が出ておること」も承知しているし、「時期尚早」という意見もあるので、「私はこの規定についてはこだわっていない」から国会審議で処理してほしいと、あっさりと、「胎児条項」の削除の可能性を示唆する答弁をおこなったのである。[104]

山下の後、野党議員からも「胎児条項」への追及がなされた。まず、五月二二日の同委員会で、金子みつ（日本社会党）が質問に立つが、斎藤は、問われる前から「胎児条項」について「私はこだわりません」と明言していた。金子は「優性(ママ)を保護するという法律ですから、劣性(ママ)はどうなるのですか」と疑問を提示し、法律名を「人工妊娠中絶法」と改称するべきではないかと質問した。この金子との問答のなかで、厚生大臣官房審議官三浦英夫は優生保護法では「人工妊娠中絶にかかる部分はむしろ付帯的」で、法律が成立した「あとから母性保護が入ったような関係」だという反論がなされたが、金子は質問を続け、優生保護法という名称は「優性だけを守り劣性は淘汰されてもいいような疑いを持たれる」と批判を続け、優生保護法について、「日本国民として出生してくる子供たち」に対し「区別をつけ」、「憲法で規定されている平等、人権などというものは全然顧みられていないということがはっきりこの法律の名前からしてもわかる」と批判し、「胎児条項」について追及していった。

三浦が胎児を中絶することは「御両親の方がたって御希望される場合にできる仕組み」であり、「国のほうでなるべくこうしなさいというような干渉するような意図は、全く持っていない」と答弁すると、金子は「国は必ずそういうふうに御返事をなさるわけですね。国には責任はないのだ、両親が、本人が希望したのだから責任は本人にあるのだ、こういうふうにおっしゃってしまうわけなんですけれども、できるということを法律で決定なすったのは、国じゃないですか」ときびしく国の責任回避の姿勢を追及した。そのうえで、「胎児条項」について、次のように批判した。

基本的人権を無視している、……（中略）……これによって生まれてくる子供を選別、差別するわけですね。健康な子供の場合には、それは中絶はさせられない。しかし障害を持って生まれてくるであろうという子供に対しては中絶してよろしい、こういうことになっているわけでございますから、非常に大きな問題だろうと思います。ここに同じ国民に対して差別思想というものが非常にはっきりあらわれているということは、おそろしいことだと思うのです。……（中略）……障害者はありのままの姿で解放されて、自由で、障害が障害と感じられないような社会をつくることのほうに努力をすべきではないでしょうか。それが私は国の責任だと思うのです。その責任を全うしないでいて、障害者の人たちだけは中絶してもいいなどということは言語道断だと思います。

こうした激しい批判を前に、厚相斎藤邦吉はあらためて、改正法案から「胎児条項」を削除する意思を示唆した[105]。

さらに翌日の同委員会でも、土井たか子（日本社会党）は、「胎児条項」について「不良の子供は生きる権利がないのか」と追及し、田中美智子（日本共産党・革新共同）は、たとえ「胎児条項」を削除しても「障害者の差別意識というものがあなた方の頭の中からなくなったということはいえない」と、政府をきびしく追及した。[106]続いて坂口力（公明党）も、「胎児条項」の削除を希望し、斎藤厚相にこの条項の削除の意思を再確認すると、斎藤は羊水検査の不備と「世間では変な誤解をしている向き」があることを理由に、社会労働委員会で「削ろうということ」になったら「政府はこれを尊重いたしまして、これに従います」と明言した。このように日本社会党、日本共産党、公明党の各党議員も「胎児条項」の削除を求め、斎藤厚相もそれに同意することで、「胎児条項」削除についてはほぼ与野党合意が成立した。[107]

ただ、野党で唯一、民社党議員のみが削除に反対した。同党の和田耕作は「胎児条項」は「優生保護法という名前の法律にとっては私は非常に大事な条項だと思う」と述べ、斎藤に再考を求めた。斎藤は、委員会の「御審議の結果にまちたい」という答弁を繰り返したので、和田は、妊娠中絶の経済的理由を削除するより「胎児条項」を加える方が「意味がある」として、「胎児条項」を削除するということは「優生保護という立場から見て必要なことを、一部の反対があるからといってこれをやめてしまって、大部分の普通の国民が心配している点をそのまま残していく、これは非常に無責任な、つまり優生保護という問題を真剣に考えない態度じゃないか」と斎藤を追及した。斎藤は「胎児条項」は「確かに優生保護の一つのりっぱな考えだと思う」、「胎児条項」は「適切だと思っています」と述べつつ、最終的には委員会の判断に任せると答えるにとどめた。

前述したように、第六八回国会に対して、厚生省公衆衛生局が用意した「想定問答」において、現行法のままでも、胎児に障害があるとわかった場合の妊娠中絶は可能であると解釈されていた。こうしたことから、反対意見も多い「胎児条項」について、佐藤内閣は削除してもかまわないと判断したと考えらえる。「胎児条項」に対する「青い芝の会」などの激しい反対運動は、日本社会党、日本共産党のみならず自由民主党にも大きな影響を与え、こうした判断に至ったと言えよう。

こうして、この日、山下徳夫から自民党としての「胎児条項」を改正法案から削除するという修正案が提出されたが、修正案は「胎児条項」のみの削除で、妊娠中絶の経済的理由の削除の撤回には触れていなかったので、日本社会党、日本共産党、公明党は反対、民社党は「胎児条項」には賛成するが改正法案には反対し、自民党の賛成多数により修正された改正法案は可決された。反対討論のなかで、金子みつは、「胎児条項」は「経済社会活動に有効なものとそうでないものとを、出生前に選別しようとすることは、差別思想につながり、人権じゅうりんもはなはだしい」と、田中美智子も「胎児に重度の障害がある場合に中絶できるとされていることは、障害者は生まれるべきでなかったという考え方になり、これは障害者の差別につながり、容認できない」と、それぞれ、「胎児条項」が障害者差別であると指摘していた。[108]

修正され、「経済的理由」の削除を残した改正法案は、翌五月二四日の衆議院本会議でも起立多数で可決された。[109] しかし、参議院では審議されず、改正案は成立せず、結局、廃案となった。

ところで、このとき、金子みつ、田中美智子らは、「胎児条項」は障害者への差別であると激しく批判した。しかし、すでに実施されている強制不妊手術については言及しなかった。「胎児条項」に反対した土井たか子も強制不妊手術には言及していない。すなわち、たまたま羊水検査で胎児に障害がある可能性が判明すれば妊娠中絶を可能とするという発想に対しては、障害者への差別である、「不良の子供は生きる権利がないのか」と批判するが、遺伝性とされる障害者、病者が子どもを生むことを阻む行為は差別とは認識していなかったのである。

金子も、優生保護法という名称には反対するものの、優生保護法による強制不妊手術には反対していなかった。日本社会党も日本共産党も、障害児が生まれる可能性があることを理由とする妊娠中絶には反対するが、障害児を生まないための不妊手術には反対しない。「胎児条項」と強制不妊手術は、優生思想に基づき障害者から子どもを持つ自由を奪う一体の施策であるにもかかわらず、そこまでの認識には至っていなかった。第七二回国会では、そうした認識に至るまでの議論を展開できなかった。それゆえ、「胎児条項」そして強制不妊手術への関心を喚起する世論も起こらなかった。『朝日ジャーナル』第一六巻第二二号(一九七四年六月七日)は「世界の潮流に逆らう時代錯誤　ゴリ押しのあと腰砕けの優生保護法改正」と題した報道をおこなうが、論点は妊娠中絶の経済的理由のみで、「胎児条項」については一言も言及していなかった。こうした結果、「胎児条項」は排除されたが、羊水検査の実施は止まらず、強制不妊手術も続行されていく。

第七二回国会で優生保護法の改正案が廃案となっても、「胎児条項」に関する議論は続いた。一九七四年一一月一六日、第一五回日本児童精神医学会総会で、「優生保護法改正問題をめぐって――羊水診断などについて」と題するシンポジウムが開かれた。最初に、兵庫県立こども病院の玉木健雄が、「こども病院においては、地域の綜合医療機関、開業医(産科、小児科)、各地域の県および市保健所と連繋をとり、先天異常を中心に、外来・入院診療ならびに遺伝相談を行って」おり、「先天異常」の子どもを生んだ家系に対して、次子妊娠の際には「羊水検査を行うべく計画」していると述べ、そのうえで、羊水検査の実態について詳細に報告した。(110)玉木は「安易に診断を行ってはならない」と警告を発してはいたのだが、「不幸な子どもの生まれない施策」により設立された県立こども病院の医師が、羊水検査について詳細な報告をしたことに対し、会場から批判が続出した。東京都立墨田産院の尾沢彰宣は、「現行優生保護法のもと、いわゆる堕胎天国という名のように、表面的には、日本の現状は、中絶が全く自由に実施されているようにみえる。しかし、実際は、刑法の堕胎罪が現存し、この堕胎罪が現行優生保護法と表裏一体となって、女性の中絶の権利を根底から奪い、出産というものは完全に国家の管理下におかれている。異常胎児の中絶は、この出産の国家管理下で実施されているのが現実である」と、優生保護法そのものを出産の国家管理政策の一環とみなし、「国家の支配体制に組み込まれた、羊水診断の技術を身につけた技術者は一体どのような役割を果たすことになるのか。それは、当の技術者が意識すると意識しないとにかかわらず、国家体制が指向するファシズムの尖兵の役割を演じていくことになる。あらためて、羊水診断の技術を身につけた技術者が、ファシズムの尖兵となっているという現実を認識すべきである」と、羊水検査を進める医師をきびしく批判し、「羊水診断は、国家の社会に対する差別構造が、子宮内への抑圧の形で鮮明に反映したもの」であり、「この視点に立って、参加臨床の場で、羊水診断に絶対に反対する姿勢を貫く」と宣言した。[111]

続いて発言したダウン症児親の会小鳩会大阪支部の武内冠二・武内僕子は「羊水検査が優生保護法と結びついてゆく状況を知り、いわゆる障害児を持つ親として障害者を否定してゆく方向での羊水検査のあり方というのを反省しなければならない」と前置きし、「羊水検査を受けることにより障害児の出生を予知出来ることのみを強調し、それによる危険性は全く親には知らされず、結果的には綱渡り的に障害児抹殺、妊娠中絶へと結びつけ、親の気持を利用し、生む生まないは自由という形で責任をも親に転化し、生む権利を奪ってゆくようなことは、どうしても納得出来ない」と訴えた。[112]武内の訴えは、「胎児条項」の加筆は削除されたものの、現実には、優生保護法の下で、出生前診断の結果、障害がある胎児の中絶の可否の判断を親に迫り、「任意」を根拠に障害児を生まさない政策に対する国家の責任を回避させていく実態そのものへの警鐘を鳴らすものであった。

さらに、討論のなかで発言した朝日新聞名古屋本社調査課の久野綾子は「胎児チェックは〈あらゆる差別される者への国家管理と差別の強化〉である」「胎児チェック導入は、女性や障害者だけに対してではなく、女性や障害者を通して国民すべてに対してかけられてきた国家の介入であり、管理強化である」と断言し、優生保護法は「それ自体差別の構造をもち、その上に胎児チェックで障害者を排除し」、「不幸な子どもの生まれない運動」により「徹底した優生思想を啓蒙し」、障害児を「行政が一方的に不幸な存在ときめつけ、弱者抹殺をはからんとしている」と批判、「胎児チェックを受けて万が一、障害児とわかったとき、女性に産む産まぬの選択の自由を与えているかのように見せかけ、女性を障害者差別の尖兵に仕立て上げようとしています」と、優生保護法と「不幸な子どもの生まれない施策（運動）」と羊水検査を一体のものとして激しく批判した。そして「兵庫県立こども病院の玉木医師から、診断技術の進歩によって胎児チェックはすばらしいことだとお話しがありましたが、チェックされねばならないのは、はたして胎児なのか、それともチェックする側（体制）なのかをもう一度よくお考えいただきたい」と述べ発言を終えた[113]。久野の発言は、優生保護法改正反対運動を通して障害者運動と女性運動が共有できた、当時のウーマン・リブ運動の論理を反映したものであった。

その後も、兵庫県職員組合東播支部執行委員佐藤薫から、兵庫県の「不幸な子どもの生まれない施策（運動）」は優生保護法改正の「先取り」であり、「障害児（者）に、〈不幸〉のレッテルを貼りつけることによって、障害児（者）の隔離・抹殺を合理的かつ〈大衆的合意〉のもとにおし進めていこうとするもの」と批判する、いわば「内部告発」があった[114]。最後に司会者の和光大学の篠原睦治も、羊水検査が「安全になったというのは、確実に健全者を残し、障害者を抹殺することができるようになったということである」、胎児の異常の「早期発見、早期治療というのも、結局は早期に発見して切り捨てるということでしかない」と討論をまとめた[115]。

このように、このシンポジウムは、優生保護法への批判、「不幸な子どもの生まれない施策（運動）」への批判、羊水検査への批判の場となった。そして、このシンポジウムをとおして、優生保護法に「胎児条項」が明記されなくても、事実上、「胎児条項」は実施されていくであろうことも明白になった。

おわりに

一九七三年九月、兵庫県の「不幸な子どもの生まれない施策」の対策室は、「愛と命――脳性小児マヒ特別対策を考える」というテレビ番組の作製を計画し、県立こども病院や整肢施設のじぎく園の子どもたちの姿を撮影した。これに対し、県職員組合の組合員や父母から差別の拡大だと抗議の声が上がり、結局、県は子どもが映るシーンを削除し、「不幸な子ども」という言葉を「障害児」に置き換えて放送した。しかし、こうした事態に対し、「青い芝の会」から激しい抗議運動が起こされ、県は、「不幸な子どもの生まれない」という言葉が「誤解を生んだ」として、スローガンを「よい子を生み、すこやかに育てる運動」と書き換え、県による羊水検査とその宣伝を控えることにした。ただ、スローガンを書き換えても、障害児を「不幸な子ども」とみなし、その出生を防止するという姿勢を変えることはなかった[116]。

しかし、法改正をめぐり、「胎児条項」をめぐる論議によって、優生保護法の基調となる優生思想が障害者差別の思想であることがあらためて鮮明になった。「青い芝の会」の抗議の主張が、世論にそうした事実を突きつけ、やがて、厚生省をして「優生思想の排除」に向かわせた。サンケイ新聞東京本社社会部記者の増井誠は「車イスで反対運動に参加した身障者たちがつきつけた問題には考えさせられることが多い。いやその前に深く反省しなければならないことがある。われわれは重大な見落としをしていたのだ」と述べて、見落としていた重大な問題とは「優生上の見地から不良な子孫の出生を防止」するという優生保護法の目的と「胎児条項」であると反省し、「優生保護法の改正が流れた時点でも、こうしたひとつひとつの問題を厳しくフォローしていく報道姿勢がわれわれに課せられた責務ではないか」と自らを戒めていた。[117] 松原洋子は、まだこの時点では、メディアでは、「優生」という語がタブー視されるには至っていなかったと述べているが、[118] 現場で取材する記者の間には、こうした優生保護法そのものに対する疑問も生じていたのである。皮肉にも、厚生省が、優生政策の対象を胎児にまで拡大強化しようとした「胎児条項」を改正法案に明記したことが、逆に優生保護法の差別性を鮮明にすることとなり、法の消滅への道を開く結果になったのである。

◉――註

(1)荻野美穂『家族計画への道――近代日本の生殖をめぐる政治』(岩波書店、二〇〇八年)、二七一頁。
(2)森岡正博『生命学に何ができるか――脳死・フェミニズム・優生思想』(勁草書房、二〇〇一年)、三〇五~三〇六頁。
(3)生瀬克己「一九七〇年代初期における《優生保護法改悪阻止》をめぐるウーマン・リヴ運動と障害者問題に関する覚書」(『桃山学院大学キリスト教論集』第三三号、一九九七年三月)、二五八頁。
(4)松原洋子「戦後の優生保護法という断種法」(米本昌平・松原洋子・橳島次郎・市野川容孝『優生学と人間社会――生命科学の世紀はどこへ向かうのか』(講談社、二〇〇〇年)、二一四~二一九頁。
(5)黒川みどり・藤野豊『差別の日本近現代史――包摂と排除のはざまで』(岩波書店、二〇一五年)、二二四~二二八頁。
(6)『第五回国会衆議院厚生委員会議録』第二〇号、八頁、一一頁。
(7)『第五回国会衆議院厚生委員会議録』第二三号、二~三頁。
(8)一九四九年五月二三日、参議院厚生委員会における谷口弥三郎の発言(『第五回国会参議院厚生委員会会議録』第二七号、三頁)。
(9)高橋勝好「人口妊娠中絶の諸問題――優生保護法第十二条第十三条について」(『母性保護医報』第六号、一九五〇年二月)。
(10)岡崎文規「優生保護法」(『時の法令』第一一八号、一九五三年一二月)、二六~二七頁。

(11)岡崎文規「優生法と堕胎」(『読売新聞』一九四九年一〇月一六日)。
(12)「橋本厚生大臣に聞く〝中絶を止めよ〟」(『家族計画』第五二号、一九五八年七月)。
(13)「加藤シヅエ女史　母性保護の新立法を提唱」(『家族計画』第八九号、一九六一年八月。
(14)『第四十回国会参議院予算委員会会議録』第一七号、一～二頁。
(15)同右書、二頁。
(16)石垣純二「優生保護法をめぐる十五の質問」(『家族計画』第六九号、一九五九年一二月)。
(17)谷口弥三郎「優生保護法をめぐる十五の質問に答える」(『家族計画』第七〇号、一九六〇年一月)。
(18)土屋敦「胎児を可視化する少子化社会――「生長の家」による胎児の生命尊重運動(プロライフ運動)の軌跡(一九六〇年代・一九七〇年代)から」(『死生学』第六号、二〇〇五年一〇月)。
(19)井上紫電『優生保護法改正をめぐる問題と意見』(優生保護法改廃期成同盟、一九六八年)、一四頁(『優生保護法関係資料集成』第2期市民運動編　第一巻、六花出版、二〇二〇年、六頁)。
(20)「参議院自由民主党政策審議会の「優生保護法について」のヒアリングの記録より」(優生保護法改廃期成同盟専門委員会編『優生保護法をめぐる問題と意見』続篇、優生保護法改廃期成同盟、一九六九年)、三二～五六頁(『優生保護法関係資料集成』第2期市民運動編　第一巻、六花出版、二〇二〇年、四五～五二頁)。
(21)「〝宗教票〟への義理で動く　妊娠中絶引締めの優生保護法改正案」(『朝日ジャーナル』一五巻二〇号、一九七三年五月)、一〇七頁。
(22)『第五十八回国会衆議院予算委員会第三分科会議録(厚生省、労働省及び自治省所管)』第二号、二八～二九頁。
(23)『第五十八回国会参議院社会労働委員会会議録』第一五号、二頁。
(24)水戸洋子「優生保護法改正案のウラにあるもの」(『助産婦雑誌』第二六巻第四号、一九七二年四月)、五七頁。
(25)森岡正博「優生保護法改正をめぐる生命倫理」(『日本研究』第一六巻、一九九七年九月)、二一二頁。
(26)『第六十八回国会衆議院社会労働委員会議録』第三一号、一二～一三頁。
(27)厚生省公衆衛生局「昭和四十七年　第六十八回国会　優生保護法の一部を改正する法律案想定問答」(「厚生労働省等における旧優生保護法関係資料」⑤－5)。

(28)『第四十八回国会衆議院社会労働委員会議録』第一一号、七頁。
(29)『第四十九回国会衆議院社会労働委員会議録』第二号、二五頁。
(30)「人口問題審議会の中間答申」(『人口問題研究』第一一二号、一九六九年一〇月)、六七〜七〇頁。
(31)同右答申、六八頁、六九頁。
(32)厚生省、日本医師会「意識調査を中心とした優生保護法実態調査の概要」(日本家族計画協会『家族計画便覧』、一九七〇年)、二五一〜二五九頁。
(33)内閣総理大臣官房広報室『産児制限に関する世論調査』(一九七〇年)、一〜二頁、四頁、二六頁、二八頁。
(34)『第六十三回国会参議院予算委員会会議録』第五号、二一〜二二頁。
(35)鹿島俊雄「推薦のことば」(優生保護法改廃期成同盟専門委員会編前掲『優生保護法改正をめぐる問題と意見』続篇)、巻頭(『優生保護法関係資料集成』第2期市民運動編　第一巻、六花出版、二〇二〇年、三七頁)。
(36)『第六十三回国会参議院予算委員会会議録』第一三号、一二〜一五頁。
(37)『第六十八回国会参議院予算委員会会議録』第四号、二二〜二三頁。
(38)一九六七年三月一六日付精神衛生課「優生保護法について」(「厚生労働省等における旧優生保護法関係資料」⑤―2)。
(39)一九七〇年三月一日付公衆衛生局精神衛生課「優生保護法改正問題について」(松原洋子編『優生保護法関係資料集成』第五巻、六花出版、二〇二〇年)、一二三頁、一二四頁。
(40)日本医師会「優生保護対策について」(一九七〇年八月、「厚生労働省等における旧優生保護法関係資料」⑥―19――松原洋子編『優生保護法関係資料集成』第五巻、六花出版、二〇二〇年、一五四頁――)。
(41)日本医師会優生保護対策委員会「優生保護対策の詳論」(一九七〇年八月、「厚生労働省等における旧優生保護法関係資料」⑥―20――松原洋子編『優生保護法関係資料集成』第五巻、六花出版、二〇二〇年、一六三頁――)。
(42)「優生保護対策　現状を無視するな」(『家族計画』第一九七号、一九七〇年八月)。
(43)横山尊『日本が優生社会になるまで――科学啓蒙、メディア、生殖の政治』(勁草書房、二〇一五年)第一〇章を参照。
(44)土屋敦「日本社会における「胎児をめぐる生命主義」の源流――一九六〇年代優生保護法論争をめぐって」(『ソシオロゴス』第二八号、二〇〇四年)、一〇八〜一一一頁。

(45)瀬木三雄「先天奇形の調査について」(『母性保護医報』第八六号、一九五七年六月)。
(46)「対照例調査票」(同右書)。
(47)「社団法人日本母性保護医協会第七回定例代議員会並びに総会」(『母性保護医報』第九六号、一九五八年四月)。
(48)「先天奇形の調査」(『母性保護医報』第一〇一号、一九五八年一〇月)。
(49)瀬木三雄「奇形児調査集計報告」(『母性保護医報』第一〇九号、一九五九年六月)。
(50)谷奥克己「「羊水検査」実施のねらい‼——優生保護法「改正」の意図と関連して」(『臨床心理学研究』第一一巻第一号、一九七三年一〇月)、四二頁。
(51)「日本家族計画連盟発会を祝し」(『家族計画』第一号、一九五四年四月)。
(52)古屋芳雄「優生保護法の再検討」(『家族計画』第一九二号、一九七〇年三月)。
(53)「優生保護法の一部改正に反対　日本家族計画連盟が声明文を提出」(『家族計画』第二二〇号、一九七二年七月)。
(54)金井元彦「不幸な子どもが生まれないために」(『家族計画』第一五〇号、一九六六年九月)。
(55)「不幸な子供の生れない施策進む——兵庫県の綜合母子保健行政」(同右書)。
(56)座談会「不幸な子供の生まれない施策を考える」における須川豊の発言(『家族計画』第一五八号、一九六七年五月)。
(57)柳井勉「不幸な子の生まれないために」(『月刊福祉』第五〇巻第三号、一九六七年四月)、三二頁。
(58)「故須川豊元理事長略歴」(『日本公衆衛生雑誌』第四二巻第五号、一九九五年五月)、巻頭。
(59)須川豊「優生保護法の諸問題」(『産婦人科の世界』第二巻第七号、一九五〇年七月)、五五頁。
(60)座談「優生保護法をめぐる諸問題」(同右書)、四六頁。
(61)須川豊「『わが公衆衛生、あゆみのメモ』をめぐって」(『公衆衛生』第四一巻第八号、一九七七年八月)、一八～一九頁。
(62)安西定「須川豊先生を悼む——公衆衛生の総合化と実践に貢献」(『日本公衆衛生雑誌』第四二巻第五号、一九九五年五月)、巻頭。
(63)兵庫県『不幸な子どもの生まれない施策　2ヵ年間の歩み』一九六八年、一～三頁(松原洋子編『優生保護法関係資料集成』第五巻、六花出版、二〇二〇年、三～四頁)。
(64)兵庫県『不幸な子どもの生まれない施策　5か年のあゆみ』一九七一年、一頁(松原洋子編『優生保護法関係資料集成』

第五巻、六花出版、二〇二〇年、二一七頁)。
(65)兵庫県前掲『不幸な子どもの生まれない施策　2ヵ年間の歩み』、一〇頁(松原洋子編『優生保護法関係資料集成』第五巻、六花出版、二〇二〇年、八頁)。
(66)今井英世「不幸な子どもの生まれない施策――兵庫県における行政実例」(全国知事会『都道府県展望』第一二七号、一九六九年四月)、三三頁。
(67)兵庫県前掲『不幸な子どもの生まれない施策　5か年の歩み』、七頁(松原洋子編『優生保護法関係資料集成』第五巻、六花出版、二〇二〇年、二二〇頁)。
(68)立岩真也『私的所有論』(勁草書房、一九九七年)、三八〇~三八一頁。
(69)森岡正博「生命と優生思想」(竹田純郎・横山輝雄・森秀樹編『生命論への視座』大明堂、一九九八年)、一一九頁。
(70)松永真純「兵庫県「不幸な子どもの生まれない運動」と障害者の生」(『大阪人権博物館紀要』第五号、二〇〇一年一二月)、一一七頁。
(71)土屋敦「「不幸な子どもの生まれない運動」と羊水検査の歴史的受容過程――「障害児」出生抑制政策(一九六〇年代半ば－七〇年代初頭)興隆の社会構造的要因」(『生命倫理』第一七巻第一号、二〇〇七年九月)、一九〇~一九五頁。
(72)福井県厚生部『健康な赤ちゃんづくり施策――不幸な子どもの生まれないために』一九七一年(松原洋子編『優生保護法関係資料集成』第五巻、六花出版、二〇二〇年、二〇〇~二一四頁)。
(73)広岡豊他「秋田県に於いて見出された2、3の興味ある疾患――秋田県に於ける不幸な子供を生まない運動から」(『小児科臨床』第二四巻第五号、一九七一年五月)。
(74)新潟県衛生部医務課「不幸な子どもの生まれない施策の推進について」(新潟県庁所蔵)。
(75)「「よい子を生む運動」全国各地に急速に広まる」(『家族計画』第一七八号、一九六九年一月)。
(76)「陽の当る子運動を前面に」(『家族計画』第二〇〇号、一九七〇年一一月)。
(77)「群馬県のよい子を生む運動」(『家族計画』第二二〇号、一九七二年七月)。
(78)前掲「「よい子を生む運動」全国各地に急速に広まる」。
(79)高井俊夫『不幸な子を生まない　つくらない』(財団法人日本生命済生会、一九六九年)。

(80)渥美節夫「不幸な子どもの生まれないために——行政の立場より」(『日本新生児学会雑誌』第五巻第三号、一九六九年九月)、二二四〜二二五頁。
(81)土屋敦「母子衛生行政の転換局面における「先天異常児」出生予防政策の興隆——(少産)少死化社会における生殖技術論と「胎児」の医療化の諸相」(『三田学会雑誌』第一〇二巻第一号、二〇〇九年四月)、九一頁、九九頁。
(82)不幸な子どもの生まれない対策室『幸福への科学』のじぎく文庫、一九七三年、四九〜五〇頁(松原洋子編『優生保護法関係資料集成』第五巻、六花出版、二〇二〇年、二九八頁)。
(83)『第五回国会参議院厚生委員会会議録』第九号、一二頁。
(84)『第十九回国会参議院文部委員会会議録』第三六号、二〜三頁。
(85)『第五十一回国会衆議院社会労働委員会議録』第三三号、二〜三頁。
(86)『第五十一回国会衆議院社会労働委員会議録』第三八号、二四頁。
(87)『第五十八回国会参議院会議録』第三号、三八頁、四〇頁。
(88)『第五十八回国会衆議院予算委員会第三分科会議録(厚生省、労働省及び自治省所管)』第二号、一四〜一五頁。
(89)『参議院文教委員会(第五十九回国会閉会後)会議録』第一号、二四頁。
(90)『参議院社会労働委員会(第五十九回国会閉会後)会議録』第一号、一六頁。
(91)『第五十九回国会衆議院社会労働委員会議録(閉会中審査)』第七号、二三頁。
(92)『第三十四回国会参議院社会労働委員会会議録』第二一号、一〜二頁。
(93)『第六十一回国会参議院社会労働委員会会議録』第七号、二頁。
(94)『第六十一回国会参議院社会労働委員会会議録』第三二号、七〜八頁。
(95)『第六十一回国会参議院会議録』第三九号、九九四頁、九九八頁。
(96)『第六十三回国会衆議院社会労働委員会議録』第一一号、九〜一〇頁。
(97)『第六十八回国会参議院社会労働委員会会議録』第二三号、五〜七頁。
(98)「優生保護法改正案の問題点」(『月刊社会党』一八六号、一九七二年八月)、二〇九〜二一〇頁。
(99)小澤勲「優生保護法改正問題をめぐって」(『児童精神医学とその関連領域』第一四巻第三号、一九七三年六月)、四三頁。

(100) 厚生省公衆衛生局「昭和四十八年　第七十一回国会　優生保護法の一部を改正する法律案想定問答」(「厚生労働省等における旧優生保護法関係資料」⑤―5――松原洋子編『優生保護法関係資料集成』第五巻、六花出版、二〇二〇年、二六八頁――)。
(101)『第七十一回国会参議院社会労働委員会会議録』第六号、二三頁。
(102)『第七十一回国会衆議院社会労働委員会議録』第三九号、三頁。
(103)『第七十二回国会衆議院社会労働委員会議録』第二五号、二三頁。
(104) 同右書、二四頁。
(105)『第七十二回国会衆議院社会労働委員会議録』第二八号、一六～一八頁、二五頁。
(106)『第七十二回国会衆議院社会労働委員会議録』第二九号、八頁、一四～一五頁。
(107) 同右書、一八～一九頁。
(108) 同右書、二八頁～二九頁、三一～三三頁。
(109)『第七十二回国会衆議院会議録』第三四号、一三五二頁。
(110) 玉木健雄「出生前診断について」(『児童精神医学とその近接領域』第一六巻第一号、一九七五年二月)、一～七頁。
(111) 尾沢彰宣「妊娠初期の羊水診断の安全性」(同右書)、八頁、一〇頁、一二頁。
(112) 武内冠二・武内僕子「羊水検査について」(同右書)、一三～一四頁。
(113) 久野綾子「胎児チェックの政治的危険性」(同右書)、一四～一六頁。
(114) 佐藤薫「障害者への差別と管理を強化する〈不幸な子どもの生まれない運動〉に反対する」(同右書)、一六～一七頁。
(115)「テーマに対する討論」(同右書)、二三頁。
(116) 佐藤薫前掲「障害者への差別と管理を強化する〈不幸な子どもの生まれない運動〉に反対する」、一八頁。
(117) 増井誠「優生保護法改正の波紋を追って」(『新聞研究』第二六四号、一九七三年七月)、四八～四九頁。
(118) 松原洋子前掲論文、二一九頁。

第4章

優生保護法とハンセン病

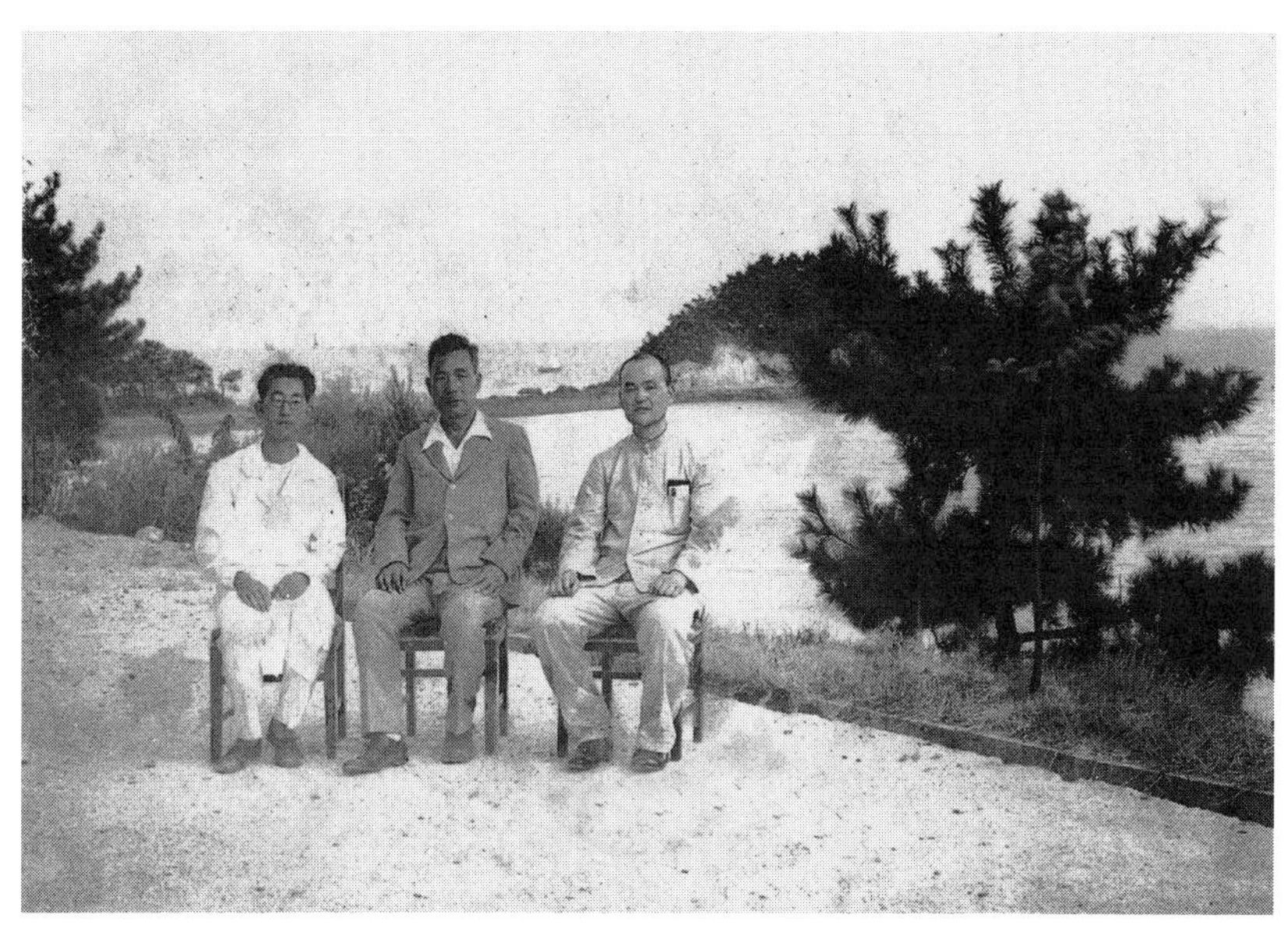

長島愛生園にて（右から小笠原登、光田健輔）

はじめに

一九四〇年五月、国民優生法が公布され、翌年四月一日から同法は施行された。不妊手術の対象は遺伝性とみなされた病者、障害者で、主として精神障害者であった。したがって、日本で不妊手術が合法的に実施されたのは一九四一年以降であるが、現実には一九一五年からハンセン病患者への不妊手術が超法規的に実施されていた。

一九〇七年に公布された法律「癩予防ニ関スル件」の下、国家は、ハンセン病は遺伝病ではなく恐ろしい感染症であると、その感染力を誇張し、一九〇九年から患者の隔離を始め、その後、一九三一年に公布された癩予防法において、すべての患者を生涯にわたって隔離するという絶対隔離政策を確立した(1)。そして、この国策は戦後、一九五三年に改正されたらい予防法でも一貫された(2)。しかし、それにもかかわらず、一方では、あたかも遺伝病であるかのようにハンセン病患者への不妊手術・人工妊娠中絶手術を実施していた。優生保護法においても、ハンセン病患者とその配偶者は任意の不妊手術、妊娠中絶手術の対象とされた。任意とはいっても、隔離された療養所のなかで、事実上の強制的な不妊手術や妊娠中絶手術がなされていた。感染症であることを過大に宣伝され絶対隔離に追い込まれたハンセン病患者は、なぜ、優生保護法の対象とされたのか。優生保護法の検証においては避けて通れない大きな疑問である。以下、その疑問に答えていきたい。

1 ハンセン病の体質遺伝説

一九一五年、日本で最初に断種＝不妊手術が実施されたのは、東京にある連合府県立のハンセン病療養所全生病院であり、それを指示したのは、この年に院長となった光田健輔である。光田は、戦後に著した回想『回春病室』（朝日新聞社、一九五〇年）のなかで、人道的配慮から生涯隔離を強制された患者同士の夫婦関係を認める代わりに、不妊手術により子どもを生まないことを求めたと述べている。では、ハンセン病患者は、なぜ、子どもを生んではいけないのか。その理由について、光田は接触による子どもへの感染、妊娠・出産による母親の病状の悪化、泣き声などによる同室患者への悪影響、隔離されたなかでの子どもの養育の困難などをあげている。しかし、これはハンセン病療養所の患者運動も活発化した戦後になってからの発言である。そのまま、真実とみなすことはできない。事実、医学会のなかでは、ハンセン病の専門医により、これとは異なる理由が唱えられていた。その理由の一つがハンセン病の体質遺伝説である。

光田は、全生病院に赴任する以前、東京市養育院の医官を務めていたが、一九〇四年に「母体ノ癩病ハ胎児ニ如何ナル影響ヲ及ボスヤ」という疑問を提示し(3)、さらに一九〇六年にはハンセン病の菌は「癩病に犯され易き体質に発育して数年の潜伏期を待ちて之の人を癩病たらしむ」と述べ、ハンセン病に免疫の弱い体質の存在を認めている(4)。そして、そうした免疫の弱い体質の遺伝についても、その可能性を認め、いわゆる「癩系統」の存在にも深い関心を懐き、全生病院長に就任後の一九一六年には、ハンセン病は被差別部落に多いという差別的な俗説に基づき、各道府県に照会して「特殊部落調附癩村調」を実施している。[5] さらに、光田は、一九〇六年、療養所へのハンセン病患者の隔離政策の長所として「男女の区画を厳にし」「子孫をして不幸なる運命を得せしめざる」ことをあげている。[6] 隔離政策の長所に男女の生殖活動を禁止し、「不幸なる子孫」の出生を防ぐことをあげる発想には、「癩系統」の存在の承認が示唆されている。

光田健輔は、内務省に設置された保健衛生調査会の委員として一九一八年に西表島(いりおもて)にすべてのハンセン病患者を隔離するという計画を立案するが、その計画案では同島に隔離された患者のうち「結婚スヘキ男子ハ予メ輸精管切除術ニヨリ女子ハ『エッキス光線』ノ放射ニヨリ妊娠ヲ未然ニ防カサルヘカラス」と述べ、その理由について「妊孕分娩等ノ如キハ女子ノ病勢ヲシテ益進行セシメ産レタル児童ニハ感染ノ危険大ナレバ」と説明している。[7] 当時の西表島は絶海の孤島で、そこに患者を絶対隔離し子孫を絶つということで、日本のハンセン病患者を撲滅しようとした光田の発想は、単に妊娠による女性患者の病勢進行を防ぐという理由だけではなく、「癩系統」を断つという理由からも検討されるべきであろう。

その後、一九二〇年二月、優生政策の具体化、すなわち遺伝性とされた障害者、病者への不妊手術の実施を研究していた内務省衛生局技師の氏原佐蔵は、「癩予防法草案立案上ノ方針並改正要点」を示し、「有力ナル専門学者ニ於テモ素質遺伝論ヲ否定シ得サル」と明言しているが、[8] 当時、ハンセン病に関して「有力ナル専門学者」と言えるのは光田健輔と考えられる。光田もまた、ハンセン病に対して免疫の弱い体質の遺伝を認めていたことになる。

しかし、ハンセン病に対して免疫の弱い体質の存在とその遺伝の可能性に気づいていたのは光田のみではなかった。一九〇八年四月に開催された第八回日本皮膚科学会総会では、井上成美が臨床例に基づき「遺伝ハ癩菌自身ノ遺伝ニアラズシテ癩菌ニ対スル抵抗力ノ薄弱ナルコトヲ遺伝スルモノトセバ彼ニ薄弱ナル体質アリテ之ガ癩と同棲シテ初メテ伝染セリト云フガ穏当ナル解釈ニ非ズヤ」と報告し[9]、同じく木下藤一も「同一血族ニ於テ同病者比較的多キ」ことと「「遺伝」ノ系統ナキ者ニ於テ抵抗力ノ強キ者」あることから、「姑ク素因ノ遺伝ヲ認メザルヲ得ズ」と結論づけている[10]。

さらに、外島保養院の医長菅井竹吉は、一九一一年、胎盤を通しての母親から胎児への感染、精液もしくは精子を通しての父親から胎児への感染の臨床例をあげ、これらに対し「遺伝」という表現を用いて説明し[11]、一九一五年には、ハンセン病には「胎盤伝染ノ他精虫又ハ卵ニ因ル直接真性遺伝ノアルコト」と「素質遺伝ノ多キコト」を認めるに至っている[12]。

ハンセン病に対する免疫が弱い体質があり、それは遺伝するということが医学的に正しいとされれば、ハンセン病にはコレラ並みの感染力があると宣伝して実施している患者への絶対隔離政策の正当性は失われる。したがって、社会に開かれた場ではなく、限定された学会のなかで、この問題は議論されていった。

一九三一年三月一日、第四回日本癩学会の席上、外島保養院長村田正太は「癩の遺伝説に対する批判」と題し、「胎盤伝染は考へられても学問上、癩の遺伝と云ふことは有り得ない」「癩は遺伝するとか或は結核と同じやうに癩に罹り易い素質が癩でも学問上認められてゐるかの如く言つたり、又この素質は癩の血統のものばかりあつて血統以外のものには無いとか或はこの素質、体質は遺伝するものだなどと言ふ言質は今後一切よして貰ひたい」と激しく体質遺伝を説く者を非難した。ただし、村田の非難は、自らも「単に学問上の問題ではなく」と述べているように、体質遺伝説の流布は、ハンセン病は感染症ではなく遺伝病であるという誤解を社会に広めることになり、絶対隔離政策の遂行を危うくするからである。これに対し、体質遺伝説をとる大島療養所長小林和三郎は、臨床例をもとにハンセン病は伝染性疾患であるが、その感染には体質が影響すると反論した[13]。

この論争は翌一九三二年一一月の日本癩学会第五回大会にも持ち越され、村田はあらためて「癩遺伝説は全然学理上の根拠を持つて居ない」と体質遺伝説を唱える者を非難し、両者の間で激しい論争となった。とくに村田は、小林が胎盤感染についても「遺伝」という語を使用していることを取り上げ、「こうした言葉の用法は今後絶対によして頂きたい」と語気を強めた。[14]

しかし、その後も、ハンセン病の体質遺伝説は衰えず、北部保養院長中條資俊もまた、「感受素因を持つてる場合に伝染が成り立つに過ぎない」とまで言い切っている。しかし、こうした認識に立脚するならば、特定の体質の者以外はハンセン病を発症する可能性は少ないことになり、前述したように絶対隔離政策の正当性は崩壊する。その点について、中條は、遺伝病という先入観により感染への警戒心を欠き、結果として家族感染を招くことを防ぐために絶対隔離は必要であるとの苦しい弁明をおこなっている。[15] また、栗生楽泉園医官高島重孝も、男性にハンセン病患者が多い事実について「男子ガ遺伝素質的ニ女子ヨリモ罹患シヤスキモノ」と説明し、「癩ノ罹患ニ対シ、遺伝的素質ノ軽視スベカラザルコト」を指摘している。[16]

さらに、一九三九年八月の第一三回日本癩学会の場でも、全生病院長林芳信が「親子及同胞癩患者の観察」と題した報告のなかで体質遺伝説に言及すると、これに対し、光田健輔は家族感染の事例すべてを「素因遺伝の関係であると断定する事は出来ない」「素因説は此れが将来伝染病予防の上に障害とならぬ様注意されねばならない」と微妙な発言をおこなっている。[17] 光田は体質遺伝説を否定はしていないが、村田正太同様、それを主張することでハンセン病を遺伝病とする誤解が強まり、ハンセン病患者への絶対隔離政策の正当性が揺らぐことを憂慮していたのである。

このように、小林和三郎、高島重孝、林芳信ら絶対隔離政策を推進した療養所の医師の間からも体質遺伝説が唱えられ、これを排撃する村田正太の論も、医学的な知見からではなく、体質遺伝説が国民の間にハンセン病を遺伝病とする誤解を広げ、絶対隔離政策の根拠が失われることへの憂慮が優先するものであった。

こうした体質遺伝説は医学界のみにあったのではない。帝国議会でも、ハンセン病患者への不妊手術の是非をめぐり、このことに論及されている。一九二九年三月、第五六回帝国議会に国立療養所の設置を盛り込んだ法律「癩予防ニ関スル件」の改正案が田中義一内閣より提出され、成立するが、このとき、議会では、国立療養所設置の是非より、ハンセン病患者への不妊手術の是非について論戦が展開された。

三月一日、改正法案を審議していた衆議院明治四十年法律第十一号中改正法律案（癩予防ニ関スル件）委員会で、鈴木文治（社会民衆党）が、ハンセン病は感染するのか遺伝するのかと尋ねた後、遺伝するなら「子孫ヲ生ムコトノナイヤウナ方法」が必要ではないかと質した。これに対し、内務省衛生局予防課長高野六郎は、ハンセン病は感染症であり、「遺伝ハシナイ」ことを明確にしたうえで、親子間の感染の機会が多いので、不妊手術は予防上適切であると答弁した。そこで、医師でもある田中養達（立憲民政党）が感染症であるハンセン病患者に不妊手術をするのは矛盾ではないかと質問した。ところが、高野は「遺伝ガ絶対ニ無イカト斯ウ御尋ヲ受ケマスルト、私共絶対ニサウ云フ事ハ無イトハ申上ゲ兼ネル」と答弁した。医学博士でもある高野は、鈴木文治には「遺伝ハシナイ」と明言しながら、田中に不妊手術との矛盾を追及されると遺伝の可能性をほのめかした(18)。

また、改正「癩予防法案」を審議していた第五九回帝国議会衆議院寄生虫病予防法案外一件委員会の場でも、一九三一年二月二八日、「当局ハ此ノ癩病ハ慢性ノ伝染病デアッテ、決シテ遺伝ハシナイト云フ考ヲ持ッテオイデニナルカ」という中島琢之（立憲民政党）の質問に対し、内務省衛生局長赤木朝治は、ハンセン病の感染について「私共ノ諒解致シテ居リマス所デハ、癩病自体ガ遺伝ヲスルト云フコトハ、是ハナイコト、承ッテ居ル」「或ハ癩菌ニ対スル抵抗力ト言ヒマスカ、体質ノ如何ニ依リマシテ、……（中略）……体質ガ癩菌ニ対シテ特ニ癩菌ヲ受入レ易イヤウナ体質ヲ持ッテ居ルト云フヤウナ時ニ、所謂遺伝ト認メラレルヤウナ、通俗ニ申シマスレバ、サウ云フコトモアルカモ知レマセヌ」と答弁している。ハンセン病は遺伝病ではないが、「癩菌ヲ受入レ易イヤウナ体質」は遺伝するかも知れないと、赤木も体質遺伝の可能性に言及した。(19)

このようにみてくると、絶対隔離政策を明白に批判した京都帝国大学医学部皮膚科特別研究室の小笠原登の学説もとくに問題とされるものではなかった。小笠原は、ハンセン病を感染症と認めたうえで、ハンセン病には免疫の弱い体質があり、この体質は遺伝する、ハンセン病はビタミンＡ・Ｄの補給など栄養状態の改善で予防できる、ハンセン病は完治しうるということを主張し、通院治療を実施していた。(20)小笠原が、こうした主張を学会で発表し、京大病院だけで実践する限りでは、大きな問題とはならなかったが、一九四一年二月二三日、『中外日報』が小笠原の学説を「癩は不治でない　伝染説は全信できぬ」と紹介し、さらに『朝日新聞（大阪）』が七月三日の紙面で「癩は伝染病にあらず「体質病」なりと京大から新説」と誤った報道をしたことにより、小笠原は、療養所の医師ら絶対隔離を推進するひとびとから猛攻撃を浴びることになる。

全生病院医官の日戸修一は、小笠原への攻撃に加わるものの、「生長した人間の大部分は、癩といかに密接に接近しやうと大概は未感染に終る。例へば癩療養所に於ける医師、看護婦は未だ曾と(ママ)癩に罹患したことはなかつたし、癩の家族或は夫婦についても癩に結婚後感染したと思はるやうな例は実に稀である。この人々は勿論毎日最も感染危険多き位置に置かれてある。……（中略）……つまり癩に同じやうに曝され、同じ危険率をもつてゐる多くの人達のうち、実に僅かのものだけが発病し、大部分之に罹患しないのは何故であるか」という疑問を提示し、「癩の体質の一部である素質或は素因といふやうなものが一般と異つた立場にあつて、この素因があると癩にかゝり易く、且つ癩の発病を促すのではなからうか、而してこの素質は遺伝病の因子をもつてゐるのではなからうか」と推測している。(21)日戸もまた、小笠原同様、ハンセン病に免疫の弱い体質とその遺伝に言及しているのである。問題となったのは、小笠原登の学説や京大病院での医療ではなく、小笠原の学説をハンセン病は感染病ではないかの如く伝えた新聞報道なのであったが、絶対隔離論者たちは小笠原を攻撃することにより、その新聞報道を誤りだと社会に印象づけたのである。

さらに、議会で、ハンセン病には「罹リ易キ体質」があることを認めた厚生省予防局長高野六郎は、その著書においても、ハンセン病は「生まれながらの体質や生活環境の如何によつて其の発病が左右される」ことを認めている。[22] 高野の説と小笠原の説にも共通点が多い。

以上のように、小笠原の学説は通説とも言えるものであった。むしろ、絶対隔離を推進する側にとっても、共有できるものであったのである。一九四一年、小笠原登と光田健輔ら国立ハンセン病療養所長も参加して文部省科学研究費による「癩ニ関スル協同研究」がおこなわれるが、その協議事項のひとつが「癩ト体質トノ問題」であった。一一月一六日の第二回協同研究協議委員会の場では、この問題をめぐって小笠原、光田をはじめ多磨全生園長林芳信、星塚敬愛園長林文雄、大島青松園長野島泰治らも発言し、「従来癩ト体質トノ関係ノ研究ハ、特ニ忌避サレタキラヒガアルガ、事実ハ事実トシテ考究スル必要アリ。但シ研究ノ成果ノ発表ニハ、慎重ナル考慮ヲ要ストイフコトニ大体意見ノ一致ヲ見タ」という。[23] この「意見ノ一致」について、会議に参加した体質遺伝説に強硬に反対する大阪帝国大学医学部の桜井方策は「癩に特定の体質ありかとの発表を況んや、それが遺伝的のものでありとか、との発表を一般社会に妄りに致さないやう呉〻も慎むべきだ」との申合せと理解していた。[24] 体質遺伝について研究はしても、それを公表すると、絶対隔離政策の正当性が崩壊するからである。

しかし、こうした共同研究を開始しなければならないほど、体質遺伝説は否定できない学説としてハンセン病医学者の間に存在していたのである。ハンセン病患者への不妊手術の根拠には、こうした体質遺伝説の存在が一つの根拠であったことは明らかである。

さらに、ハンセン病患者への不妊手術をおこなう医学的根拠には、体質遺伝説以外にも、以下のような学説もあった。

たとえば、光田健輔は、一九三〇年代に入ってから、不妊手術の根拠として母親の胎盤からの感染や父親の精子からの感染の可能性を指摘していたし[25]、大島療養所医官野島泰治も、精液中の菌が感染源と考え、男性患者への不妊手術をハンセン病の予防上、きわめて重視していた[26]。その後、大島療養所長となった野島は男性患者への不妊手術は、本来の子孫を断つというだけではなく「癩菌の女性への移行を阻止する一石二鳥の利得がある」とも述べている[27]。さらに、北部保養院長中條資俊は、一九三二年の第五回日本癩学会で「先天性癩感染児に就いて」と題して報告し、胎児に対する「母体よりの子宮内伝染の可能性」を認めていた[28]。このように、ハンセン病患者への不妊手術は、体質遺伝説に基づき子孫を断つためという理由と、胎盤や子宮を通した感染や精子による感染の可能性を考え、それを防ぐためという理由が複合して実施されていたのである。

現在の医学では感染症の発症には遺伝的素因が影響していることが明らかにされ、ハンセン病にも同様の影響があることが指摘されているが[29]、戦前においても、経験的にも、そうした可能性は多くの医師の研究で指摘されており、そこに感染症でありながら不妊手術を実施するという判断が成立していた。

ハンセン病患者の撲滅を図る光田健輔ら絶対隔離政策を推進する側にとり、体質遺伝にせよ、胎盤感染にせよ、精子感染にせよ、ハンセン病患者が子孫を残すことは絶対に許されなかったのである。ハンセン病患者には生涯にわたって生殖を禁止しなければならない。そのためにこそ、絶対隔離が必要とされたのである。すなわち、絶対隔離により患者の生殖を国家管理し、その結果として子孫を絶やしたのではなく、子孫を絶やすために国策として絶対隔離を断行したのである。

絶対隔離をおこなえば、ハンセン病患者は隔離療養所のなかで生涯独身を余儀なくさせられるか、療養所内での結婚を認められても、不妊手術・妊娠中絶手術を強制され、子孫を残すことは許されなかった。胎盤感染、精子感染、そして体質遺伝、医師がこれらのうちのどの可能性に依拠しようとも、ハンセン病を次世代に伝えることを防止できることになる。

ここにこそ、日本が絶対隔離政策に固執した理由が求められる。

2 国民優生法とハンセン病患者への不妊手術

ハンセン病は遺伝病ではなく感染症であるから強制隔離し、有効な治療薬がなく不治であるから生涯隔離するというのが、国策としての絶対隔離政策の論理であった。そうでありながら、療養所においては、体質遺伝の可能性も根拠の一つとしてあたかも遺伝病患者に対するかのように、不妊手術を施していた。一九三〇年代に入り、優生政策の具体化が現実化し、遺伝性とされた障害者、病者に不妊手術を実施する法律の制定が議論されるようになると、この矛盾が顕在化した。遺伝性とされた障害者、病者に不妊手術をおこなうという法律を制定した場合、すでに一九一五年以来、既成事実化しているハンセン病患者への不妊手術をどのように位置づければよいかという問題が生じてくる。

一九三四年二月、第六五回帝国議会に荒川五郎（立憲民政党）らの議員立法として提出された民族優生保護法案には、不妊手術の対象に結核とハンセン病の重症者があげられていた。このときは、法案は審議未了に終わり、一九三五年二月、法案は第六七回帝国議会に再提出され、ここで、なぜ、遺伝病ではないハンセン病の患者を不妊手術の対象とするのかということが問題となった。

二月二八日、衆議院衛生組合法案外四件委員会の場で、法案への見解を求められた内務政務次官大森佳一は「結核及癩病ニ至リマシテハ、遺伝的疾患デハアリマセヌノデ、之ヲ此法律ヲ適用スルコトハ洵ニ無理デハナイカ」と明言した。これに対し、荒川は「癩病ノ如キハ、是ハ遺伝デハナイト云フノデアリマスケレドモ、併シ其多クハ、癩病ノ実際ニ於テハ、ソレガ外部的ニ或ハ精神的ニ遺伝致シテ、サウシテ今日彼等ヲシテ不幸ナ境遇ニ置イテ居ルノデアリマス、デアリマスカラ之ヲ癩病ト云ヘバ一々取上ゲルト云フコトニハ至リマスマイケレドモ、其所謂病膏盲ニ入ッタ者ハ、其繁殖ヲ断ツト云フコトハ、人道問題デアル」と反論した。[30] しかし、「外部的ニ或ハ精神的ニ遺伝」するという荒川の反論は意味が不明瞭であり、有効な反論にはなっていない。結局、今回も法案は審議未了に終わった。

その後、優生学に関する学会である日本民族衛生協会が荒川らの法案の作成に加わり、新たな民族優生保護法案を作成し、一九三七年三月、第七〇回帝国議会に提出した。この法案では、不妊手術の対象を遺伝性と断定された疾患に限定し、ハンセン病は対象から消去されたが、審議未了となり、さらに一九三八年三月、修正を加えた法案が八木逸郎（立憲民政党）らの議員立法として第七三回帝国議会に提出された。

三月二四日、衆議院民族優生保護法案委員会で、不妊手術は正当な医療行為ではなく、傷害罪に当たるのではないかと議論が起こり、これに対して、厚生省予防局長高野六郎は、「癩患者ノ如キハ遺伝デハゴザイマセヌガ、サウ云フ特殊ノ疾患ニ付テモ之ヲ行フコトガ宜シイカ」という疑問があることを認めたうえで、ハンセン病患者への不妊手術について、「癩ノ患者ガ子ヲ産ミマスルコトハ、ドノ方面カラ見テモ好マシクナイ」という理由から、ハンセン病療養所で「本人ガ承知ヲシ、医師モ安全ナル手術ヲスルト云フ場合」は「優生学的ト申シマスルカ、一寸意味ガ違フカモ知レマセヌガ、子ヲ産マセナイ手術ヲ往々致スコトガアル」ことを「是ハドウデアルカ」と司法省に尋ねたところ、「公序良俗ニ反セナイモノト思フ、ダカラ犯罪ヲ構成シナイデアラウ」という回答を得たと答弁した。(31)

ここで、高野は、ハンセン病患者に対する不妊手術の理由について、「優生学的ト申シマスルカ、一寸意味ガ違フカモ知レマセヌガ」と、曖昧な説明をしている。優生学的な理由と断定すれば、遺伝とされた疾患の子孫への遺伝を防ぐという意味になり、ハンセン病は遺伝病ではないので、そうした理由では説明できず、しかし、ハンセン病に免疫の弱い体質が子孫に遺伝するのを防ぐことが理由の一つであるので優生学的な理由を完全には否定することもできないので、高野はこのような曖昧な説明をするしかなかったのである。高野は「癩ノ患者ガ子ヲ産ミマスルコトハ、ドノ方面カラ見テモ好マシクナイ」と述べても、なぜ好ましくないのかということについては具体的には触れず、司法省の「公序良俗ニ反セナイ」という説明を引用して、ハンセン病患者への不妊手術を違法ではないという答弁に終始したのである。高野はハンセン病が「特殊ノ疾患」であると言うが、何が「特殊」なのかは明言しない。苦しい答弁を象徴するような弁明であった。

結局、今回もまた法案は審議未了となるが、法案の重要性を認めた厚生省は、議員立法ではなく政府提出法案とすることを決める。が、まだ、その法案が完成しない段階で、一九三九年二月、審議未了となった民族優生保護法案が議員立法として第七四回帝国議会に提出された。

三月二五日、法案を審議していた貴族院の職員健康保険法案特別委員会において、高野六郎は、法案に対して政府としては「尚研究ガ不十分デアリマシテ、今直チニ可否ヲ決スルコトハ困難」だとの判断を示すが、高野が「研究ガ不十分」と指摘した点のひとつがハンセン病患者への不妊手術の法的位置づけであった。(32)なぜならば、すでに高野は二月一六日に衆議院の民族優生保護法案委員会で、「癩病患者ナドデハ、別ニ法律ガアル訳デハゴザイマセヌガ、今マデノ制度ニ於テ格別支障ナク実際ハヤッテ居リマス」と、法的根拠がないままにハンセン病患者への不妊手術をおこなっていることを認め、「癩ハ伝染病デアリマスケレドモ、特別ノ病気デアリマスカラ、断種法ノ制定ニ際シテ、多少之ニ付テモ研究ヲシタイ」と述べているからである[33]。また、ここでも高野はハンセン病を「特別ノ病気」と呼んでいる。あえて、高野がハンセン病を「特殊ノ疾患」「特別ノ病気」と呼ぶのは、遺伝病ではないが、免疫の弱い体質が遺伝するという学説に基づき、優生政策の対象とするかどうかの判断がつきかねるからであったと考えらえる。

そして、高野は三月二五日の貴族院の職員健康保険法案特別委員会で、ハンセン病の体質遺伝説に言及する答弁をおこなうのであった。すなわち、高野は、「自然想像ガ加ハリマスケレドモ」と断ったうえで、「癩ノ血統ノ者ハ或ハ罹リ易キ体質ヲ持ッテ居リハシナイカドウカト、少クトモ懸念ハアルノデアリマシテ、成ルベクハ癩患者ノ産ミマス子供ハ少イ方ガ世ノ中ノ為デアリ、其ノ家族ノ為デアラウト考へ得ラレル訳デアリマス」と、ハンセン病に罹りやすい体質の血統の存在を示唆した。厚生省予防局長が帝国議会でハンセン病の体質遺伝の可能性を認めたのである。そのうえで、ハンセン病患者への不妊手術は違法ではなく、民族優生保護法にハンセン病は「伝染病デアルガ、特殊ノ病気デアル」と明記して、法の対象とするという規定を設けてはどうかと考慮していると答弁した[34]。

法案は、厚生省が政府案を作成するという方針を決めたため、今回も審議未了で終わり、以後、厚生省は国民優生法案を作成、ハンセン病患者の不妊手術については国民優生法の対象とはせず、癩予防法を改正して、そこに明記することとした。

一九四〇年三月、第七五回帝国議会で厚生省が作成した国民優生法案の審議がはじまった。この法案は、不妊手術の対象を遺伝性とされた障害、疾病に限定し、ハンセン病は対象からはずした。ハンセン病患者への不妊手術は癩予防法を改正して、そこに明記することにしたからである。しかし、国民優生法案の審議のなかで、なぜハンセン病患者に不妊手術をおこなうのかという問題がまた議論された。三月一四日、厚生政務次官一松定吉は、「癩病患者ガ繁殖シタリ、サウ云フヤウナ色々ナ害毒ヲ流シタリスルコトハ、本当カラ言ヘバ国家ノ為ニハ非常ナル損害ナノデアリマス、デアルカラ斯ウ云フ者ノ繁殖シナイヤウニ、其ノ種ヲ断ツヤウニスルコトハ宜イコトデアラウ」と、また、厚生省予防局長高野六郎は「癩ハ特殊ノ病気デアル……（中略）……癩患者ハ子供ヲ生マナイ方ガ個人ノ為ニモ社会ノ為ニモ宜カラウ、斯ウ云フ気持デ今マデ癩ノ断種ト云フコトガ実際ニ行ハレテ参リマシタ」とそれぞれ、その理由を説明した[35]。そこには医学的な理由はなく、なぜ、ハンセン病患者が子どもを生まないことが国家のため、社会のためなのかという説明もなかった。

さらに、三月一五日の同委員会でもこの議論が再燃し、このときも吉田は、「遺伝ハシナイケレドモ癩ノ特殊性」があるとか、ハンセン病は「遺伝ナラズトモ、遺伝同様ナ形ヲ呈スル」などと曖昧な答弁を繰り返し、高野もハンセン病の「特殊性」を強調して、「学術上ハ伝染病デアリマスケレドモ、癩ノ家系ヲ懼レ避ケルト云フ気持ハ尚ホ容易ニ之ヲ改メシムルコトガ出来ナイヤウナ状態デアリマシテ、随テ癩ヲ親トスル子供ノ生涯ノ不幸ハ甚ダ大キイノデアリマス」と、あたかも国民の差別意識が不妊手術の理由であるかのような発言をおこなった[36]。このように、ハンセン病患者に不妊手術をおこなうことの理由については厚生省にも確固たるものがなかったのである。

国民優生法はこの議会で成立したが、それと一体であった癩予防法の改正案は十分な審議がされないまま、審議未了に終わった。国民優生法は第一五条に「故ナク生殖ヲ不能ナラシムル手術又ハ放射線照射ハ之ヲ行フコトヲ得ズ」と明記され、第一八条には「第十五条ノ規定ニ違反シ生殖ヲ不能ナラシムル手術又ハ放射線照射ヲ行ヒタル者」に対しては一年以下の懲役または一〇〇〇円以下の罰金、もし死に至らしめた場合は三年以下の懲役を科すことも規定された。

しかし、以後もハンセン病患者への不妊手術は何の法的根拠もないまま、違法とはみなされず、既成事実として続行されていく。ハンセン病の「特殊性」という曖昧な説明がそのまま手術の根拠とされていった。まさに、ハンセン病患者への不妊手術は「故ナク」ではないという判断が示されたのである。

3 優生保護法とハンセン病患者への不妊手術

第一章で述べたように、一九四七年、日本国憲法の下で開かれた第一回国会に、加藤シヅエら日本社会党議員が提出した優生保護法案にはハンセン病患者への強制不妊手術の規定が明記されていた。そして、翌一九四八年六月、第二回国会に超党派の議員により法案が提出され成立した優生保護法では、任意の不妊手術、妊娠中絶手術の対象にハンセン病患者とその配偶者があげられていた。国会審議では、ハンセン病を不妊手術の対象にすることへの質疑は一切なされなかった。国会はハンセン病患者と配偶者への不妊手術と妊娠中絶手術を当然のものと受け止めたことになる。

一九四九年四月一二日、第五回国会参議院厚生委員会の場で、厚生次官葛西嘉資は、ハンセン病患者への不妊手術が「優生保護法で合理化されたというような点は有難い」と述べているが[37]、まさに、それまで明確な法的根拠がないままに実施されてきたハンセン病患者への不妊手術は、優生保護法によりはじめて合法化されたのである。

厚生省公衆衛生局技官の安倍雄吉も、ハンセン病患者への不妊手術について「悪質な疾患が本人の一代限りで終りになるようにするため」と説明している[38]。菊池恵楓園長の宮崎松記は、一九一五年に光田健輔がハンセン病患者への不妊手術を実施して以来、「我々もこの慣例に従つて癩療養所においては不妊手術を全国的にやつてきたのであるが、考えてみれば、これに対する確たる根拠があつたわけではなく、不安を伴つておつた」が、「ここにはじめて我々は法的な根拠を見出し、確信を以て全国々立療養所において優生手術が施行せらるることになつた」と述べている[39]。

戦後間もなく、プロミンという薬の治療が広まり、ハンセン病は化学療法により治癒することが可能となったにもかかわらず、ハンセン病患者は癩予防法と優生保護法の二つの法律により絶対隔離と子孫絶滅という国策の下に置かれ続けていくことになった。

第一章で述べたように、優生保護法に関して法案作成段階から法律成立後の推進、そして法の改正に至るまで、その中心となったのが、参議院議員谷口弥三郎（民主党）と衆議院議員福田昌子（日本社会党）であったが、とくに熊本県の産婦人科医師であった谷口は、地元にあるハンセン病療養所菊池恵楓園を訪れ、園長の宮崎松記とも交流を深めていた。一九五一年三月には、癩予防法の改正に向けた参議院厚生委員会のらいに関する小委員会の委員長も務めている。翌年二月、東南アジア親善使節の一員としてインドを訪れた谷口は、ネール首相と会談し、ネール首相に「日本では癩患者を全部療養所に入れる計画であつて、優生保護法や癩予防法という法律によつて取扱はれている。避妊手術や人工妊娠中絶によつて癩母体からの出生を防止する一方、生れた子供は直ちに未感染児童保育所に入れて保育する。日本の熊本にある菊池恵楓園では既に四名の全治者が出ていることなど話した」と報告している。

そして、これを機に、谷口はインドのハンセン病問題との関わりを持ち、宮崎松記がインドに行き、ハンセン病の医療を実践する際にも協力した。(40)ハンセン病の医療は谷口の専門分野ではなかったが、ハンセン病問題についての関心は深かった。そして、その関心は絶対隔離の徹底による患者の撲滅にあった。一九五一年に、菊池恵楓園が隔離を拡大するために患者収容能力を一〇〇〇床増床した際、谷口は「文化国家として日本医学の担うべき世界的使命の遂行に貢献されて居る園長始め全職員並に患者各位の絶大なる熱意と努力に対し、深甚なる感謝を捧ぐるものであります」との祝辞を送っている。(41)

かつて厚生省予防局長として、「特殊性」を強調してハンセン病患者への不妊手術を正当化していた高野六郎は、優生保護法の成立後も、「癩は伝染病だけれども、特殊の病気であるために、癩療養所内でも古くから之を実行している」と、優生保護法にハンセン病患者と配偶者への不妊手術が明記されたことを正当化していた。高野は「人体の癩菌に対する感受性は個人差が著しく、かつ大体に於て感受性が低い」「癩の感染素質に個人差があり、その素質は多少遺伝せぬであろうかという疑念があり得る」と述べつつも、「癩も癩菌による伝染病とはつきり断言」し、そのうえで「癩の特殊性に鑑み、癩患者は優生保護法によつて断種手術をしてもよいことになつた」と、優生保護法によりハンセン病患者への不妊手術が合法化されたことへの「癩の予防」上の期待を示した。(42)

日本産児調節連盟委員長の馬島僴も、優生保護法に賛意を示し、「精神病や癩がその子孫に繁殖する事が人間の不幸である事に就ては何人もが承認するであらう。だからそれを防ぐ為の処置をする。……（中略）……狂とか癩とかが社会に有害である事は勿論だが、それは純医学の建前に重点があつた。今や妊娠とか出産とか云う事それ自身も自分の意識と希望によつて考えられるべき時が来た」とか、(43)「遺伝学を否定しているのでは決して無いから、精神病者や癩患者に、所謂優生手術なるものを行う規定の根拠に一つ一つ反対するものでは無い」と述べ、遺伝学を支持する立場からハンセン病患者への不妊手術の実施を肯定した[44]。

さらに、一九一〇年代から遺伝性とみなされた障害者に対して不妊手術を実施する法律の制定の必要を主張し、優生政策の推進者であった生理学者の永井潜は、優生保護法においてハンセン病をほかの遺伝性疾患と同列に扱うことで、ハンセン病を遺伝病とする誤解を広めてしまうのではないかと憂慮しつつ、体質遺伝説に基づき、ハンセン病患者に不妊手術を施すことは「無意味ではない」と述べた。ただ、体質遺伝説によりハンセン病患者に不妊手術をするなら、同様の論理で結核患者にも手術が求められるのではないかという疑問を提示し、優生保護法において「癩を他の遺伝的疾患と同列に取り扱つたことは、たとい「伝染する虞」という文字が記されてあるとはいえ」、ハンセン病を遺伝病とみなす「誤れる伝統の焔に、油を注ぐ患が、大にある」と批判した[45]。

さらに、注目するべきは邑久光明園の事務官であった森幹郎の批判である。森は「ライの予防のために、患者や患者の家族にまで優生手術や人工妊娠中絶を行う、というのは誤りである」と主張した。森は、ハンセン病に対する「抵抗力の弱い素質」の遺伝を不妊手術の根拠にしているが、同様のことは結核などにも言えるのであり、手術の根拠とはならないと明言した。「そもそもライ患者の発生を防止するには、何も患家までも優生手術の対象にして、その「子孫の出生を防止」せずとも、積極的には感染源患者の隔離し、消極的には感染患者に接触せぬようにするだけで十分である」と言い切っている。このように、森は絶対隔離論者ではあるが、患者の隔離だけで十分であり、さらに不妊手術までおこなう必要はないと主張した。

ハンセン病患者を優生保護法の対象とすることに賛成する永井にしても、反対する森にしても、体質遺伝説を不妊手術の根拠にすると、結核患者にも同様の手術をしなければならなくなると述べているように、体質遺伝説を根拠にハンセン病患者に対して不妊手術を施すことは、かなりの無理があったことは明らかである。

　さらに、森が「現在でも、手術は強制ではないが、結婚に際して手術をしなかった者も、一度妊娠すると、人工妊娠中絶し、男が手術を受けている、受けざるを得ないような実情にあるようです」と述べていることも極めて重要である。事務官である森は「ようです」と推測しているように述べてはいるが、ハンセン病療養所では入所者の男女が結婚を希望すると、不妊手術や妊娠中絶手術を受けることが当然視されており、ハンセン病患者は優生保護法上では任意手術の対象であったが、事実上は強制であったことを森は示唆している。[46]

　ハンセン病を優生保護法の対象としたことについて、法案の作成に関わった谷口弥三郎（民主党）と福田昌子（日本社会党）は、優生保護法の解説書において「癩は遺伝性の疾患と云われていたが、現在では伝染病の部類に属している。唯これは慢性伝染であつてその潜伏期が長く、幼時中に伝染したものが少年期特に破瓜期に至つて、或は身体的に大きな障害のあつた場合に発病するのが普通であつて、先天的に同病に対する抵抗力の弱いと云う事も考えられるのである。また、現在では癩を完全に治癒し得る方法もないので、癩患者に対しては、本人又は配偶者の同意を得て本手術を行うのが適当である」と説明している。[47]ハンセン病患者は先天的に同病に対する抵抗力が弱いことも考えられる、このことがハンセン病患者に不妊手術をおこなう理由とされている。まさに、体質遺伝説に立脚した理由である。

　後年、多磨全生園長林芳信が「優生保護法制定の際には専門委員を命ぜられて種々意見を開陳したことを今思い起す」と回想しているが、[48]林もまた、すでに述べたようにハンセン病の体質遺伝を主張していた。ハンセン病が優生保護法の対象にされたのは、体質遺伝説の反映とみなすことができる。

　たしかに、戦後においても、ハンセン病に対する体質遺伝説は学界で無視し得ない影響力を維持していた。たとえば、熊本大学体質医学研究所は、「癩素質に関する研究」に着手し、「癩は結核に於けると同様感染と発病が別個に取扱われる疾患で癩の侵入を受けながら遂に発病しない場合もあり、その発病に当つては各個体の素質も又関与するものと思われる」「一卵性双生児の癩が共に略ぼ同じ時期に同様な症状を以て発病し、その上経過迄が非常によく似ている事実から見て癩素質と云うものの存在も考慮する必要がある」という結論に至っている(49)。

一九五五年二月一一日、京都府衛生部は、府下の精神衛生鑑定医、各病院長、京都府医師会員らに「精神障害者等に対する優生手術の実施について」通知しているが、そこにおいて、ハンセン病患者と配偶者に不妊手術をおこなう理由について「明らかに癩は、遺伝病でなく伝染病であるから早く感染防止の方法を行えば或は伝染させないこともあるが、癩は、その潜伏期間が極めて長く十年以上にもなるのでいつ感染したかを知ることが困難であ」ると述べた後、「癩にかゝり易い素質は或は遺伝するのではないかとも考えられるのでこの規定がある」と明言している(50)。

さらに、優生保護法に不妊手術の対象としてハンセン病患者とその配偶者が明記されたのは、体質遺伝説の反映だけではなく、戦前同様、精子や胎盤による胎児への感染の可能性という知見も影響していた。一九五二年、光田健輔はインドのハンセン病医学誌上で、次のような注目するべき見解を述べている。

妊娠と労働はたいへん不利な影響を病気にもたらし、ハンセン病の母親は急激に悪変する。この見地から父親はハンセン病の妻への害悪を避ける責任を果たさなければならない。腎臓病や他の内臓の病気を患っているハンセン病の女性は妊娠を許されるべきではないということがますます重要になる。睾丸は皮膚と同じくらいハンセン病の感染にたいへん強い感受性をもっている。「らい菌」が精細管内で精液とともに生き、徐々に精液を生産する機能が損害を与えられるということはまさしく事実である。しかし、病気の早い段階では、精液は妊娠させる能力をもち、同時に、これは「らい菌」を放つもっとも危険な器官となるであろう。……（中略）……とにかく、病的な精子が妊娠させる能力をもち、おそらくハンセン病を胎児に伝えるであろう。この理由から、人道的見地からも、予防の見地からも、ハンセン病の夫婦は子どもをもつことを許されるべきではないということはたいへん重要である。妊娠を防ぐ方法は不妊手術を実行することであり、不妊手術は睾丸、あるいは卵巣の内分泌を傷つけることなく簡単になされることができる。[51]

光田は、男性患者の精子から胎児に感染する可能性を指摘し、それを不妊手術の根拠にあげているのである。それだけではない。光田は、一九四九年三月六日、長島愛生園で開かれた癩病理講習会において講演し、「胎盤を今後再認識する必要がある。私は胎盤を菌が通過し得るものと信じてゐます」「当時は胎盤伝染を云ふと遺伝と誤られ勝ちであつたので、胎盤伝染のことを強調せずに生後感染であると言つて来た。然し今日では斯かる考へを捨て去るべきで、この問題は更に深く研究さるべきである」と胎盤感染について言及しているのである。そして、体質遺伝説を唱えていた大島青松園長野島泰治も、光田の講演に対し、「人工流産四一例の中六例に菌を見てゐる。尺骨神経、肺、肝、脾、胎盤等に菌があるが、癩菌かどうかは不明である」と、「優生保護法」の下で堕胎した胎児を解剖して胎盤などへの「らい菌」の有無を調べていることを報告しているのである。[52]堕胎された胎児は感染の有無を調べるためにホルマリンに漬けられ保存され、解剖された。[53]体質遺伝説に加えて、精子感染、胎盤感染を認める立場からも、優生保護法の対象にハンセン病患者とその配偶者を含むことは支持された。

また、任意とはいっても、隔離されたなかで療養所当局から断種、堕胎を求められた入所者は、それを拒否することは事実上困難である。森幹郎が示唆しているように、法文上は任意の断種、堕胎であっても、現実には強制に等しいものであった。

一九五〇年七月二七日、福田昌子が第八回国会衆議院厚生委員会で、一九四九年度の強制不妊手術の実施数

が一三二名と少なかったことを問題視した際、厚生省公衆衛生局長三木行治は、「癩療養所長会議、あるいは衛生部長会議等におきましては、これらの点について強く指示いたしておる」と釈明している。三木は、不妊手術をもっと積極的におこなうようにハンセン病療養所の所長会議で指示しているのである。これは、ハンセン病療養所における不妊手術が事実上、強制であることを示唆する三木の失言であったが、この失言に暴露されているように、厚生省は、ハンセン病療養所における不妊手術は事実上、強制であることを認識していたのである。(54)

現在、邑久光明園には、一九五二年二月二三日付で、園に提出された入所者同士の「婚姻届」が残されているが、そこには「優生手術ハ妻妊娠中絶ト仝時(どうじ)ニ行ヒマス」と明記されている。(55) 結婚の承認と夫への不妊手術、妊娠していた妻への中絶手術が一括して実施されていたことが示されている。まさに、ハンセン病療養所では、強制不妊手術、強制妊娠中絶手術という優生保護法に照らしても違法な行為がおこなわれていたのである。

優生保護法の下、違法なハンセン病患者への強制断種、強制堕胎が実施され、患者の子孫を絶つというハンセン病撲滅策は完結に向かう。強制不妊手術、強制妊娠中絶手術を貫徹するためにも絶対隔離政策の維持は不可欠であった。

おわりに

優生保護法が成立するまでは、一九一五年以来、実施されてきたハンセン病患者への不妊手術には法的根拠がなかった。そのため、手術を受けた正確な人数は把握できない。しかし、一九四〇年に国民優生法が成立した段階でおこなった厚生省予防局優生課の技師青木延春は、一九一五年～一九三九年に全国の国公立ハンセン病療養所で不妊手術を受けた男性患者一〇〇三名に対する手術の影響に関する調査をおこなっている。青木の調査に漏れた事例もあると考えられるが、少なくとも一〇〇〇名を超えるハンセン病患者が法的根拠のないままに不妊手術を受けていたことになる。(56)

一九五一年の長島愛生園の調査では、当時、アメリカの統治下にあった沖縄・奄美を除く全国の国立ハンセン病療養所一〇園と私立療養所の身延深敬園で不妊手術を受けた夫婦は一三九七組、同手術を受けていない夫婦は五六一組であり、実に患者夫婦の七一・三%が不妊手術を受けていたことになる。(57)厚生省大臣官房統計調査部編『衛生年報』『優生保護統計報告』、厚生省大臣官房統計情報部編『優生保護統計報告』『母体保護統計報告』などによれば、優生保護法のハンセン病に関する条文を根拠にした不妊手術の総数は一四三五件であり、最後の不妊手術が実施されたのは一九九五年、最後の妊娠中絶手術が実施されたのはらい予防法が廃止され、優生保護法が母体保護法に改正された一九九六年のことである。日本の優生政策のもっとも長期にわたる犠牲者はハンセン病患者とその家族であったと言ってもけっして過言ではない。

註

(1)日本におけるハンセン病の絶対隔離政策の歴史について、詳しくは藤野豊『日本ファシズムと医療――ハンセン病をめぐる実証的研究』(岩波書店、一九九三年)、同『「いのち」の近代史――「民族浄化」の名のもとに迫害されたハンセン病患者』(かもがわ出版、二〇〇一年)、同『ハンセン病と戦後民主主義――なぜ隔離は強化されたのか』(岩波書店、二〇〇六年)などを参照。

(2)近年、こうした歴史的事実を無視し、ハンセン病療養所は患者救済の場であり、社会の差別から患者を救った「アジール」であるとか、「癩予防ニ関スル件」「癩予防法」「らい予防法」の諸法律には「隔離」の語がないことを根拠に、絶対隔離政策を否定する暴論が「ハンセン病問題研究のあらたな地平」としてもてはやされている。こうしたハンセン病の歴史研究に吹き荒れている歴史修正主義に対する批判については、藤野豊「「ハンセン病問題研究のあらたな地平」への批判」(『解放社会学研究』第三四号、二〇二一年三月)を参照。

(3)光田健輔「妊娠及ビ産褥ト癩病トノ関係」(『皮膚科及泌尿器科雑誌』第四巻第六号、一九〇四年一二月)、二二～二三頁。

(4)光田健輔「癩病患者に対する処置に就て」(『東京市養育院月報』第五九号、一九〇六年一月)、一〇頁。

(5)光田健輔がおこなった「特殊部落調附癩村調」について詳しくは、藤野豊前掲『ハンセン病と戦後民主主義——なぜ隔離は強化されたのか』第一章を参照。

(6)光田健輔「癩病患者に対する処置に就て」(『国家医学会雑誌』第二二七号、一九〇六年三月)、二三頁。

(7)『保健衛生調査会委員光田健輔沖縄県岡山県及台湾出張復命書』(内務省衛生局、一九一八年——藤野豊編『近現代日本ハンセン病問題資料集成・戦前編』第二巻、不二出版、二〇〇二年——)、二〇頁。

(8)一九二〇年三月四日付内務省衛生局調査課「癩予防法改正案一件書類」(藤野豊編『近現代日本ハンセン病問題資料集成・補巻』第九巻、不二出版、二〇〇五年)、八〇頁。

(9)井上成美「癩ノ伝染ニ就テ」(『第八回日本皮膚科学会総会報告』)、五七頁。

(10)木下藤一「癩ノ伝染ニ就テ」(同右書)、六六頁。

(11)菅井竹吉・物部一二「癩患者初生児循環血液中ノ癩菌　第二回報告」(『東京医学会雑誌』第二五巻第二一号、一九一一年一一月)、八二～八三頁。

(12)菅井竹吉「癩ノ胎内伝染ト直接遺伝ニ関スル所観」(『中外医事新報』第八五一号、一九一五年九月)、一一〇八頁。

(13)「第4回癩学会記事抄録」(『レプラ』第二巻第二号、一九三一年六月)、六一～六二頁。

(14)「第5回癩学会演説抄録」(『レプラ』第四巻第一号、一九三三年三月)、二四五～二四九頁。

(15)中條資俊「癩伝染の径路に就て」(『公衆衛生』第五二巻第六号、一九三四年六月)、一一頁、一五頁。

(16)高島重孝「癩ノ素質ト家庭内伝染ニ就テ」(『慶応医学』第一九巻第一一号、一九三九年一一月)、八〇頁。

(17)「第13回日本癩学会学術演説抄録」(『レプラ』第一一巻第一号、一九四〇年一月)、一一二一～一一二三頁。

(18)『第五十六回帝国議会衆議院明治四十年法律第十一号中改正法立案(癩予防ニ関スル件)委員会議録』第二回、二頁、五頁。

(19)『第五十九回帝国議会衆議院寄生虫病予防法案外一件委員会議録』第四回、二頁。

(20)小笠原登のハンセン病に対する医学的知見と治療の実態について、詳しくは藤野豊『孤高のハンセン病医師――小笠原登「日記」を読む』(六花出版、二〇一六年)を参照。

(21)日戸修一「癩と遺伝」(『東京医事新誌』第三一三六号、一九三九年五月二七日)、二八頁。

(22)高野六郎『国民病の撲滅』(保健衛生協会、一九三九年)、二九六頁。

(23)「文部省科学研究費ニヨル癩ニ関スル第二回協同研究協議委員会記録」(藤野豊編『近現代日本ハンセン病問題資料集成・戦前編』第七巻、不二出版、二〇〇二年)、二一四頁。

(24)桜井方策・西村眞二「癩の体質論をめぐりて」(『大阪医事新誌』第一三巻第一一号、一九四二年一一月)、三二頁。

(25)光田健輔「性の道徳」(『山桜』第一二巻第六号、一九三〇年六月)、四六頁、および光田健輔「『ワゼクトミー』二十周年」(『愛生』第六巻第四号、一九三六年四月)、四～五頁。

(26)野島泰治「癩患者に行へる輸精管切除術例に就いて」(『レプラ』第二巻第三号、一九三一年九月)、二三～二六頁。

(27)野島泰治「断種の手術」(『臨牀の日本』第五巻第四冊、一九三七年四月)、三三頁。

(28)「第5回日本癩学会演説抄録」(『レプラ』第四巻第一号、一九三三年三月)、二四三頁。

(29)財団法人日弁連法務研究財団ハンセン病問題に関する検証会議編『二〇〇三年度　ハンセン病問題検証会議報告書』(二〇〇四年)には、「近代ハンセン病医学は遺伝病説と感染症説の論争の中から生まれ、最終的に感染症説が遺伝病説を論破したかに見えるが、事実はそれほど単純ではない。なぜなら、ハンセン病は弱毒抗酸菌であるらい菌の感染だけでは成立せず、人体側の要因が決定的に重要な役割を果たしているからである。その後のハンセン病医学研究の中では、発症と遺伝的素因の役割の解析は重要な研究分野となり、一九九〇年代に入り驚異的に進歩しつつある分子遺伝学に支えられて、急速に新知見が蓄積されている」と記されている(同書、一五二頁)。さらに、同検証会議編『ハンセン病問題に関する検証会議最終報告書』(二〇〇五年)には、「ハンセン病に罹り易い体質を形成する遺伝子」の存在が明記されている（同書、二一九頁）。

(30)『第六十七回帝国議会衆議院衛生組合法案外四件委員会議録』第四回、四～五頁。

(31)『第七十三回帝国議会衆議院民族優生保護法案委員会議録』第三回、二頁、一三頁。

(32)『第七十四回帝国議会貴族院職員健康保険法案特別委員会議事速記録』第八号、一頁。

(33)『第七十四回帝国議会衆議院民族優生保護法案委員会議録』第三回、五頁、七頁。

(34)『第七十四回帝国議会貴族院職員健康保険法案特別委員会議事速記録』第八号、三～四頁。

(35)『第七十五回帝国議会衆議院国民優生法案委員会議録』第二回、二〇頁。

(36)『第七十五回帝国議会衆議院国民優生法案委員会議録』第三回、五〇～五一頁。

(37)『第五回国会参議院厚生委員会会議録』第六号、七頁。

(38)安倍雄吉「優生保護法について」（『社会事業』第三二巻第八号、一九四九年八月）、三頁。

(39)宮崎松記「谷口先生と癩問題」（『母性保護医報』第七四号、一九五六年五月）。

(40)荒木精之『谷口弥三郎伝』（久留米大学谷口弥三郎顕彰会、一九六四年）、三三二～三三三頁、三三八～三三九頁、三四四頁、および谷口弥三郎「東南アジアを巡つて」（『恵楓』第五号、一九五二年九月）、二頁。

(41)「谷口参議院議員祝辞」（『恵楓』第一号、一九五一年八月）、七頁。

(42)高野六郎『健康医学』（雄山閣、一九四九年）、一〇三～一〇四頁、一〇七頁、二一九頁

(43)馬島僴「新しい優生法とその実践（上）」（『世界日報』一九四八年九月一五日）。

(44)馬島僴「優生保護法はどこから来た」（馬島僴『時の法令』一〇四号、一九五三年七月）、一六頁。

(45)永井潜「近時公布の二つの重要法律について」（『厚生時報』第四巻第一号、一九四九年一月）、二四～二五頁。

(46)森幹郎「優生保護法に対する疑問」（『楓』第一〇巻第一二号、一九五六年一二月）、一一頁、一八頁、二二～二三頁。

(47)谷口弥三郎・福田昌子『優生保護法解説』（研進社、一九四八年）、五三頁。なお、松原洋子は、この説明を「苦し紛れ」なものと評しているが（松原洋子「中絶規制緩和と優生保護法——優生保護法再考」『思想』第八八六号、一九九八年四月、一二八頁）、これは体質遺伝説に基づく説明と理解するべきであろう。

(48)「第40回日本癩学会総会」（『レプラ』三六巻二号、一九六七年六月）、一〇二頁。

(49)丸山新助・中村幸一「癩素質に関する研究」第二報(『体質医学研究所報告』第四巻第二号、一九五四年一月)、一九八頁。

(50)一九五五年一月一〇日起案精神衛生鑑定医など宛て京都府衛生部長「精神障害者等に対する優生手術の実施方について」京都府予防課「優生保護例規綴　昭和三十年」(京都府立京都学・歴彩館所蔵)。

(51)Kensuke Mitsuda "Thirty-five Years of Vasectomy", "*LEPROSY IN INDIA*" Vol.23 No.3 July 1952, 127p.

(52)「癩病理講習会講演」(光田健輔『癩に関する論文』第三輯、一九五〇年)、一〇六~一〇七頁。

(53)ハンセン病問題に関する検証会議の調査によれば、全国の国立ハンセン病療養所など六か所に一一四体の胎児標本が残されているとされるが(財団法人日弁連法務研究財団ハンセン病問題に関する検証会議編『ハンセン病問題に関する検証会議最終報告書　別冊胎児標本調査報告』、二〇〇五年、三頁)、その後、さらに一体が見つかり、現在、残されている胎児標本は一一五体である。これらの胎児標本は胎盤感染の有無を調査するために作成され、そのまま解剖されなかったものと考えられる。なお、ハンセン病療養所における堕胎胎児の解剖は、戦前からおこなわれていた。一九二九年三月二日、日本皮膚科学会岡山地方会第一一四回例会において、大島療養所長小林和三郎が、「最近人工流産或ハ死産ニヨリ得タル三ヶ月乃至十ヶ月ノ癩患者胎児八例ノ内臓器組織ヲ精細ニ検索シ」た結果、「癩患者胎児ノ内臓臓器組織内ニハ少数ナガラ癩菌ヲ証明セラル、モノト思惟セラル」と報告している(小林和三郎「癩患者胎児ノ内臓々器組織内ニ於ケル癩菌」『皮膚科及泌尿器科雑誌』二九巻七号、一九二九年七月、九六頁)。また、このほか、大島療養所では、一九三五年に、一九二八年以降七年間に得た胎盤一三例を標本にして癩菌の有無を検査し(稲葉俊雄「癩患者胎盤の病理細菌学的研究」『レプラ』九巻四号、一九三八年)、一九三六年にも「死産若しくは人工流産によつて得た癩患者胎児一八例について内臓などの癩菌の有無を検索している(宗内敏男「癩患者の胎児に於ける癩菌の検索」『レプラ』八巻一号、一九三七年)。

(54)『第八回国会衆議院厚生委員会議録』第五号、二~三頁。

(55)「患者内縁について」(「昭和二十五年例規綴」、邑久光明園所蔵――藤野豊編『近現代日本ハンセン病問題資料集成』補巻一四、不二出版、二〇〇七年、一〇六頁所収――)。

(56)青木延春「優生手術について」(『人口問題研究』第一巻第五号、一九四〇年八月)。

(57)"Vasectomy in National Leprosarium"(長島愛生園所蔵)。

第5章

新潟県における優生保護法による人権侵害

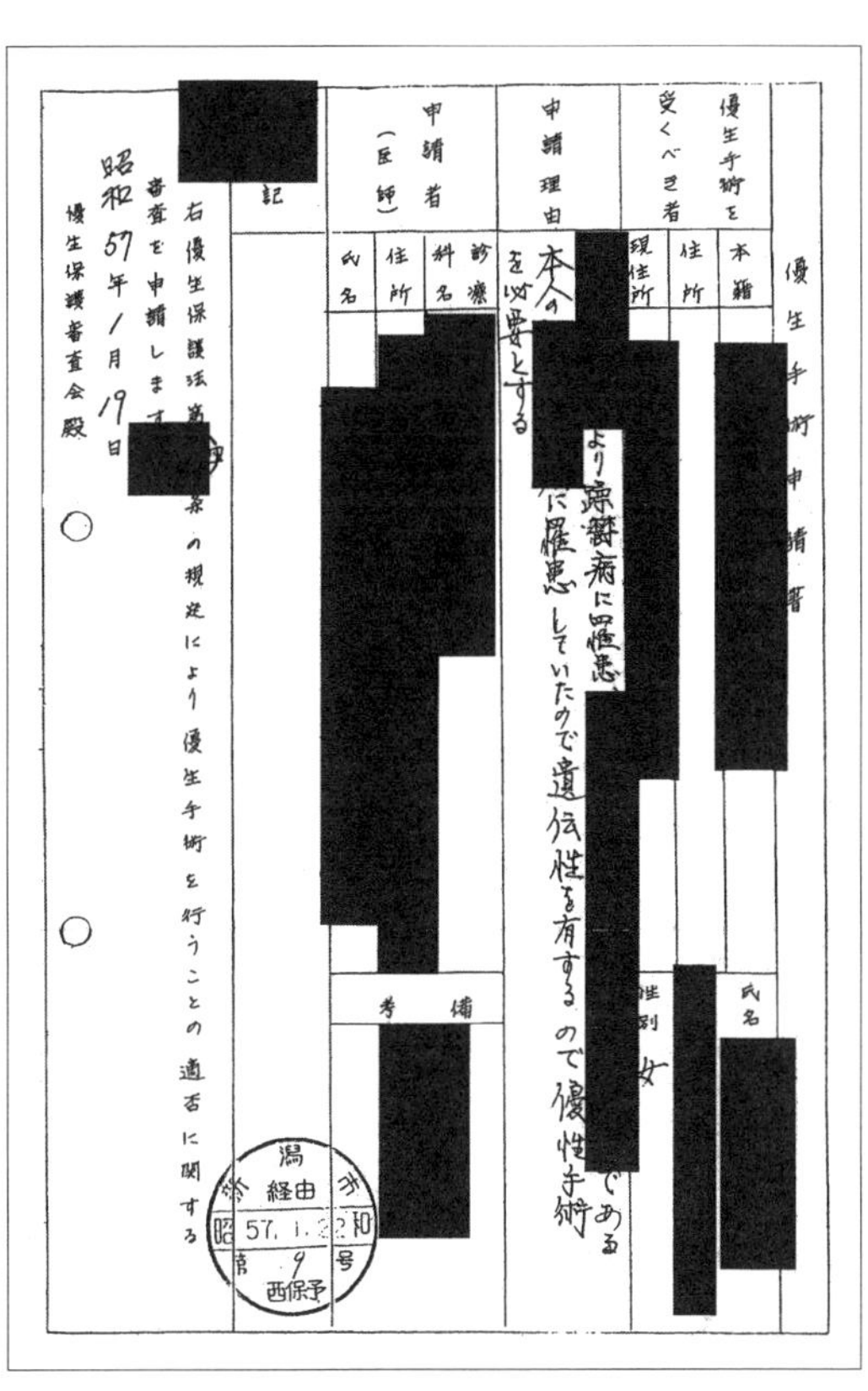

優生手術申請書

優生手術を受くべき者	
本籍	[redacted]
住所	[redacted]
現住所	[redacted]
氏名	[redacted]
性別	女

申請理由	
	本人の[redacted]より躁鬱病に罹患、[redacted]に罹患していたので遺伝性を有するので優性手術[redacted]である を必要とする

申請者（医師）	
診療科名	[redacted]
住所	[redacted]
氏名	[redacted]

備考	[redacted]

記

右優生保護法第[redacted]条の規定により優生手術を行うことの適否に関する審査を申請します

昭和57年1月19日 [redacted] ㊞

優生保護審査会殿

新潟市 経由 昭57.1.22 第9号 西保予

優生手術申請書（新潟市）

はじめに

本章は、序章で述べた問題意識に基づき、優生保護法の歴史的検証を新潟県について試みるものである。新潟県に関する検証は、単に一地方の事例検証にとどまるものではない。それは、県衛生部長としての須川豊の存在を重視するからである。須川による優生保護法の実践については、本章の行論のなかで詳述するが、すでに第三章で言及したように、須川は優生保護法成立時から厚生省技官として法の執行に関わり、また、兵庫県衛生部長のときには、「不幸な子どもの生まれない施策（運動）」の立案、実施の中心となっていた。そうした須川が、兵庫県での活動に先立って新潟県の衛生部長として優生保護法をどのように執行したのか。それを明らかにすることにより、優生保護法に示された優生思想が、地域にどのように浸透していったのかを具体的に知ることができる。

また、新潟県では、新潟水俣病による胎児性患者の出生を防ぐために妊娠規制が実行された。そうした規制の実態についても、先行研究に学びつつ、優生保護法との関係を軸に明らかにしていく。そのため、本章では、優生保護法による被害を単に不妊手術の強制だけにとどめず、優生保護法の存在そのものによる被害にまで拡大して検証する。特定の障害者、病者を「不良な子孫」とするこの法律の下、国家により生命の価値の選別がまかり通り、優生結婚相談、受胎調節普及運動、婚前学級、新婚学級、あるいは「不幸な子どもの生まれない施策」などという名目で、優生思想が国民に浸透させられた事実を重視するからである。以下、調査で判明した史料の時系列にしたがって、新潟県においてこの法がもたらした人権に対する被害を明らかにしていく。

1　優生保護法の成立をめぐる新潟県議会の議論

一九四八年三月三一日、新潟県議会定例会で、大瀧正義（自由党、岩船郡選出）が、新潟県の人口が戦争当時は二〇〇万人であったのに、今は二四七万人に増加していることを憂えて、「優生学、すなわちユーゼニックスの立場から、いかに種の改良、人種の改良をはかるか、この点の少しく御研究をお願いしたい」と岡田正平知事に求めた。岡田は「優生研究については、衛生部長が専門」と断ったうえで、「私はきわめて必要のことと思っております」と答弁したが、岡田は人口増加への対策としては移民をあげるにとどめ、産児調節問題には言及しなかった(1)。

そこで、大瀧は産児調節問題に対して「県当局はあまりに不熱心」だと批判し、優生保護法の施行後の同年一〇月二五日、産児調節問題について次のように詳しく質問した。

産児調節問題、あるいは人口問題は、優生保護法としましてこの十一日から実施を見たのであります。……（中略）……この産児調節問題、すなわち優生保護法は、わが国の人口問題、食糧問題、そのほか平和問題、民主主義化の問題と関連いたしまして、これは非常に重大な政治問題、思想問題の基本をなすものであると、私はそう考えます。……（中略）……今度実施されましたところの優生保護法を見ますと、非常に法に欠陥があるのであります。それはほとんど堕胎の公認であります。いろいろな条件がありますが、しかしほとんどだれもが人工中絶、人工流産のできるような規定であります。私ども多年産児調節問題を取り上げまして研究しているものでありまするが、しかしながらこの法は少し行き過ぎである、法律的に見ましてこれは非常に欠陥があると指摘せざるを得ないのであります。それは分娩の不適当な人たちに避妊のことを教えないで、人工流産、すなわち堕胎だけに力を注いだところに、私はこの法の大きな欠陥があると思います。しかしながら、この欠陥は、この法律の中に示してあるところの優生結婚相談所、これによりまして多少償われるのではないかと思いますが、この細則はまだ出ておりませんので、県当局におきましても、衛生部あたりにおいてまだ確たる御方針がないようであります。どうかこの問題も、ただ単に保健所あたりに併置するというようなことをせずに、民間の篤志家、社会改良家、宗教家、こういう人たちの御協力を得まして、十分御研究願つて、施策にあやまりないことを希望するものであります。

このように、大瀧は人口抑制策として、妊娠中絶ではなく避妊指導の徹底による産児調節を強く望み、知事の見解を質した。これに対し、岡田知事は「私ども優生法もちよつと見ましたが、おつしやる通りにまだ完全でなく、どういけばよいかということがはつきりわからないように思います。これに施策を与えなければいかぬと私も考えますが、これは衛生部長がおりませんで、今すぐお答えできぬで相済みません」と答弁するにとどめ、具体的な政策には触れなかった(2)。

そのため、一九五〇年三月一八日、大瀧は知事のこの答弁を「場当り的」だと批判し、「その後人口問題に対しまして、いかなるところの施策が部課長において御計画なされたのか」と追及し、一年間に県の人口が五万人ずつ増加している現状に対し「積極的に知事の施策の行われることを要望し」た。これに対し、岡田知事は、人口増加についてはガスや電気の産業を振興して労働力を吸収すると答えた後、優生保護法の運用について次のように述べた。

最近は御承知の通り、合法的な堕胎が大体月に一千くらいあるというようになつている。しかしこれは目下調査中でありまして、衛生部面と労働部面をよく動員いたしまして、これらもにらみ合せて研究しなければならぬ、かように思つております。……（中略）……かりに極度に強制的に、でき得るならば、条例か何かでもつて人口の抑制をやり得たとしても――私はむしろこれは国家として大いに指示を与え、これが施設をなすべきものではなかろうか、かように考えております。

岡田は、国家が「極度に強制的」に人口抑制策を実施することにまで言及した。この答弁を受け、大瀧は「厚生省は避妊薬の普及宣伝をやらしておる。ところが本県においてはさつぱりやつていない。……（中略）……知事さんはもう少し積極的に、優秀な避妊薬を県で作つて、無料配布ではなくても、貧乏人はもつと低廉な費用で頒布していただくような方法を考えたらどうか」と提案し、それにより「本県の過剰人口が相当抑制され、そうして希望せざる妊娠、分娩がなくなる」と述べ、知事に同意を求めた。実際に厚生省が取り組んでいるのは避妊薬の普及ではなく、避妊具の普及であったが、大瀧は貧困者への避妊の徹底による人口抑制を強く求めた。岡田は、大瀧の提案に対してはとくに意思表示をせず、大瀧の質問も終わった(3)。

これは、優生保護法が人口抑制の手段として理解されていたことを示す議論であり、県議会での発言を読む限り、岡田知事も人口抑制のために優生保護法の強制力を認めていた。その一方で、大瀧も人口抑制に向けた避妊についての知識の普及を求めていた。両者ともに、この法律が、障害者や病者に対する人権を侵害する差別法であるという認識は懐いていなかった。優生保護法が公布された当初、同法に対する新潟県と県議会の認識はこのようなものであった。

2 新潟県の公衆衛生政策と優生保護法

新潟県においては、「優生法施行に関する事項」は衛生部公衆衛生課の所管であった(4)。

まず、一九五四年から一九五八年に新潟県衛生部長を務めた須川豊の言動に注目したい。須川は一九一二年三月二日に和歌山県で生まれ、京城帝国大学医学部を卒業し、同学部の助教授を経て、戦後は和歌山県で予防医学行政に従事、一九四八年に同県衛生部予防課長に就任した。その後、厚生省に技官として入省し公衆衛生局に勤務、一九五〇年八月に公衆衛生局環境衛生課長に就任した後、一九五四年、新潟県衛生部長となった。一九五八年に新潟県を退職後、静岡県、兵庫県、神奈川県の衛生部長、病院局長などを歴任し、一九七七年からは神奈川県立栄養短期大学長を務めるかたわら、日本先天異常学会、日本公衆衛生学会などの役職も兼ね、一九九五年三月一三日に死去した(5)。ここで、須川が新潟県衛生部長に就任したことを重視するのは、須川が優生保護法が公布された当時、厚生省に在職し優生保護法の施行を担当しており(6)、前述したように、のちに兵庫県衛生部長時代には「不幸な子どもの生まれない施策」を推進したという経歴があるからであり、さらに、研究者としても「異常児」の出産の防止を強く主張していたからである(7)。

須川は厚生省技官のとき、優生保護法について発言している。たとえば優生保護法がハンセン病患者を妊娠中絶手術の対象としている点については「純医学的とのみ云えるか否か多少の疑問がある」と述べ、「法律の目的の範囲と多少ちがつた規定である」と指摘、これは医学的ではない「社会的」な適応であると説明している。[8] また、医学の世界社が開いた優生保護法をめぐる座談会にも出席し、任意の不妊手術については「野放しにして、各個人の自由意思によつて、やりたい人はやってもよし、やりたくない人はやらぬでもいい」と述べ、任意の不妊手術についての条件の規定を削除するべきだとの持論を展開した。しかし、その一方で「もちろん強制断種の場合は、わくがいります」と、強制不妊手術の規定は必要と述べている。[9] 須川自身、厚生技官として優生保護法を推進する立場にあったのであり、そうした立場からの認識を懐いて新潟県に赴任した。須川は、新潟県衛生部長当時、次のように語っている。

> 衛生行政官は、その専門の技術のみでなく、豊富な社会常識をもたねばならない。そして社会を害することの大きさと、より少数の個人の被害との兼合を正しく判断せねばならぬ。個人の多くの希望は、人間の本能に基くものであり、本能的欲求は、公共の福祉と相反する場合が多い。個人の本能をおさえるためにその理性をたかめ、公共の福祉が結果的には、幸福につながるものであることをよく理解させねばならぬ。そして正しい判断に到達した際には、断乎たる勇気をもつて、法の正確な実施を心がけねばならない。[10]

須川は優生保護法について具体的に述べているわけではない。衛生法規についての一般論を述べているのであるが、「公共の福祉」に反する「個人の本能」は抑制されるべきであり、行政官はそのために勇気をもって法を執行するべきであるという主張は、まさに特定の障害者、病者に対し強制不妊手術を断行することを正当化する論理そのものである。そして、須川自身、こうした主張を実行していく。それが「不幸な子どもの生まれない施策」である。

　須川は、兵庫県衛生部長としての業績として、一九六五年に「不幸な子どもの生まれない施策」を提唱したことをあげ、「これは医学技術を背景にして、妊婦と新生児を対象とした特異な組織活動である。全国的な反響を呼び、各府県で実施され、国の方針としても取り上げられたが、胎児診断など問題の多いテーマであった」

と回想し、[11]日本公衆衛生学会幹事の安西定も、須川が取り組んだ公衆衛生の実践のプログラムの一つとして「先天性代謝異常予防における不幸な子供を生まない運動の提唱」をあげている。[12]須川のこうした実践を視野に入れて新潟県における言動を追っていきたい。

須川は、新潟県における自らの業績として、一九五六年から「疾病、貧困、犯罪の悪循環を疾病を予防することによって防止することをねらった地域ぐるみの活動」である「「住みよい郷土建設運動」を創設した」ことをあげている。[13]この運動は新潟県住みよい郷土建設協会の下で展開されていくが、運動の名称も「須川衛生部長の発案」であり、運動を通して「須川理念」が「県下至る所で理解されつつあ」ったという。その課題は「環境衛生、寄生虫駆除、食生活改善」にあり、地域ぐるみで便所の改良や下水の改修、畜舎・堆肥舎の改善などに取り組んでいった。ただ、そうした環境改善だけではなく、「婦人学級、母親学級など一連の成人教育の波に乗った健康学級という知識即実践の生活学習」もおこない、乳児の定期的な体重測定などの母子衛生にも取り組んでいった。[14]

しかし、この「住みよい郷土建設運動」はもともとは須川が考案したものではなく、厚生省が提唱した「蚊、ハエの駆除等を主題」とする「環境衛生を主軸とした新生活運動」に倣ったものであり、[15]当初は「「蚊とハエのいない生活」樹立運動」であったが、[16]運動を展開するなかで、母子衛生という課題も付加されていった。[17]「疾病、貧困、犯罪の悪循環」を予防するという運動の課題に母子衛生が加えられていったことの意味は重要であり、そこに優生保護法の影響を認めざるを得ない。

母子衛生を重視する須川にとり、この運動は国策と連動した受胎調節普及運動にも反映されていく。受胎調節普及運動は、一九五五年八月五日の優生保護法の改正により、一九六〇年までの五年間に限って、受胎調節指導員が避妊薬を実地指導を受けた者に販売できることになったため、一九五六年三月から厚生省によりはじめられた運動である。この運動は、妊娠中絶の増加という現実を前に、望まない妊娠を防ぐため、「受胎調節の正しい知識と技術を普及し、受胎調節の効果を高める」ことを目的とし[18]、具体的には生活困窮者（生活保護受給層とボーダーライン層）に対して、避妊知識を普及させるとともに、コンドーム等の避妊具や避妊薬を無償、もしくは半額で配布していくことを重要な課題とした[19]。

こうした国の政策に連動し、新潟県でも須川衛生部長の下で受胎調節普及運動が開始される。県では、厚生省の方針が決定される以前、一九五五年中に優生保護法の改正を受けて受胎調節普及活動を開始し、それまで九六〇人であった助産婦を中心とする受胎調節実施指導員をさらに五〇〇人増加させ、「避妊器具・薬品を簡単に入手できる便宜」を図っていくことにしていた[20]。県衛生部公衆衛生課は、「県では、国の施策に基き、かゝる母性を保護する見地から」、一九五五年三月より「全県的な受胎調節普及運動を展開し」、一〇月に「日本で開催された国際家族計画会議を契機として、家族計画思想を普及徹底して住みよい郷土を建設する為、これを地域組織活動として取上げるべくその育成要綱を保健所長あて配布し」、一九五六年三月下旬に「全国的な普及運動の一環としての活動を展開した」と述べている[21]。新潟県は、厚生省の方針を受けて受胎調節普及運動を展開したのではなく、それ以前から独自に「住みよい郷土建設運動」の一環として実施していた実践を、厚生省の提唱した全国的運動の一環に組み込んだのである。前述したように、須川は新潟県衛生部長に就任する以前は厚生省公衆衛生局技官として、国の公衆衛生行政を進めており、優生保護法についても発言していた。須川衛生部長の下で、新潟県は優生保護法の実践に積極的であったと言うことができよう。

須川も一九五六年度の衛生行政の方針として、「従来やつていた受胎調節の指導を更に前進し、家族計画の推進として特別のモデル地区を設定すること」をあげていた[22]。モデル地区には厚生大臣から承認を受けた三三地区が指定され、管轄の優生保護相談所（保健所）から地区内の生活困窮者に対して受胎調節の指導と避妊器具、薬品の配布がなされた(23)。

直江津市では、「住みよい郷土建設運動」の一環として受胎調節が取り組まれ、「婦人会助産師会の協力で毎年冬期間全市内で約八〇回の指導会が行われる外あらゆる努力が続けられ」た結果、一九五六年と一九五七年を比較すると、出生数が七〇八人から六五七人に、妊娠中絶数が一〇四一件から九七七件に減少し、市は「わづかながら良い方に向つている」と評価している(24)。

こうした運動は、優生保護法を前提にして、人口を抑止し、かつ妊娠中絶手術を減少させるために避妊指導を進めるものであったが、当然、その指導の過程で優生思想も普及していったと考えられる。

3 新潟大学による精神障害者への人体実験事件

須川が新潟県衛生部長に在職中の一九五六年九月、新潟大学医学部の内科教室の教授桂重鴻(しげひろ)の指導の下で同大学の内科医たちが、一九五三年から一九五五年にかけて新潟精神病院の入院患者に対し、ツツガムシ病の病原となるリケッチアを注射して感染させ、さらに八人の患者の皮膚を剝ぎ取っていたことが発覚し、人権侵害事件ではないかと問題になった。これは、同病院の労働組合に対する病院側の不当労働行為をめぐる新潟県地方労働委員会の審問の中で偶然明らかになったことで、九月二日付『読売新聞』新潟版は労組側の主張として次のように報じた。

同病院では新大桂内科（桂重鴻教授）の依頼でさる二十八年から三十年にかけて約五十名の患者にたいし、ツツガムシの病原体を注射した。病院側ではこれは脳治療法の一つとして、ツツガムシ病菌を注射すると四〇度近い発熱があり、この発熱法によって患者を治療したと説明しているが、人体実験の疑いがもたれる理由として①病院側が病原菌を購入して注射したのではなく、桂内科からの要請によって行われたこと。②治療法のひとつとして行なったものならばカルテ、病床日誌に記載すべき義務があるのに看護人にたいし、記載しないよう申入れたこと。③組合側から、この治療が組合員の勤務時間にさしさわりがあるからと病院側に申入れたさい、桂内科の某医師と病院側は協力してほしいといい、病院側が必要とする治療法だという説明はなかったこと。④問題となってから治療をやめたが、効果のあるものなら続行すべきはずだ、などをあげている。

五〇名（実際には一四五名）の精神障害者に対して人体実験をおこなったという報道に対し、桂内科は「桂教授はツツガムシ病の解熱方法として研究している微量投薬法の実験のためツツガムシ患者が必要となったが、患者がいなかった。そこで精神病院では治療法に発熱療法というツツガムシ病菌を注射して発熱させ、脳をマヒさせる方法があるので同精神病院に依頼し患者にツツガムシ病菌を注射した。この解熱方法として桂式治療を試みたが完全に成功だった」と説明し「人権侵害にはならない」と反論した（『読売新聞』新潟版、一九五六年九月二日）。さらに、桂自身も、『新潟日報』の取材に対し、次のように弁明した。

いま精神科、内科に発熱治療というものは欠くことのできないもので、とくに梅毒性のものにたいしてはこの療法がよく効くことが多い。そうしてこの発熱させる方法としては、従来マラリヤにかけたり、ツツガ虫病にしたり、チフスワクチンを毎日注射してみたり、化学的物質を使ったり、いろんな方法がとられて来た。つまりツツガ虫病の病原菌を注射する発熱療法というものは前からあったものだ。今回の精神病患者はいろいろな療法を施して全く効果がなく、残された道としては発熱療法しかない人たちだった。そこで小島副院長と連絡して、どうせ発熱療法をするならいろんな方法があるがツツガ虫の病原菌を使ってもらえば、桂内科ではずっとツツガ虫病を手がけて来たことでもあり、研究、治療ともに利益を受けるということでやってもらった。こういうことまでを実験と騒ぐくらいなら、私たちの毎日の仕事は全部騒がれねばならないことばかりで、今回のことは十分良心的なことと思っている（『新潟日報』一九五六年九月二日夕刊）。

このように、桂内科側は、ツツガムシ病の病原体の注射は通常の治療であり人体実験ではないと力説するのであるが、では、なぜ、通常の治療であるならばカルテに記載しなかったのかという疑問に対して、新潟精神病院の小島副院長の説明は「カルテに記載したかしなかったかは記憶がない」（『読売新聞』新潟版、一九五六年九月二日）とか、「カルテにはつけ忘れた」（『新潟日報』一九五六年九月二日夕刊）などと一貫せず、説得力を欠くものであった。

この問題を重視した日本弁護士連合会は「基本的人権をおかした」として、一九五七年三月二日、法務、文部、厚生各省に「善処を要望」した。日弁連人権擁護委員会の調査報告は、一九五三年から一九五五年にかけてこうした実験が続けられており、これは法令を無視した人体実験であり、「人権をおかし、傷害罪になる恐れもある」と警告した。これに対し、桂は「日本弁護士連合会からの申入れのことは聞いていない。この問題はいま調査の最中なので、ふれたくない」と口を閉ざした（『朝日新聞』一九五七年三月二日夕刊）。しかし、『週刊新潮』がこの事件を「法律と医学の境界線は微妙なものがあるようだ」と報道し、事件は全国に知られていった。(25)

そして、この事件は開会中の第二六回国会でも審議された。三月一四日、衆議院文教委員会で、桜井奎夫（日本社会党）が、日弁連の要望書に対する法務、文部、厚生各省の対応を質したが、各省とも調査中として明確な答弁を回避した。それどころか、文部省大学学術局長緒方信一は、精神障害者を人工的にツツガムシ病に感染させて発熱させせることは「発熱療法」として、「精神病患者に対しましていろいろございます施療法のうちの一種として十分認められておる」という新潟大学側の弁明を紹介して、桂らの行為を擁護した。[26]

さらに、桜井は三月二九日の衆議院文教委員会でも、この問題を追及した。これに対し、法務省人権擁護局長鈴木才蔵は、同局で三月一八日から三日間にわたっておこなった調査結果として、桂らの行為は「遺憾ながら、発熱療法という理由もございますが、抗生物質の研究の方が主たる目的ではなかったかと認められる事実が多い」と答弁し、桂らが「人工的にツツガムシ病原菌を接種した結果、偉大な研究の結果が生まれたのでありますが、何分にもまだツツガムシ病原菌の接種によって生命がいかなる場合にも安全に保たれる、こういう確信がないときには、この桂内科のとりました研究方法というものは、やや行き過ぎた点があるんじゃないか」と、ツツガムシ病の治療法の研究のための人体実験であったという見解を示した。

一方、厚生省医務局長小沢龍は、新潟県からの報告を紹介し、桂らの行為を正当化する見解を示し、文部省大学学術局長緒方信一も小沢同様の答弁に終始した。こうした厚生・文部両省の姿勢に対し、医師でもある河野正（日本社会党）は「法務省当局の方がきわめて具体的な御説明があって、厚生省当局の御説明を聞いておりますと、全くおざなりな御答弁」だときびしく批判し、厚生省に対し責任をもって調査するように求め、文教委員長の長谷川保（日本社会党）も「これは基本的人権を侵害しているような疑いが多分にあると思います」と指摘、文部大臣灘尾弘吉も「この問題は学術に関する問題であり、ことにいわゆる人権に関する侵害の疑いを持たれておるような問題」であり「非常に大切な問題」であるので、真相の解明について十分に検討すると約束した。[27]

その後、各省の調査も進み、新潟大学側の「発熱療法」だとする根拠が疑わしいことが濃厚となった。七月一一日に同委員会が開いた参考人からの意見聴取において、法務省人権擁護局長鈴木才蔵は、桂らの行為は「発熱療法」ではなく「桂内科研究室が行なっておりましたツツガムシ治療の研究実験のために、その重点がおかれていたと認定せざるを得ない」「精神病者の病症の治療目的を逸脱いたしまして、あるいはそれに関連なく、主として医学上の実験に供するということは、患者の人権を侵害する疑いが濃厚である」と明言した。厚生省公衆衛生局精神衛生課長大橋六郎も、桂らの行為は「精神障害者に対するところの人権尊重ということの精神が不足しておったのではないか」と述べ、新潟県知事を通して新潟精神病院長と新潟大学医学部長に「十分注意をされるよう」に通牒を発したことを報告した。さらに、文部省の緒方も「診療、研究をいたします場合におきましても、人権の軽視の起らぬようにこれは十分注意していかなければならぬ」と「遺憾」の意を表明した。(28)

委員会の参考人聴取には、桂重鴻本人も呼ばれていたが、桂は病気を理由に欠席した。委員会では、元九州大学教授の平光吾一が、「私は新潟大学とは何の関係なく、また桂教授その他の方がおやりになったことについては新聞を読んだ以外は何も知らずにおる」「全く中立の立場」から発言すると前置きしたが、医学の進歩のためには臨床試験が不可欠であることを力説して、桂を擁護する結果を導いた。そして、桂を擁護する論理として次のように優生保護法を持ち出した。

こういう問題に当って優生保護法なんというものを私常に思い出すのですけれども、ちょっと考えれば、あれは相当大きい人権問題だと思っておりますが、いろいろの理由をつけて優生保護法というものが成り立っているわけです。それで臨床試験というようなものもよくこういうことに関連して研究していただきたい。……（中略）……ツツガムシ病をいろいろ御査問せられ、御研究せられる機会に、医学の進歩発展上臨床試験ということも必要なものであるから、法に触れないように、あるいは人権問題を起さないようにする指導方針を御考慮していただきたい[29]。

この発言は、優生保護法により「公益」のために一部の障害者、病者の人権の制限は許されているのだから、医学の進歩という「公益」のための臨床実験においても、精神障害者の人権が制限されてもやむを得ないということを意味している。優生保護法の存在は、こうした解釈を可能にし、平光は桂らによる精神障害者への人体実験を正当化した。

その後、法務省刑事局と人権擁護局との間で傷害罪を構成するかどうか協議が続けられたが（『新潟日報』一九五七年七月二三日）、結局、桂らの行為は法的にも倫理的にも処罰されることはなく、桂は一九六〇年三月、新潟大学を定年退職した。人体実験が始まったとされる一九五三年以降、桂と彼の門下の医師たちが「恙虫病及びリケッチア症」について発表した著書、論文は七四件に及んでいる[30]。そして、桂は、そうした論文のなかで、隠すことなく新潟精神病院の協力を得てツツガムシ病の病原体を人体に接種する実験をおこなったことを明記していた[31]。

この問題は、当然、新潟県議会でも問題となった。一九五七年三月七日の県議会本会議の場で鶴巻辰次郎（日本社会党）が、この問題に対する県の見解を質し、衛生部長兼民生部長兼病院局長の須川豊が答弁に立った。しかし、その答弁は、桂らの行為は人体実験ではなく「発熱療法」であった、皮膚の一部を切除したのは化膿の予防処置であった、法律には違反していないという新潟大学側の弁明の受け売りに過ぎず、精神障害者に対する人権侵害だという日弁連の主張をまったく無視するものとなっていた[32]。

しかし、前述したように、七月一一日の衆議院文教委員会で法務、文部、厚生各省の見解が示されると、これを受けて、九月一六日の県議会本会議の場で山岸義司（日本社会党）が、須川に対し三月七日の発言について「あなたの答弁が中央において完全にくつがえつておるが、あなたは現在どのような心境でこの問題を考えておられるか」と追及した。これに対して、須川は、各省の見解を反復したうえで、法務省も文部省も人体実験とは言っていないとか、三省とも「法律違反という点は出ていない」と反論し、日弁連が指摘した人権侵害という点については、県としての判断を示さなかった。[33] 須川の答弁に示されたこのような県の姿勢は、三省の見解からも大きく後退するものとなっていた。

この事件は唐突に起きたのではない。すでに、上野陽里により、一九四二年から一九四四年に精神病院などの入院患者に対して一六例のデング熱の病原体の人体接種実験がおこなわれていたことが明らかにされており、[34] 岡田靖雄も一九四二年に東京府立松沢病院で精神科の入院患者に対してデング熱の病原体の人体接種実験がおこなわれていたことを指摘し、「こういった人体実験を許容する風潮は、戦争中だけのものだったのだろうか?」と疑問を呈して、戦後の新潟大学の人体事件にも言及している。[35] 精神障害者は医学の研究のためには人体実験という人権侵害をされてもやむを得ないという論理は戦中・戦後に一貫していたのである。その背景には、精神障害者の生命の価値を軽んじる優生思想があった。

4 新潟県における「不幸な子どもの生まれない施策」

一九五八年七月、須川豊は静岡県衛生部長に転じ、後任の新潟県衛生部長には後に参議院議員を経て一九七四年から知事となる君健男が就任した。君の下で、それまで優生保護相談所を中心に実施してきた受胎調節普及運動は、一九五八年一〇月から「市町村に移管し、県はこれに補助金を交付して助成すること」になった[36]。県衛生部の「昭和三十四年度重点事業実施計画」には、母子衛生事業として「妊産婦乳幼児の保健指導」「未熟児対策」「身体障害児対策」とともに「家族計画」が明記され、「人工妊娠中絶の防止を図るため家族計画の普及に努め又熱意を有する市町村に対しては県費補助金を交付してこれを助成する」と方針が示された[37]。君も「母体保護の観点から家族計画の重要性も忘れてはなりませんがこの事業はあくまでも地域社会が中心となるものでありまして、地域組織市町村の自主的な活動に期待する所が大でありますので従来保健所併設の優生保護相談所で行つていたこの事業を逐次市町村に経営(ママ)し、県はこれを助成するという形をとつてきた」と説明を加えていた[38]。

このようにみて来ると、優生保護法に基づく新潟県の施策は受胎調節＝家族計画の指導、奨励に重点が置かれていて、不妊手術の強制については積極的でなかったようにも受け止められるが、けっして、そうではなかった。

前掲の君の説明に続けて、高田保健所の藤原満喜子は、母子保護事業の一環として優生保護事業についても言及している。そこでは、家族計画の指導に続けて、「優生手術についてもいろいろ問題もあるが真の該当者については手続きを行い実施したい」と述べている。不妊手術について「いろいろ問題」があることを認めつつ、手術は実施するという意思の表明である。「いろいろ問題」の具体的な内容は記していないが、県の行政当局においても、優生保護法による不妊手術に問題があることを認識していたこと、それでも手術を強行したことが示されている。

任意、強制両方の不妊手術の総計は、一九五三年一八五五件、一九五四年二一八五件、一九五五年二三五〇件、一九五六年二四〇三件、一九五七年二五八一件、一九五八年二三二三件、一九五九年二四二〇件で、一九

五九年の強制手術を受けた者は男性五名、女性四名で、不妊手術の大部分は任意であり、しかも二四二〇件中二四〇三件が女性であったことが報告されている[39]（なお、県内の強制、もしくは強制の可能性のある不妊手術、人工妊娠中絶手術の実数については後述する）。

一九五九年の強制不妊手術の件数は不妊手術全体の〇・四％にも満たない数であるが、問題は保健所や併設された優生保護相談所において、「いろいろ問題」があっても不妊手術が必要な者には手術を実施するという意思の下に優生相談がなされていたことである。優生相談を通じて優生思想が県民に浸透されていったのである。

そもそも、優生保護法により各都道府県の保健所などに設けられた優生保護相談所では、「受胎調節に関する指導」のほか、「人工妊娠中絶に関する指導」と「優生結婚に関する指導」をおこなうものであり、新潟県下では、一九五七年には三二件、一九五八年には一六件、一九五九年には八六件の「優生結婚に関する指導」がなされていた[40]。優生保護相談所の目的については、新潟県衛生部は「優生保護の見地から結婚の相談に応じ、遺伝その他優生保護上、必要な知識の向上を図る」と説明している[41]。遺伝的に障害児を生む可能性があれば子どもを生むなという指導がなされていたわけである。

一九七〇年四月、神奈川県立こども医療センター長となった須川豊は[42]、四月一日段階での兵庫県の「不幸な子どもの生まれない施策」と同様の母子保健対策の「キャッチフレーズと特異な事業」について、全国の都道府県衛生担当部局に調査をおこなっている。それによれば、新潟県は、「母性は血液が足りない胎児におぜんを作りましょう」「人工妊娠中絶をやめましょう」「女性としての機能を知り血液型をしらべましょう」「未熟児を生まないようにしましょう」「婚前新婚の人達に学級参加を呼びかけましょう（婚前、新婚学級、地域組織の育成）」の「五題の中から各地域に応じて選ぶ」と記されている[43]。

この五つのスローガンをかかげた施策が、一九六六年頃から開始された新潟県における「不幸な子どもの生まれない施策」である。厚生省母子衛生課による全国の「よい子を生む運動」の普及状況の調査では、一九六九年一月段階で、新潟県において前述した須川が紹介した五つのスローガンによる運動の存在が報告されている(44)。

この施策の趣旨は「先天的な異常をもって生れる不幸な子供」の出生防止と出生後の救済のために「結婚前から妊娠、分娩に至るまでのそれぞれの時期に応じた諸対策と出生後における早期発見、早期治療等の各種の対策を、関係機関、関係団体等の連けい協力のもとに総合的、体系的に実施し、県民あげて不幸な子どもの出生を防止するとともに、出生後の健やかな生育を図ろう」というものであった。

そして、実施する対策としては、出生前のものとして、まず優生保護対策をあげ、具体的には精神保護対策、優生手術(不妊手術)の協力、優生保護相談指導を記している。優生保護相談指導については、個別指導として優生結婚、血液型不適合、遺伝性疾患、人工妊娠中絶相談指導を、集団指導として個別指導の項目のほかに純潔教育をあげている。以下、出生前の対策として母性保護普及事業、性感染症の予防対策、薬の乱用防止対策、妊婦の感染予防対策、放射線障害の予防対策、血液型不適合対策、糖尿病の予防対策、妊娠中毒症の予防対策、分娩の指導、母と子の栄養指導対策を、出生後の対策として未熟児対策、フェニールケトン尿症対策、先天性疾患対策をあげている。

さまざまな対策の第一に優生保護対策をあげ、優生手術の協力を明記しているように、「不幸な子どもの生まれない施策」において、優生保護法による不妊手術の実施は重要な施策であり、また、優生結婚の指導もなされていたように、優生思想の普及も重要な課題であった。この施策の下に、「不幸な子どもの生まれない社会をつくろう」と母子愛育会も結成され、この組織は一九七二年四月一日現在、県内に一二万五五一七名の会員を擁し、「検診援助や家庭訪問に奉仕運動と自からも知識の収得に努め」ていた(45)。

また、「この施策の趣旨を徹底し、正しい知識の普及を図るため」に、結婚前後の男女を対象にした「新婚学級」では「優生結婚」についても指導し、「この施策の広報、教育等については、新聞、ラジオ、テレビ、各種の機関紙、ちらし、各種の会合等のあらゆる機会を利用して」おこなうこととし、その第一の課題に「優生保護」と明記していた。(46)

新潟県では「結婚当初から正しい家族計画を実施するため」、一九六三年度から「婚前教育や新婚学級等が始められ」ていたが(47)、一九七〇年度からは各市町村で実施するよう事業が予算化され、それとともに、「婚前学級」「新婚学級」の位置づけについて「優生学見地から結婚を考え、不幸な子どもの出生を防止し、健康で明るい結婚生活が出来る」ことと明記された(48)。たとえば、一九七〇年一月〜二月に西蒲原郡岩室村（現新潟市西蒲区）で五回開催された「新婚学級」では、巻保健所長三沢博人による「不幸な子供を生まないために」と題する講演もなされている(49)。また、一九七一年五月一九日〜二〇日に日本家族計画連盟（一九五三年九月設立、事務局は国立公衆衛生院内）が主催した第一回優生結婚セミナーに参加した北魚沼郡広上村（現魚沼市）役場職員の五十嵐聿は、「受講後は、管内保健婦の研究会で新婚、婚前指導者セミナーの受講者と一緒に伝達講習会を開催し、討論の場を持ったことが、それぞれの仕事の姿勢に役立てられてきた」と、受講したことへの感謝の念を語っている(50)。

それでは、五十嵐が受講した優生結婚セミナーでは、どのような講義がなされたのであろうか。このときの講義は「優生学」「遺伝」「結婚論」「結婚カウンセラー」などがテーマで、「優生結婚のために」と題して講義した東京大学名誉教授福田邦三は、まず、「現在の優生学の主流は「遺伝学を通じて、まずい人間が生れてこないようにしょう」ということ」であると述べ、「優生結婚」は「悪質な子孫の出現の防止」「民族の素質の改善」「民主社会の建設」のために「ますます必要になってくる」と、その重要性を説いた。また、日本家族計画連盟会長の古屋芳雄は、「優生概論」と題して優生保護法の条文の解説をおこない、「政府は、民族百年の大計にたって」優生保護法の活用と優生結婚相談に「有効適切な手段を講じる」ことを求めた。さらに、「結婚一般論」と題して講義した医事評論家石垣純二は、「理想の妻」像について「適当にグラマーであることが必要」と述べていた。[51]五十嵐はこうした講義を受講し、その内容を地域に広めていった。

このように、「不幸な子どもの生まれない施策」は、不妊手術の実施を推進しただけではなく、優生思想と「優生結婚」を正当化する論理を啓発、教育を通して県民に広めていったのである。

5 新潟水俣病と妊娠規制

新潟県で「不幸な子どもの生まれない施策」が着手されようとしていた一九六五年六月一二日、新潟大学医学部教授椿忠雄らにより阿賀野川流域に有機水銀中毒の患者が存在することが公表された。新潟水俣病の〝発見〟である。

この問題にいち早く取り組んだ新潟勤労者医療協会では、熊本県の水俣病の経験を基に「水俣病は一代に終るものではなく、胎児性水俣病がある」から「この地域の妊婦に対する特別な調査及び援護の手が必要となろう」と主張し、[52]同協会が加盟する新潟県民主医療機関連合会も「先天性水俣病に対する充分な対策を、国・県・市の責任においてとらせることも重要である。この点妊産婦の調査と処置についての対策を立てさせることである」と、同様に胎児性水俣病患者の出生防止の重要性を訴えた[53]。当時、新潟勤労者医療協会が運営する沼垂診療所長であった斎藤恒は、こうした訴えが新聞各紙にも影響を与え、各紙が「胎児性水俣病の発生の恐れ」について一斉に報道したと回想している[54]。

厚生省も七月二一日、国立公衆衛生院疫学部長松田心一、東京歯科大学教授上田喜一ら専門の研究者を集め対策会議を開き、この場で六月一五日からの一週間に椿忠雄がおこなった調査により阿賀野川流域の患者多発地域の健康人の頭髪から多量の水銀が検出されたという報告がなされた。こうした女性が妊娠した場合、熊本県の水俣病同様に胎児性患者の子どもが生まれる可能性があるとして、厚生省は、そうした女性には「避妊を指導する緊急措置」をとることを決めた（『朝日新聞』一九六五年七月二二日）。対象となったのは頭髪から五〇ＰＰＭ以上の有機水銀が検出された「胎児性水俣病の赤ん坊を産む恐れのある」女性四七名であった（『朝日新聞』一九六七年六月三日）。こうした方針について、厚生省環境衛生局長館林宣夫は「不幸を未然に防ぐという意味」であると説明した（『新潟日報』一九六五年七月二二日）。

しかし、この方針の公表は唐突であった。一九六四年に新潟県衛生部長となった北野博一は、次のように語っている。

まさか厚生省が発表するとは思っていなかったのであわてました。水俣市で異常児がたくさん生まれた事例があるので、水銀中毒患者とわかると同時に、妊婦や妊娠可能な既婚婦人にどんな手を打つべきか、を話し合っていたんです。この問題は影響が大きいし、それに精神的にデリケートな妊婦も、対象になっているので、発表したときのショックを考え、いつ、どんな形で発表したらいいのかとわれわれは困っていたんです。じつは、二十一日に東京で開いた打合会のあと、私は厚生省の幹部に『このことだけはもう一、二週間の間、発表しないでくれ』と頼んだのです。もちろん地元でも発表はしませんでした。だから『とうとう白状してしまった』と厚生省のある局長から連絡があったときはおどろきました。……（中略）……まったく突然の発表で弱ってます。ご婦人方にはショックでしょうからねえ。

椿忠雄も「私は〝発表しない〟という了解のもとで危険性を述べたのですが」と困惑していた。なぜ、このような事態となったのかというと、記者団と会った厚生省の担当官が「質問に答えているうちについ口をすべらし、追及されてしゃべってしまった」からだという。

妊婦への対応についても、北野は「もし確実に異常児出生の不幸を防止するのだったら、中絶以外にない」と考え、椿は「川魚をいっぱい食べているのなら問題ですが、そうでなかったらあまり心配はないと思います。もちろん中絶する必要はない」と考えており、まだ、県としての方針も定まっていなかった。(55) そのときに、突然、厚生省が胎児性患者の出生の危険性を理由に避妊の指導という方針を発表したのである。対象となる女性には、子どもを生んでいいのかという不安が走った。「子供が生まれたら奇形児かもしれない」（『ヤングレディ』第三巻三三号、一九六五年八月九日）などという不安を煽る報道もなされた。

北野博一の下で新潟水俣病への対策に深くかかわった県衛生部医務課副参事枝並福二は、一九六五年五月三一日～一九六七年一二月二七日（日付が確認できる記事に限る）の期間、新潟水俣病関係の衛生部内の動向について大学ノート三冊に及ぶメモを残している。この「枝並ノート」によれば、七月二二日、新潟県衛生部では「胎児水俣」について打ち合わせがおこなわれ、公衆衛生課長より説明がなされた。(56) そこでは、「現在妊娠している婦人から多量の水銀が検出されたばあいは、中絶指導する」ことが示された（『産経新聞』一九六五年七月二三日）。

さらに、七月二三日には、県と新潟大学とで立ち上げた新潟県有機水銀中毒研究本部で、県側と椿忠雄をはじめとする新潟大学側との「胎児水俣」に対する対策のための打ち合わせ会が開かれている。これには県側から衛生部長、医務課、環境衛生課、公衆衛生課，薬事課の各課長をはじめ新潟市の衛生課長も出席し、「現在妊娠中の人に対する対策」について話し合われたが、枝並は、頭髪から高い量の水銀が検出された者には「中絶処置」とメモに書き残している。[57]さらに、七月二六日、県有機水銀中毒研究本部は「二百PPM以上検出される妊婦があれば、かりに症状がなくても本人の申し出によって妊娠中絶させる」と発表した（『毎日新聞』新潟版、一九六五年七月二七日）。

実際には、「早期なら中絶が望ましいともいえるが、各人の事情による」との判断から「保健婦が巡回して個々の対策を考える」ことになる（『読売新聞』新潟版、一九六五年七月二七日）。こうした妊娠可能な年齢の女性への妊娠規制の指導には、医師とともに保健婦が動員されるが、[58]二七日からの保健婦巡回を前に、県有機水銀中毒研究本部では、保健婦に対して、妊婦への投薬治療は胎児への影響を考えて実行できないこと、本人の意思による妊娠中絶には法的に問題があることを認めざるを得なかった（『新潟日報』一九六五年七月二七日）。この法的問題とは、後述するように優生保護法の適用の可否である。

この後、七月二八日、衛生部長室で部内各課長の会議があり、公衆衛生課長より「健康調査、婦人及び乳幼児に対する対策指導について」説明がなされた。このときの枝並のメモには「椿内科と連絡の上一六～四九歳までの婦人の名簿　妊娠している婦人―治療しない―安心感を与えるようにする　中絶したい者―医師の指導　魚をたべて妊娠可能な人―バスコントロール指導」と記されている。[59]このメモからは、新潟大学医学部病院の椿内科が把握している頭髪から五〇PPM以上の有機水銀が検出された一六～四九歳の女性のなかで妊娠中の者には特別な治療はしないが、そのうち妊娠中絶を希望する者には医師が指導し、阿賀野川の魚を食べていて妊娠可能な年齢の者には避妊を指導するという県の方針を読み取ることができる。そして、八月二日、枝並に公衆衛生課長より連絡があり、七月二九日、三一日に県医師会、新潟大学が公衆衛生課長と話し合い、県の方針を了承したことが伝えられた。枝並は、この件について「異常児出産の心配ある妊婦は母乳にも水銀が含まれるので人口授乳（ママ）－指導。二〇〇ＰＰＭ以上の妊婦－症状がなくとも本人の申し出により妊娠中絶せしめる」とメモに記している。[60]

ただ、当初は、人員不足のため、新潟大学での検査も「不眠不休で努力をしても一日十名程度しか出来ない」状況で、新潟勤労者医療協会も「検査人員と設備を大巾に増加し、結果を直ちに地元民に教え、頭髪の水銀濃度の高い人は直ちに責任ある治療をさせなくてはならない」と頭髪検査と治療の徹底を求めていた。[61]

こうしたなか、妊婦の指導において「生むべきか中絶すべきか」という重大な問題に直面せざるを得なくなった新潟県医師会は、対応策を県優生保護審査会に諮問し、その結果、優生保護法の「方便的な拡大法解釈」をしなければ妊娠中絶手術をおこなえないことが判明した。胎児性水俣病患者の出生を防止するための妊娠中絶手術については、同審査会でも賛否の意見が分かれ、さらに、優生保護法のどの条文に照らしても、そのような目的の妊娠中絶手術は不可能と判断された。その結果、同審査会は優生保護法の「不良な子孫の出生を防止する」という法の目的を生かし、「母体保護」の意味を拡大解釈して、そのうえで「総合的な見地から生むことをまず勧め、本人がどうしても中絶したいと希望すれば、それに従う」という「統一意見」をまとめた（『新潟日報』一九六五年八月八日）。こうして、優生保護法の拡大解釈という手段を講じて、高度の有機水銀値を示した妊婦に対する中絶手術が可能とされたのである。

第三章でも述べたように、優生保護法に胎児に異常があれば妊娠中絶を求める条項（「胎児条項」）を加えるという改正案が提出される第六八回国会（一九七二年）に向けて、厚生省公衆衛生局が事前に作成した国会での想定問答によれば、現行の優生保護法では「胎児が重度の障害を有すると診断された場合に人工妊娠中絶はできないのか」という質問に対しては、「胎児に重度の障害があると診断された場合、妊婦は非常なショックを受け、これにより母体の健康が著しく害されるおそれのある場合」には現行法で妊娠中絶は可能であると説明されている。[62] 同じような解釈が、新潟水俣病の妊娠規制にも適用されたのである。

八月二五日には、新潟勤労者医療協会、新日本婦人の会新潟支部などが新潟県労働組合評議会（県評）をはじめとする労働組合や民主団体に呼び掛けて民主団体水俣病対策会議を結成する。この結成に先立ち、八月一八日に同会準備会が患者を交えて県と交渉し、「胎児性水俣病についてはすみやかに徹底的な調査をおこない、病児はもちろん、妊婦に対し、県、市の責任で完全な保護育成対策をたてること」を要求した。[63]

そして、一〇月三〇日には、公衆衛生課に保健所の担当者を集めて「水銀中毒症患者、保有者に対する指導事項説明会」を開き、頭髪の水銀量が五〇ＰＰＭ〜一九九ＰＰＭの女性に対する指導として「一度は必ず新大で受診するよう指導」すること、「産婦は乳児もともに受診させる」こと、「通院等による治療希望者を確認する」こと、「受診又は受療について確認する」ことを伝えたと枝並は記録している。[64]

その後も妊娠規制は継続され、一九六六年三月一四日には、公衆衛生課で新津、豊栄両保健所の担当者の「訪問指導」の打ち合わせをおこない「妊娠可能婦人に対する受胎調節の指導」についても説明をおこなっている。[65]

こうした妊娠規制が終わるのは一九六七年六月になってからである。六月二日、新潟水俣病の診定委員会（委員長　新潟大学医学部長山内峻呉）は、妊娠規制の対象となっていた四七名のうちの四五名に対して「受胎調節は解除する」と発表した（『朝日新聞』一九六七年六月三日）。枝並のメモによれば、六月九日、県を訪れた衆議院産業公害対策特別委員会委員の角屋堅次郎ら日本社会党の国会議員に対し、対応した君健男副知事、衛生部長らは「妊娠可能婦人の解除−慎重を期するよう厚生省に申し入れてある」と説明しているが、[66] 六月一二日、新潟県水銀中毒対策本部長の名義で、妊娠規制の対象者に対し、一九六七年三月現在で、頭髪の有機水銀の数値が三〇ＰＰＭ以下に下がった「妊娠可能婦人については一応胎児に影響を及ぼすおそれがなくなったものと考え、訪問指導の対象から除外します」と通知した。[67] この後、七月三日には水俣病被害者と支援する民主団体水俣病対策会議が衛生部長に対し「妊娠可能婦人に対する措置」として「本人がなっとくするよう説明のこと」と申し入れているが[68]、妊娠規制は六月の段階で、ほぼ終結したと考えられる。

約二年間に及んだ妊娠規制は守られ、対象となった四七名のなかには「新婚間もない人やこどもが一人、二人の人が多かったが、この二年間に妊娠した人はたったの一人だった」という。ある女性は「夫が産めというのですが、とてもこわくて産めませんでした」と語っている（『朝日新聞』新潟版、一九六七年六月四日）。

このように、新潟県の「不幸な子どもの生まれない施策」の開始と並行してこうした妊娠規制もなされていたのである。一九六七年五月一七日、第五五回国会衆議院産業公害対策特別委員会で、石田宥生（日本社会党）は「指導」の解除の理由について質問しているが、その主張は「阿賀野川の流域の毛髪に相当量含有しておる婦人に子供を生ましてもいいか悪いかということは、一面からいえば人道上の問題でもあり、またそれがために脳性麻痺の子供が生まれるというようなことがあっては、これはまたたいへんなことになるので、新潟県の衛生部を中心として新大の先生方と協議中という御答弁でありますが、これは十分ひとつ慎重に本省のほうでも御配慮を願いたい。いつまでも避妊をさせておくということにも私は忍びないものがあると思うけれども、だからといって脳性小児麻痺の子供が生まれるような状態になってはならないので、そういう点については慎重にひとつ御配慮を願いたいと思う」というもので、人道上の問題はあると認めつつ、胎児性患者の出生を防ぐことを重視して、妊娠規制の解除には慎重であれというものであった[69]。

新潟水俣病が〝発見〟されてから二年近い間、頭髪から五〇ＰＰＭ以上の水銀が検出された女性たちに対し新潟県により妊娠規制が実施され、枝並のメモや新聞報道を読む限りでは、そこでなされた妊娠中絶は本人意思による任意のものであったと解釈できるのであるが、ここで問題となるのは、妊娠規制の任意性の実態である。

県の「水銀中毒調査指導実施要領」には、阿賀野川の魚を食べた妊婦に対して頭髪採取後に「産みたい人」

については「出産後は母乳をやめて人工栄養にすること」「出産後に乳児の毛髪を検査すること」「奇形児・障害児の危険について安心感を与えること」を指導方針とし、「中絶したい人」については「人命尊重の立場から極力産せるよう指導すること」を前提にしつつ「妊娠晩期の者は産せる体制にすること」「妊娠初期の者は毛髪の検査結果を待つこと」とし、いずれの場合も「主治医に相談するよう指導」し、そのために医師会主催で優生保護指定医の打ち合わせをおこなうことにしている。この文面では、妊娠中絶を極力避けていたようにも読み取れるが、問題となるのは妊娠中絶を希望する妊娠初期の者への対応である。[70]

浦崎貞子は、「当時の「水俣病」や「胎児性水俣病」に対する風潮は過度に恐怖感をあおる内容が多」く、「特に妊娠期にあった人にとって、水俣病や胎児性水俣病の恐怖には計り知れないものがあった」ので、妊娠規制における「「行政指導」は、法的な拘束力はなく、強制するものでもなかったとしても、国や県からの指導という意味は、当時の社会の風潮も加味されえて、受け手にとっては重くのしかかるものであり、強制力が発信されていたものと考えられる」と述べている。[71]

また、浦崎は、新潟水俣病の一次訴訟の原告の証言などから、「指導」により妊娠中絶や不妊手術を受けた女性の存在も明らかにしており、[72]「妊娠規制」だけではなく「授乳（母乳）禁止」をおこなったことも重視して「2世代への健康被害の拡大を最小限にするために」「女性の身体管理・調節・制限の実施で乗り切ろうとしたのではないだろうか。そして結果的には、公害被害の実態を隠蔽させ同時に「胎児性水俣病」の人権を否定したことにならないだろうか」と問題を提起した。[73] 原田正純・田尻雅美も、こうした措置について「問題がなかったとは言えない」と疑問を呈し、[74] 花田昌宣は「新潟県による妊娠規制指導は、胎児性水俣病が生まれる不安を煽る結果として、人工妊娠中絶や不妊手術に追いやった」「優生保護法第一条の「不良な子孫の出生を防止する」という表現と重ね合わせてみれば、胎児性水俣病の出生を防止するという発想に容易につながる。

この事実は、現に生存している熊本の胎児性水俣病患者たちが生まれるべきではなかったというに等しい」と、厳しく批判している[75]。

事実、妊娠規制については、新潟水俣病の賠償を求める訴訟においても、争点のひとつとなった。一九七一年五月一七日に原告側が新潟地方裁判所に提出した「第五（最終）準備書面」では、一九六五年八月～一九六七年六月一二日の「妊娠規制期間」に、二名の女性が妊娠中絶手術を受け、一名の女性が不妊手術を受けたことを示して、「人が子を生み、子を育て自らの子孫を維持していくことは、人間のもっとも根幹的な営みである。水俣病は、この営みを破壊し、家庭生活の幸せを奪い去った」と告発している[76]。

新潟県は、二〇〇二年に新潟水俣病への理解を深めるために『新潟水俣病のあらまし』を刊行するが、そこでは「水俣病には、胎児が母胎にいる間に母親が魚を摂取することによりメチル水銀に汚染されて起こる胎児性水俣病のケースがあり、この患者の発生を防止するため、頭髪水銀濃度が五〇ＰＰＭ以上の婦人に受胎調節の指導を行いました。これにより、新潟での胎児性水俣病患者の発生が抑制されたと言われています」と妊娠規制の成果を伝聞体で記すのみで、それへの批判があることには触れていない[77]。同書は、二〇〇七年、二〇一三年に改訂されているが、この記述は修正されずに現在に及んでいる。

さらに、新潟県立環境と人間のふれあい館の展示においても、胎児性水俣病について「胎児性水俣病は、母親が吸収したメチル水銀がへその緒をとおして胎児の脳を冒すことで発症し、言語障害や精神発達障害などの知能障害、運動機能障害などの症状が現れます。胎児は、成人の場合と比べ、メチル水銀に対する感受性が高いため、母親が軽症な場合でも、新生児は重症となる場合がありました。また、より強くメチル水銀の影響を受けると、死産、流産となる可能性が指摘されています」と、その〝危険性〟を強調する一方で、「中には、水俣病の赤ちゃんが生まれることをおそれて、赤ちゃんができないように手術したり、赤ちゃんを中絶したりした人もいました」と、妊娠規制が国や県の指導でなされた事実に触れず、あたかも女性たちが自主的に不妊手術や中絶手術を選択したかのように記している。すくなくとも、優生保護法の拡大解釈により、県の指導の下、こうした措置が実施されたという事実は明記されるべきであろう。新潟水俣病については優生保護法との関連からも検討がなされるべきである。[78]

6 新潟県における強制不妊手術の実態

新潟県における優生保護法による強制、もしくは強制の可能性がある不妊手術の年別の数を**表1**に示し、強制の可能性のある妊娠中絶手術の年別の数を**表2**に示した。

統計が毎年、継続してないため、障害や病気を理由にした強制、もしくは強制の可能性のある不妊手術、妊娠中絶手術の総数を把握することはできないが、不妊手術は一九八〇年代半ばまで、妊娠中絶手術はすくなくとも一九六〇年代まで、ほぼ毎年、実施されていたことがわかる。また、ハンセン病を理由にした患者への不妊手術（第三条第三号）は一九四九年、一九五〇年に集中しており、一方、ハンセン病を理由にした患者と配偶者への妊娠中絶手術（第一四条第三号）は一九六七年まで実施され、その後また、一九九五年、一九九六年にも実施されている。新潟県にはハンセン病療養所はないので、新潟県出身者が隔離された療養所で手術を受けた場合が多いのではと推測されるが、これ以上の詳細は不明である。

表1　優生保護法による強制、もしくは強制の可能性がある不妊手術数

年	3条1号	3条2号	3条3号	4条	12条	年	3条1号	3条2号	3条3号	4条	12条
1949	1	2	15	6		1974	2	−	−	14	−
1950	3	12	7	7		1975	5	−	−	1	3
1951	2	4	−	8		1976	1	−	−	1	−
1954	5	1	−	3	2	1977	1	−	−	30	1
1955	1	−	−	9	−	1978	2	2	−	−	−
1956	7	1	−	5	2	1979	−	−	−	1	−
1957	4	−	−	3	1	1980	2	−	−	−	−
1958	5	−	−	4	1	1981	−	−	−	−	−
1959	1	−	−	9	2	1982	−	−	−	1	−
1960	1	−	2	10	1	1983	4	−	−	−	−
1961	2	−	−	14	−	1984	1	−	−	3	−
1962	2	−	−	19	−	1985	11	−	−	−	−
1963	3	−	−	24	−	1986	1	1	−	−	−
1964	1	1	1	17	2	1987	−	−	−	−	−
1965	5	−	−	6	−	1988	−	1	−	−	−
1966	−	−	−	8	1	1989	1	−	−	−	−
1967	3	1	−	15	1	1990	1	3	−	−	−
1968	4	−	−	8	2	1991	−	−	−	−	−
1969	3	−	−	3	−	1992	−	−	−	−	−
1970	1	−	−	10	−	1993	−	−	−	−	−
1971	5	−	−	2	1	1994	−	−	−	−	−
1972	2	−	−	2	1	1995	−	−	1	−	−
1973	1	−	−	4	−	1996	−	−	−	−	−

註：1952年、1953年は都道府県別、事由別の統計がない。
出典：1949〜1959年は、厚生省大臣官房統計調査部編『衛生年報』各年版
1960〜1972年は、厚生省大臣官房統計調査部編『優生保護統計報告』各年版
1973〜1995年は、厚生省大臣官房統計情報部編『優生保護統計報告』各年版
1996年は、厚生省大臣官房統計情報部編『母体保護統計報告』1996年版

次に、公開請求の手続きにより、新潟県と新潟市が公開した優生保護法による強制的と判断できる不妊手術に関する公文書について検討する。個人情報に関しては、京都府や神奈川県などの公開文書と比べるとマスキングが過度なため、各文書に記された人物が同一かどうかの判断に苦慮する事例もあったが、以下の**表3**に示したように新潟県の開示分は新津保健所管内の一九六七年〜一九七三年の八名（A1〜F）、新潟市の開示分は新潟市西保健所管内の一九七三年と一九八二年の二名（G〜H）と判断できる。**表3**の空欄は関係する文書がないか、あっても期日が特定できないためである。

C、D、Eはすべて優生保護法の第一二条の適用で手術を受けている。**表1**に示した厚生省の統計では、一九七一年の第一二条による不妊手術は一例となっているが、新潟県の文書によれば少なくとも三例あったこと

表2　優生保護法による強制の可能性のある妊娠中絶手術数

年	14条1号	14条2号	14条3号
1955	5	5	1
1956	2	16	2
1957	3	21	8
1958	8	25	3
1959	1	26	6
1960	3	157	4
1961	—	35	—
1962	—	26	—
1963	2	4	7
1964	12	1	1
1965	2	2	—
1966	—	—	3
1967	1	3	2
1968	2	2	—
1969	7	—	—
1990	3	—	—
1991	—	—	—
1992	—	—	—
1993	—	—	—
1994	—	—	—
1995	—	—	1
1996	—	—	1

註：1970年〜1989年は都道府県別、事由別の統計がない。

出典：1955〜1959年は、厚生省大臣官房統計調査部編『衛生年報』各年版
1960〜1972年は、厚生省大臣官房統計調査部編『優生保護統計報告』各年版
1973〜1995年は、厚生省大臣官房統計情報部編『優生保護統計報告』各年版
1996年は、厚生省大臣官房統計情報部編『母体保護統計報告』1996年版

表 3　新潟県における強制不妊手術の実態

新津保健所管内（新潟県が開示）

被害者	申請日	遺伝調査日	保健所から県への申請日	優生保護審査会開催日	決定通知日	病名	適用の可否
A_1（女性）	1967.10.9		1967.10.14				
A_2（女性）	1967.10.9		1967.10.14				
A_3（女性）	1967.10.9		1967.10.14				
B（男性）	1969.4.12					精神薄弱（後天性）	12 条を申請
C		1971.4.14	1971.4.14	1971.4.21	1971.4.22		12 条適用
D（女性）	1971.10.23	1971.10.20	1971.11.25	1971.11.8	1971.11.8	精神薄弱（生来性痴愚者）	12 条適用
E（女性）	1971.11.2	1971.11.18 及び 11.22		1971.12.9	1971.12.10	接枝分裂病	12 条適用
F		1973.6.5	1973.6.6				

註：A_1、A_2、A_3 に関する文書は一括されているが、別人のものと判断できる。病名は文書記載のままとした。

新潟市西保健所管内（新潟市が開示）

被害者	申請日	遺伝調査日	保健所から県への申請日	優生保護審査会開催日	決定通知日	病名	適用の可否
G（女性）	1973.6.7		1973.6.18	1973.7.3	1973.7.3	躁うつ病	4 条適用
H（女性）	1982.1.19	1982.1.22 1982.2.17 1982.2.22	1982.1.22	1982.6.3	1982.6.10	躁鬱病	不適

が確認できる。厚生省の統計に不備があるのか、あるいは優生保護審査会で不妊手術の実施が決まっても実施されなかったのか、定かではない。

また、手術を実施したかどうかは不明であるが、Bも一九七一年に優生保護審査会に審査申請段階で第一二条の適用を申請している。第一二条とは、前述したように、一九五二年五月一七日の法改正により加えられた「遺伝性のもの以外精神病又は精神薄弱に罹つている者」に対して不妊手術をおこなえるとした条文である。一九五二年二月二八日、参議院厚生委員会において、改正法案を提出した谷口弥三郎は、「各保健所などに医者を招聘したり、或いは医者を置いておりますが、あの中に是非とも精神病に特別の技能を持つたような医者を入れるということにして、そうして或いは浮浪者、或いはパンパンガールにいたしましても、その他の者にしましても、少し精神鑑定を保健所においても進めて行つて、若しそういうことがあれば今おつしやつたようなふうに優生手術を勧めるとかいうところまで行かなければならんと思います」と発言している。[79]社会にとって存在が好ましくないひとびとを精神障害者として不妊手術の対象とする法改正であった。第一二条は任意の手術として規定されているが、事実上の強制手術であった可能性は高い。Bに対してはどのような審査結果が出たかは不明であるが、すくなくともC、D、Eの三名に対しては第一二条による不妊手術が実施されたと考えられる。

次に遺伝調査の実態をみておく。過度なマスキングにより文書からはきわめて限られた事実しか読み取れないが、調査の実務は管轄の保健所の職員がおこなっている。この点については、Cに付された文書中の県衛生部長より県立保健所長宛てに発せられた一九七一年五月四日付「優生手術適否申請にかかる遺伝調査について」に「優生手術適否申請にかかる遺伝調査については、本年度から従来の取り扱いを変更して該当保健所の職員に担当していただくこと」となったと記されており、同文書では、調査を担当する職員を「精神衛生相談員または精神衛生担当保健婦」と規定し、「申請者ならびに家族関係者等からの聴取りによる調査」をおこない、調査後、「おおむね一週間以内」に県衛生部公衆衛生課長に報告書を提出することと、報告者は優生保護審査会に出席することを求めた。遺伝調査の対象者についてはB～Gの文書に記されているが、それらを総合すると、本人、父母、兄弟姉妹、甥、姪、父方・母方両方の祖父母、叔父、叔母、いとこ、いとこの子にまで及んでいた。

なお、一九七〇年度までは、遺伝調査を誰が実施していたのか、新潟県に関する文書からは確かめることができないが、京都府公衆衛生課「強制優生手術関係綴」（一九五八年）、および神奈川県予防課「優生保護審査会関係綴」（一九六二年度）、「優生保護審査会記録」（一九七〇年度）所収の遺伝調査報告の文書では、不妊手術の対象となる本人を診断し手術を申請した医師が調査をおこなっているので[80]、新潟県においても、一九七一年度から、診断した医師による調査から保健所担当職員による調査に変更したと考えられる。

また、優生保護審査会の実態についてはHに付された文書に詳しい。それによれば、Hに対する優生保護審査会は一九八二年六月三日午後三時三〇分から新潟市学校町通二番町の平安閣紅葉の間で開かれている（五月二四日付新潟西保険所長宛て新潟県衛生部長「優生保護審査について（通知）」）。そして、当日の審査会は**表4**のような進行次第により進められた。

表4

新潟県優生保護審査会進行次第

1	開会	15：30	公衆衛生課長補佐
2	あいさつ	52年以来	公衆衛生課長
3	委員紹介		公衆衛生課長補佐
4	委員長の選出について （新大　竹内教授を予定）		 公衆衛生課長
5	協議事項		竹内委員長
	法第4条に基づく申請の審査について		
	申請書について説明		事務局（精神衛生係長）
	遺伝調査について説明		事務局（西保健所）
	審議		
6	閉会		

当時の県優生保護審査会委員（任期　一九八二年二月一九日〜一九八四年二月一八日）は、新潟大学産科婦人科学教室教授竹内正七、同大学精神医学教室助教授内藤明彦、新潟県医師会理事宮川糧平、新潟地方検察庁次席検事石井和男、新潟家庭裁判所裁判官井上哲男、新潟県弁護士会弁護士村山六郎、新潟県民生委員会副会長中谷千代、日本助産婦会新潟県支部支部長中村イネ子、新潟県精神衛生協会会長代行川室道隆、新潟県衛生部長小野寺伸夫の一〇名で、当日は石井と村山は欠席した。審査の結果、Hには「優生手術を行う必要を認めない」という決定が下された（六月七日付新潟県優生保護審査会「優生手術決定通知書」）。

おわりに

このように、新潟県における優生保護法による人権侵害は、単に強制不妊手術だけではなかった。優生保護法が存在することで、特定の障害者、病者が「不良」な人間と断定され、「公益」の名の下に基本的人権の例外とされてきた。優生保護法の下で展開された結婚相談や受胎調節普及運動、「不幸な子どもの生まれない施策」などのなかで、こうした考え方は県民に浸透させられた。新潟大学による精神障害者への人体実験もまた、医学の発展という「公益」のためには精神障害者の人権は侵害されてもやむを得ないとされ、そこには優生保護法と共通する考え方が一貫していた。新潟水俣病に対しても、優生保護法を拡大解釈して、妊娠中絶手術や不妊手術が実行された。「胎児性水俣病」の子どもは「不良な子孫」とみなされたのである。

以上、本章で明らかにした事実は、新潟県のみの問題ではない。全国的な優生保護法による人権侵害の被害と共通する事実である。今後、本章の視点をもとに、全国各地で、地域における優生保護法の史的検証が進むことを期待する。

●――註

(1)『昭和廿三年新潟県議会定例会議事会議録』第七号、四頁、九頁。
(2)『昭和廿三年新潟県議会十月定例会会議録』第四号、二八～二九頁、三一頁。
(3)『昭和廿五年新潟県議会二月定例会会議録』第七号、二三六頁、二四〇頁、二四二頁。
(4)「衛生部各課主要事務分掌」(新潟県衛生部『月刊衛生新潟』第四号、一九四七年一一月)。
(5)「故須川豊元理事長略歴」(『日本公衆衛生雑誌』第四二巻第五号、一九九五年五月)、巻頭。
(6)瀬木三雄「優生保護法をめぐる諸問題」(『産科と婦人科』第一七巻第七号、一九五〇年七月)、五五頁。
(7)須川豊『母子保健対策の現状と今後の方向』(全国母子保護健康センター、一九七一年)、同『先天異常の発生防止に関する保健指導について――とくに保健婦事業を中心にして』(一九八三年)。
(8)須川豊「優生保護法の諸問題」(『産婦人科の世界』第二巻第七号、一九五〇年七月)、五五頁。
(9)座談「優生保護法をめぐる諸問題」(同右書)、四六頁。
(10)須川豊「法を行うこと」(新潟県公衆衛生協会『衛生新潟』第三巻四・五号、一九五七年一〇月)、一～二頁。
(11)須川豊「『わが公衆衛生、あゆみのメモ』をめぐって」(『公衆衛生』第四一巻第八号、一九七七年八月)、一八～一九頁。
(12)安西定「須川豊先生を悼む――公衆衛生の総合化と実践に貢献」(『日本公衆衛生雑誌』第四二巻、第五号、一九九五年五月)、巻頭。
(13)須川豊前掲「『わが公衆衛生、あゆみのメモ』をめぐって」、一八頁。
(14)水落守「〝住みよい郷土〟雑感」(『衛生新潟』第四巻一・二号、一九五八年六月)、五～六頁。
(15)「生活環境の改善による国民生活の改善合理化(案)」(『衛生新潟』第一巻第一号、一九五五年四月)、二頁。
(16)「新潟県住みよい郷土建設運動について」(同右書)、三頁。

(17)西蒲原郡味方村（現新潟市南区）では、運動開始から一〇年を過ぎた頃、「か・はえ・ねずみのいない生活を目標に、環境衛生を中心とする地区組織活動を進めて来た新潟県住みよい郷土建設協会は、創立十周年の昨年頃から社会の急激な進歩にともない、地域住民の要望にこたえ、公衆衛生全般にわたる巾広い実践活動の展開を目途に体質改善をせまられて参りました」と述べ、「体質改善」の実践目標として母子衛生をあげている（「住みよい郷土建設運動の展開」、『あじかた村だより』第一一号、一九六七年二月）。しかし、実際には、より早く、須川が新潟県衛生部長在職段階から母子衛生も運動の課題となっていた。

(18)「受胎調節普及運動実施要綱きまる」（日本家族計画普及会『家族計画』第二三号、一九五六年二月）。

(19)「受胎調節普及運動　厚生省民間に協力要請」（同右書）。

(20)新潟県公衆衛生課「受胎調節普及活動について」（『衛生新潟』第一巻第四号、一九五五年一〇月）、一頁。

(21)新潟県公衆衛生課「家族計画普及運動について」（『衛生新潟』第二巻第二号、一九五六年四月）、三～四頁。

(22)須川豊「昭和三十一年衛生行政の方針」（同右書）、二頁。

(23)新潟県公衆衛生課「受胎調節特別普及事業について」（『衛生新潟』第三巻第一号、一九五七年二月）、六～七頁。

(24)直江津市「住みよい郷土建設への歩み」（一九五八年七月、上越市立直江津図書館所蔵）。

(25)「医学と法律の境界線――ツツガ虫をつかった精神病療法」（『週刊新潮』第二巻第一一号、一九五七年三月一八日）、二一頁。

(26)『第二十六回国会衆議院文教委員会議録』第一〇号、二～三頁、五頁。

(27)『第二十六回国会衆議院文教委員会議録』第一四号、一～四頁。

(28)『第二十六回国会衆議院文教委員会議録』第三〇号、五～七頁。

(29)同右書、三頁、五頁。

(30)桂重鴻教授定年退職記念事業委員会編『桂重鴻教授研究業績目録』（一九六〇年）、七六～八二頁。

(31)たとえば、「恙虫病の臨床」（『日本伝染病学会雑誌』第二七巻第三－四号、一九五三年六月）、「恙虫病並びに細菌性赤痢に対する少量抗生物質療法」（『新潟医学会雑誌』第七〇年第一一号（一九五六年一〇月）など。

(32)『昭和三十二年新潟県議会二月定例会会議録』第三号、八〇頁、八四～八五頁。

(33)『昭和三十二年新潟県議会九月定例会会議録』第二号、四三頁、四八～四九頁。
(34)上野陽里「第二次大戦末期のデング熱流行時における人体実験」(『医学史研究』第七〇号、一九九六年一二月)、三九頁。
(35)岡田靖雄編『もうひとつの戦場――戦争のなかの精神障害者/市民』(六花出版、二〇一九年)、四三頁。
(36)君健男「昭和三十三年の衛生事業」(『衛生新潟』第四巻第六号、一九五八年一二月)、二頁。
(37)新潟県衛生部「昭和三十四年度重点事業実施計画」(『衛生新潟』第五巻第二号、一九五九年六月)、三頁。
(38)君健男「母子衛生について」(『衛生新潟』第六巻第二号、一九六〇年四月)、一頁。
(39)藤原満喜子「母子衛生事業の概況」(同右書)、一八頁、二〇頁。
(40)新潟県衛生部『衛生年報』一九五九年版、一〇六頁。
(41)新潟県衛生部『衛生年報』一九七五年版、三九頁。
(42)前掲「故須川豊元理事長略歴」。
(43)須川豊前掲『母子保健対策の現状と今後の方向』、九五頁。
(44)「よい子を生む運動」全国各地に急速に広まる」(『家族計画』第一七八号、一九六九年一月)。
(45)新潟県衛生部『衛生年報』一九七一年版、三三頁。
(46)新潟県衛生部医務課「不幸な子どもの生まれない施策の推進について」(新潟県庁所蔵)、一頁、一一～二〇頁。
(47)新潟県衛生部『衛生年報』一九六五年版、四二頁。
(48)新潟県衛生部『衛生年報』一九七一年版、三三頁。
(49)「夫婦の生理など　新潟県岩室村で新婚学級」(『家族計画』第一九三号、一九七〇年四月)。
(50)五十嵐聿「役立った優生結婚セミナー」(『家族計画』第二一六号、一九七二年三月)。
(51)「優生結婚のパイオニアに　第一回優生結婚セミナーから」(『家族計画』第二〇八号、一九七一年七月)。
(52)「震災後一年　不安にさらされる住民」(新潟勤労者医療協会『明るい医療』第五三号、一九六五年七月)。
(53)「水俣病の問題点と対策」(同右書)。
(54)斎藤恒『新潟水俣病』(毎日新聞社、一九九六年)、四〇頁。
(55)「『避妊せよ』とショッキングな警告」(『サンデー毎日』第四四巻第三五号、一九六五年八月一五日)、一一六～一一八頁。

(56)「枝並ノート」（新潟県立環境と人間のふれあい館所蔵）一九六五年七月二二日の条。
(57)「枝並ノート」一九六五年七月二三日の条。
(58)新潟県看護協会看護史編纂委員会編『新潟県看護の歩み』（新潟県看護協会、一九九九年）、四四二～四四五頁。
(59)「枝並ノート」一九六五年七月二八日の条。
(60)「枝並ノート」一九六五年八月二日の条。
(61)「施設、人員の不足検査で進まず」（『明るい医療』号外、一九六五年八月）。
(62)厚生省公衆衛生局「昭和四十七年　第六十八回国会　優生保護法の一部を改正する法律案想定問答」（『厚生労働省等における旧優生保護法関係資料』⑤―5――松原洋子編『優生保護法関係資料集成』第五巻、六花出版、二〇二〇年、二七〇頁――）。
(63)「検査結果の報告を確約　しぶしぶ責任を認める　準備会の対県交渉」（『明るい医療』第五五号、一九六五年九月）。
(64)「枝並ノート」一九六五年一〇月三〇日の条。
(65)「枝並ノート」一九六六年三月一四日の条。
(66)「枝並ノート」一九六七年六月九日の条。
(67)新潟県水銀中毒対策本部長「高水銀保有者、妊娠可能婦人に対する受胎調節指導および健康管理の解除について」（一九六七年六月一二日、新潟県庁所蔵）。
(68)「枝並ノート」一九六七年七月三日の条。
(69)『第五十五回国会衆議院産業公害対策特別委員会議録』第五号、一〇～一一頁。
(70)「水銀中毒調査指導実施要領」（新潟県庁所蔵）。
(71)浦崎貞子「新潟水俣病事件における妊娠規制と授乳禁止の検証――ジェンダーの視点からの接近」（『医学評論』第一一〇号、二〇一〇年六月）、三二頁。
(72)浦崎貞子「ジェンダーの視点からみる新潟水俣病――「妊娠規制」「授乳規制」の検証と考察」（新潟大学大学院現代社会文化研究科『現代社会文化研究』第三四号、二〇〇五年一二月）。
(73)浦崎貞子前掲「新潟水俣病事件における妊娠規制と授乳禁止の検証――ジェンダーの視点からの接近」、二六頁。

(74)原田正純・田尻雅美「小児性・胎児性水俣病に関する臨床疫学的研究——メチル水銀汚染が胎児および幼児に及ぼす影響に関する考察」(熊本学園大学社会関係学会『社会関係研究』第一四巻第一号、二〇〇九年一月)、一七頁。

(75)花田昌宣「優生保護法と新潟水俣病における妊娠規制」(『水俣学通信』第五三号、二〇一八年八月)、二頁。

(76)新潟水俣病弁護団『新潟水俣病裁判』第二集(新潟水俣病共闘会議、一九七一年)、一八六〜一八七頁。

(77)新潟県福祉保健部生活衛生課編『新潟水俣病のあらまし』(新潟県、二〇〇二年)、一〇頁。

(78)高野秀男「水俣病の今日性を水俣条約、優生思想から思索する」(『進歩と改革』第八一四号、二〇一九年一〇月)。

(79)『第十三回国会参議院厚生委員会会議録』第一〇号、二頁。

(80)京都府公衆衛生課「強制優生手術関係綴」(一九五八年)は京都府立京都学・歴彩館所蔵、神奈川県予防課「優生保護審査会関係綴」(一九六二年度)、同「優生保護審査会記録」(一九七〇年度)は神奈川県立公文書館所蔵。

終章

優生保護法の「終焉」

1　優生保護法への疑問の拡大

一九八〇年一〇月、遺伝的な障害児を生むことをめぐる論争が起きた。

上智大学教授の渡部昇一が、『週刊文春』一〇月二日号に「神聖な義務」と題するエッセイを書き、血友病の子どもを出生させた作家の大西巨人を批判したのである。渡部は、障害児であっても「既に生まれた生命は神の意志であり、その生命の尊さは、常人と変わらない」という自己の生命観を示しつつ、「しかし、未然に避けうるものは避けるようにするのは、理性のある、人間としての社会に対する神聖な義務である。現在では治癒不可能な悪性の遺伝病をもつ子どもを作るような試みは慎んだ方が人間の尊厳にふさわしいものだ」とまで言い放った。渡部は、血友病患者への治療費に税金が使われていることをあげて、血友病になるとわかっていながら子どもを出生させた大西に対し、「もっと社会に責任を感じて、良識と克己心を働かせるべきである」と批判、あたかも大西が社会に対する責任感も良識も克己心も欠いているかのように罵倒した。さらに、渡部は、ヒットラーが遺伝的に欠陥があるとみなされたひとびとやロマを虐殺しておいたので、戦後、西ドイツは敏速に復興したという西ドイツ留学中にドイツ人医学生から聞いた話を冒頭に紹介し、ドイツやオーストリアはロマがいないので、フランスやイタリアより治安がいいと語り、読者に医学生の話を納得させるような誘導もおこなっていた。

これに対し、大西巨人は「破廉恥漢渡部昇一の面皮をはぐ」という反論を『社会評論』第二九号に発表、一〇月一五日付『朝日新聞』は発表前の大西の反論を大きく報じた。そして、「青い芝の会」神奈川県連合会をはじめ、作家の高史明、野坂昭如、遺伝学者の木田盈四郎、朝日新聞記者の本多勝一らが渡部への抗議と批判を展開し、上智大学でも学生の間から抗議運動が起こった。(1)

こうした論議の渦中にあった一〇月二一日、第九三回国会（鈴木善幸内閣）の参議院社会労働委員会で、園田直厚相が、心身障害者対策として「障害の早期発見、早期治療の推進」と発言したことに対して、前島英三郎（八代英太、新政クラブ）が、渡部のエッセイに触れて「胎児まで優生保護に照らしてというような踏み込んだ形になる危惧」を覚えると質した際、厚生省児童家庭局長金田一郎は、渡部の主張は「障害者の人権を無視するというようなことにもなりますので、私どもといたしましては賛成しがたい」と答弁した。厚生省としても「胎児条項」を是認するような論理を明確に否定したことになる。(2)しかし、渡部が展開した論理は、優生保護法の論理そのものである。金田は、渡部の主張には「障害者の人権を無視する」と反対するが、渡部の主張が障害者に不妊手術を求める優生保護法そのものを正当化するものであることにまで触れることはなかった。

それどころか、一九八〇年代に入り、生長の家を中心として、妊娠中絶の経済的理由を削除するべきだとする優生保護法の改正を求める運動は再び高まっており、一九八二年三月一五日、第九六回国会（鈴木善幸内閣）の参議院予算委員会で、優生保護法改正を求める生長の家を基盤とする村上正邦、玉置和郎（ともに自由民主党）に対し、厚相森下元晴は法改正について「できるだけ早くコンセンサスが得られるような形で今後検討してまいりたい、前向きで検討してまいりたい」「優生保護法の改正問題につきましては、厚生省としてもよく検討いたしまして早急にこれを出したい」と明言したのである。(3)

同年一二月二〇日、総理府で開催された婦人問題企画推進会議状況改善委員会の場で、厚生省公衆衛生局精神衛生課長補佐の技官今田寛睦が「優生保護法に関する動向について」と題して講演し、優生保護法の改正について厚生省の見解を説明している。そこで、今田は「胎児条項」について、「胎児の障害の有無の判断が一〇〇%可能なのかどうか」とか障害者団体等からは、「障害者がなぜ生まれて悪いのか」という議論があり、削除になったと説明し、この条項を除いた妊娠中絶の経済的理由と初産高年齢者の分娩指導の二点について改正を検討している旨を公表した。ただし、「最近胎児診断がかなり進歩をしていまして、比較的安全になってきました」ということを理由に、「胎児条項」は「今後検討すべき課題ではないか」と付言し、将来的に「胎児条項」を復活させる可能性があることを示唆していた。そして、次のように、法改正への方針を示した。

厚生当局の考え方といいますのは、少なくとも経済的理由により母体の健康を害する……（中略）……社会ではもうすでにないし、さらに医学的な判断からしてみても、精神的、身体的というのは、精神医学、身体医学というレベルにおいてその判断を医師が行うことが可能であるけれども、経済的というものについては医師の判断能力を超えているのではないか、むしろより医学的に母体の健康を守るためにこれを適用するというのが妥当なのではないかという方向で検討をすすめております。さらに、胎児条項についてはなお問題があるということで行っておりません。

今田は、このように述べ、改正法案を「次期通常国会には出せるように準備しております」と明言した。[4]この会合では、参加者の多くの意見は「優生保護法の中の経済的理由という条項を削除することは、いま直ちにいかがなものだろうか」というものではあったが[5]、このときの今田の発言のように、第九八回国会（第一次中曽根康弘内閣）に改正法案の国会再提出が予測されたのである。

しかし、一九八二年一二月二七日、自由民主党の大鷹淑子、山東昭子、森山真弓の女性三議員が厚相林義郎に「改正法案提出には反対」と抗議し、同党の女性議員六名の署名と要望書を提出した（『朝日新聞』一九八二年一二月二八日）。さらに、一九八三年一月二九日、国際婦人年日本大会の決議を実現するための連絡会が主催し、参議院会館で開かれた「優生保護法改正問題に関し五政党の方策を聞く会」でも、森山は「改正促進の方向へ動くとしたら断固反対する」との決意を示した（『朝日新聞』一九八三年一月二九日）。自由民主党内には玉置和郎、村上正邦のような生長の家を基盤とする議員のほかにも、選挙の際に生長の家政治連合の支援を受ける議員たちは優生保護法改正に賛成していたが、その一方では、女性議員の間からは強い反対の声も上がっていたのである。

こうした動きを受け、三月三日、第九八回国会衆議院社会労働委員会で、大原亨（日本社会党・護憲共同）から優生保護法の改正案を提出するのかどうかと問われた厚相林義郎は、法改正問題は「単にいまの人口問題とかなんとかでなく、非常に深い日本人の倫理あるいは人類の倫理というところを考えて、そこからどうするかという議論を尽くしていかなければならない問題ではないかと思っておりますので、慎重にこの問題の提出については考えておる」と、改正法案提出に慎重な姿勢を示した(6)。

また、三月八日、衆議院予算委員会でも、川俣健二郎（日本社会党・護憲共同）から法案提出の意思を問われた林は、生長の家からは法改正の推進を求める署名が七〇〇万筆も寄せられているが、改正に反対する署名も五二万筆もあり、また、改正を求める市町村議会の決議が九九件ある一方で、改正反対の市町村議会決議も五〇件ほどある現状を述べ、法改正は「国民的なコンセンサスの得られるような形でなければいけない」と、法案提出には慎重な答弁をおこなった。林は「生命の開始の時期をいつにするか、あるいはいつから胎児というか、一体産まれ出る子供の権利をどう考えるのか、それから逆に、産むところの権利、人権宣言、各条約等に係るところの婦人の権利をどう考えるのか、婦人の地位の向上をどう考えるのか、それから性教育の問題、それから非行問題ややみ中絶に対してどう対処するのか、家族計画の普及ということも考えていかなければならない。それから、母子の福祉対策も考えていかなければなりませんし、住宅対策もその中の一つではないか。

さらには、避妊技術の開発というようなことも考えていかなければならない」と、あたかも思いつくままに語るかのように、法改正をめぐってはまだ議論するべき多くの問題が残されていることを吐露した(7)。

当時、国会は、一九八〇年六月の衆参同時選挙で、自由民主党が圧勝していたので、日本社会党など野党の反対を押しきって優生保護法を改正しようとすれば、それは可能であった。しかし、中曾根内閣は、改正反対の世論の大きさ、そして与党内にも反対論があるため、改正法案の提出に慎重とならざるを得なかった。

三月二四日には、「改正案提出にはまず、自民党内の合意作りが先決だ」とする林の意向を受けて自由民主党政務調査会社会部会が開催された。当時、党内にも改正賛成派の生命尊重国会議員連盟と改正反対派の母性福祉を推進する議員連盟が、それぞれ署名活動をするなど対立していたが、この場でも両派の調整がつかず、部会長戸沢政方は「優生保護法改正問題を政治問題化させてはならない。地方議会まで巻き込んだ党内の亀裂をこれ以上、深めないためにも、両派の運動を凍結し、検討委員会の場で冷静に議論したい」と提案し、了承された。これでは、国会の期日内に改正法案の提出は時間的に間に合わず、事実上、改正法案の提出は見送られることとなる(『朝日新聞』一九八三年三月二四日夕刊)。

その翌日の三月二五日、婦人問題企画推進会議状況改善委員会に出席した厚生省公衆衛生局精神衛生課長野崎貞彦は、「今回厚生省が今国会へ上程を検討している法案としては、優生保護法と母子保健法の二つがペアになって出されています」と述べ、優生保護法と母子保健法の両法の改正をおこない、母子保健、母子福祉、受胎調節に取り組むという厚生省の意思を示し、「二つの法律がお互いに連絡し合って母体の保護をするいう考え方で私どもおりますので、いま少し時間がかかる」と、改正法案の提出への含みを持たす発言をおこない、厚生省としては、改正法案を断念したのではなく、「引き続きこの問題についてさらに慎重に検討を続けていくという立場」であることを明言していた(8)。

しかし、現実に改正法案が国会に提出されることはなかった。五月一八日、自由民主党政務調査会社会部会の優生保護法等検討小委員会は、「現行の優生保護法はさまざまな問題点があるが、人工妊娠中絶を認める条件から「経済的理由」を削除するだけでは解決せず、今後とも幅広く検討していく」という報告書をまとめた(『朝日新聞』一九八三年五月一九日)。優生保護法改正案の提出は見送られたのである。

この報告書を詳細に検討すると、優生保護法による妊娠中絶の「運用はかなりずさん」であり、妊娠中絶の経済的理由という「要件が乱用され、極端に安易な妊娠中絶の実施、その件数の異常な増加を現出させ、ひいては生命軽視の風潮を招来している」ことを指摘している。しかし、報告書が指摘する優生保護法の問題点はそれだけではない。むしろ、冒頭に次のような記述がなされている。

まず現行優生保護法は、終戦直後の特殊な社会経済情勢と国民意識を背景として制定されたものであることから、法の立法趣旨の根底に人口政策や民族の逆淘汰の防止といつた思想が存在することが判明された。従つてこの点今日の社会思潮と医学水準等に照らして法の基本面に問題があるものとの認識を得るようになつた。即ち本法の目的規定の中の「優生上の見地から不良な子孫の出生を防止する」との表現や第三条第一項に掲げる優生手術の適応事由及び別表に掲げる遺伝性疾患等がその具体例である。

すなわち、報告書は、単に経済的理由による妊娠中絶の条項の削除の可否だけではなく、優生保護法の立法の目的、そして不妊手術の妥当性まで含めて検討するべきであると述べているのである。報告書は、あえて、「本委員会の役割について、巷間「経済的理由」の要件の是非のみを検討しておるものと認識されておる」が、「広範多岐にわたる課題について冷静かつ真剣な検討を進めている」と付言している。まさに、優生保護法そのものを問うという姿勢がそこにあった(9)。

また、野党においても、単に妊娠中絶の経済的理由を削除するかどうかということにとどまらず、優生保護法の存在そのものを問い直す議論が起こっていた。前述した「優生保護法改正問題に関し五政党の方策を聞く会」の場で、日本社会党婦人対策委員長の参議院議員田中寿美子は、優生保護法の「優生」が問題であるとして「できれば、いずれ時が来たら優生保護法そのものを問題として行かなければならないと思う。社会党では人工妊娠中絶及び避妊手術に関する法律の試案なども検討しているし、優生保護という考えから離れたい」と発言している（『朝日新聞』一九八三年一月二九日）。そもそも、優生保護法の成立には日本社会党が大きな役割を演じていた。その社会党においても、優生保護法の存在そのものを見直す意見が生じていた。こうした与野党の動きは、厚生省の動向にも大きく反映した。

「厚生省」と印刷された罫紙に一九八三年二月一五日という日付が記された「「不良な子孫」の定義について」というメモが厚生労働省に残されている。第九八回国会への優生保護法の改正案の再提出が問題となっているときに作成されたメモである。そこでは、第一条の「優生上の見地から不良な子孫の出生を防止する」という法の目的により、「法は優生手術を認めている、優生手術が法文規定にある理由は医師の裁量により不当に本手術が行い得ないようにするためと考えられる」と述べられ、「従って優生手術を受けたいと望む者の利益を尊守(ママ)するためである」と書き加えられている。

この文章の正確な意味は不明であるが、医師の恣意的な判断で不妊手術をおこなっているのではないという趣旨が読み取れる。さらに、「「不良」とは、慣用語として用いられる「不良少年」等の意味あいとは異なり、医学的用語である。医学的用語としての「不良」の意味は、「疾患である」ことと同義である」と説明している。すなわち、「不良な子孫」という表現は、「疾患のある子孫」という意味であって、障害者の存在を「不良」とみなしているのではないと苦しい弁明をおこなっている。さらに、「疾患で(ママ)ある子孫の出生防止は、人権等の問題が複雑に恪(ママ)みあうので、当事者申請主義を取っており、その場合においても優生保護審査会（地方、中央

↓部会）において審査し、本人からの再調査の請求を公衆衛生審議会に対し行うことができ、また、都道府県知事への届出義務規定を設けてある」と、不妊手術は人権侵害ではないことを強調している。

しかし、「当事者申請」だけではなく、医師の申請による強制不妊手術もおこなわれていたのであるから、この説明は虚構に過ぎない。そして、「当局としても、この「不良な子孫」という用語が時代遅れであるという批判があることは十分承知している。しかしながら現段階において、優生手術に関連した運用上の問題点が存在せず、従ってこの点に関する法改正については考えていない」と結論づけていた。この文章には「青い芝の会員は「障害者」であり障害があっても健康である場合は数多く存在する」と注記してあり、こうした苦しい弁明や虚偽の説明は「胎児条項」の問題を機になされた「青い芝の会」による優生保護法への激しい抗議を意識したものであったことを意味している。

このメモは誰により書かれたものか、どのような場で書かれたものか、ともに不明である。しかし、このメモは、すくなくとも一九八三年二月の段階で、厚生省内に優生保護法による優生政策に関する疑義が存在していたことを示している[10]。

前述した前年一二月二〇日に総理府で開催された婦人問題企画推進会議状況改善委員会の場で、厚生省公衆衛生局精神衛生課長補佐の今田寛睦は、優生保護法について「不妊手術をするわけですから、妊娠できないようにすることは一つの人権侵害につながるわけです」と明言したうえで、都道府県の優生保護審査会で手術の可否を審査していることを申し添え、医師が恣意的に手術をしているわけではないと示唆していたが[11]、このメモも同様の趣旨のものとみなすことができる。一九八四年度の家族計画・優生保護法指導者講習会で挨拶に立った厚生省保健医療局精神保健課長野村瞭は、「一昨年来、人工妊娠中絶事由のうちの経済的理由の部分を削除することを内容といたしました法改正問題が俎上に上がりまして、その是非につきまして世論を二分するほどの社会問題」になったことを取り上げ、厚生省としては「実態を十分見極め、大多数の国民に受け入れられるような形で幅広くこの問題に対処していきたい」と述べている。[12] 厚生省としても、優生保護法に対して改正も視野に入れて検討していることを示唆する発言であった。

このように、厚生省の認識にも変化が生じていたとき、優生保護法を悪用し中絶した胎児への人体実験をおこなったのではないかという事件が発覚し、国会で追及される事態となった。

これは、一九八四年、ある民間の精神科の病院に強制入院させられていた妊娠中の女性が、主治医の勤務先である岐阜大学医学部附属病院神経精神科に強制転院させられ、妊娠中絶手術を受けさせられ、女性が服用していた向精神薬が胎児の神経系にどの程度移行しているかなどを調べる目的で胎児の脳が解剖されたという人体実験の疑いのある事件であった。この事件は主治医の上司の教授らが主導したもので、日本精神神経学会研究と人権問題委員会は、この事件について調査をおこなっている。その調査に対し、事件に関わった岐阜大学医学部附属病院の神経精神科の医師たちは、妊娠中絶は「優生保護法の手続きについては、産婦人科において適正に行われました」と回答していた。しかし、調査を進めるなかで、看護記録では女性本人は出産を希望していたことがわかり、それにもかかわらず、本人を抜きに家族、配偶者、および主治医により事前に妊娠中絶を決定し、そのうえで主治医が本人に「家族の人工妊娠中絶の希望、繰り返しての入院、経済的問題、さらには妊娠中の服薬などの、妊娠の継続ならびに出産育児の障害となる理由のみが話され」、その結果、妊娠中絶が本人の「希望ないし意志を無視して、家族および主治医によって決定され」たことが判明した。これでは妊娠中絶が「強制されたも同然」であった。

同委員会は「本例は本人の希望を無視して、家族および主治医が措置入院という強制入院を背景にして本人の同意を強要し、人工妊娠中絶に至らしめた」ものと結論づけた。さらに、同委員会は、こうした行為が起こされた背景として、優生保護法に精神障害者、知的障害者に妊娠中絶手術をおこなう場合、保護義務者の同意をもって本人の同意とみなす規定があることをあげ、「これは本人と保護義務者の意思に相違がある時は重大な問題をはらんでいる」という指摘もおこなっていた[13]。以後、同委員会は、優生保護法が精神障害者への不妊手術や妊娠中絶を明記していることへの批判を強めていった[14]。

この岐阜大学胎児解剖事件について、一九八五年四月一七日、第一〇二回国会（第二次中曾根康弘内閣）の衆議院法務委員会で大きな議論となった。質問に立ったのは、小澤克介（日本社会党・護憲共同）で、小澤は、この事件は「重大な人権侵害の疑いが濃い」として、法務省人権擁護局、厚生省、文部省の見解を質した。これに対し、法務省人権擁護局長野崎幸雄は、厚生省や日本精神神経学会の調査を「重大な関心を持って見守っておる」、厚生省保健医療局精神保健課長小林秀資は「事件のことについてはおおむね了承しております」と、文部省高等教育局医学教育課長佐藤國雄は、日本精神神経学会研究と人権問題委員会が岐阜大学医学部長に事情を質したという報告は受けていると、それぞれ答弁するのみで、人権侵害かについては明確には答えなかった。

また、小澤は警察当局に捜査の有無を尋ねるが、警察庁刑事局捜査第一課長藤原亨は「現段階では特に捜査の対象とはいたしておりません」と答えた。そこで、小澤は「岐阜県精神科医会調査委員会の見解」などを根拠に、この女性は精神衛生法による措置入院であり、主治医が本人に「妊娠していたらおろさなければなりませんよ」と言ったが、本人は「絶対に産むと息巻いていた」という経過を明らかにし、「本人が産みたがっているにもかかわらず」、その主治医が「因果を含めるというようなやり方で、かなり強引に」、妊娠中絶手術の同意書に署名させたという状況がうかがえるとして、この女性が「拘禁下にあるということからしまして、本当に任意に出た同意、承諾というふうに評価できるのか。これは優生保護法十四条の要件を満たしているのか」

と追及した。

しかし、法務省刑事局長筧榮一は、「事実関係が何分不明」という理由で明確な回答を拒んだので、小澤は、胎児の解剖は人体実験であり、そのために中絶させたのではないかという疑問を提示し、「たとえ優生保護法の要件を形式的に満たしていてもその中絶の目的が異っていた場合」、すなわち「母性の保護と優生」という優生保護法の目的とは違った実験という目的であった場合は「違法性を阻却されない」のではないかとさらに追及した。しかし、これに対しても筧は「具体的な内容、事実関係が明らかではございません」という理由で回答を拒んだ。そのため、小澤は、そもそも今回の妊娠中絶手術は優生保護法のどの条項に基づきなされたのかと問うと、厚生省保健医療局精神保健課長の小林は、第一四条第一項第四号、すなわち「身体的又は経済的理由」によるものと答弁するが、それは第一四条第一項第一号、すなわち遺伝性の精神障害によるものとする小澤が得た情報とは異なっていた(15)。

このように、国会での議論は、重要な点について政府は事実関係が不明であるとして明確な答弁を避けていたが、この女性が精神科の病院に措置入院させられていたという隔絶された状況下において、医師から同意を強要されて妊娠中絶を受けたということであれば、それは第四章で詳述したハンセン病患者が受けた処遇とも共通するもので、優生保護法の任意による手術という、その「任意」の実態の虚偽を明らかにする事例ともなる。また、胎児を解剖する目的で、この女性に妊娠中絶手術をおこなったとすれば、それは優生保護法の条文をも逸脱した行為である。まさに、それは優生保護法の暴走を象徴する事例となろう。結局、国会ではこの事件の真相は解明されなかったが、この事件は優生保護法の危うさをさらに鮮明にすることになった。

そして、一九八六年に入り、厚生省内部から抜本的な優生保護法の見直し論が起こってくる。それは、優生保護法検討委員会を設置して、五カ年で全面的な優生保護法の改正に向けて調査、検討をおこない最終的に改正法案を作成し、国会に提出するという計画案である。これは、「優生保護法の改正について（清水案）」と題された一九八六年一〇月五日付の厚生省の内部文書で、「精神保健課　清水　作成」と記されている。厚生省内で検討するための文書であり、表紙には「取り扱い注意」と注記されている。

そこでは、優生保護法について「指摘されている主な問題点」として次の六点に関する疑問があげられている。すなわち、第一に「優生上の見地から不良な子孫の出生を防止する」という「優生保護法の目的について」は「優生上の見地とは？　不良な子孫とは？」が、第二に「優生手術の必要性について」は「医師の申請に基づく優生手術は年間10件前後と少なく、また、人道的にも問題があるのでは？」が、第三に「いわゆる「経済条項」について」は「日本は経済的に高水準にあり、経済条項は必要ないのでは？」が、第四に「いわゆる「胎児条項」について」は「羊水診断法、超音波断層診断法、絨毛診断法、男女産み分け法及び多胎の減数分娩法等最近の医学の技術的進歩に伴い、胎児側の理由による人工妊娠中絶を認めるべきでは？」が、第五に「いわゆる「女性の産む権利」について」は「産む、産まないは女性（及び配偶者）の判断に任せるべきでは？」が、第六に「女（母）性保護について」は「最近の性情報の氾濫、生命軽視の風潮、思い遣りの欠如等社会環境の変化に伴い新し（ママ）方向からの女（母）性保護対策が必要では？　避妊法の進歩に伴う新し（ママ）受胎調節が必要では？」という疑問であり、これらの疑問点が調査、検討の対象となっていたと考えられる。

優生保護法に記された優生上の目的に疑問を呈し、強制的な不妊手術には人道的な問題があるのではないかということを対象にしている一方で、「胎児条項」についてはあらためて実施の方向で対象にしている。[16]この文書をめぐって厚生省内でどのような議論が展開されたのかは不明であるが、すくなくとも、厚生省の精神保健課から優生思想を排除するという優生保護法改正案の是非が提起されたことは事実であり、厚生省の認識に大きな変化が生じていたことが指摘できる。一九八六年度の家族計画・優生保護法指導者講習会の講演のなかで、厚生省保健医療局長仲村英一は「優生保護法につきましては、さまざまなご意見があることは承知いたしておりますけれども、法の改正となりますと、一つの項目を直せばよいといったものではなく、多くの条項が関与してくると考えられますし、その影響は多大なるものと推察される」ので、法の改正には「慎重に検討を続けてまいりたい」と発言している。[17] 優生保護法の一部の条項の修正を検討するのではなく、法律そのものの検討を示唆する発言であった。

その後、一九八八年八月、厚生省内では優生保護法の改正をめぐる議論がより深まっていく。議論を促した一因は、この年、第一一三回国会に後天性免疫不全症候群予防法案（エイズ予防法案）が提出されたことである。この法案が提出される際、優生保護法から経済的理由による妊娠中絶の条項の削除を求めてきた参議院議員村上正邦から厚生省に対し「優生保護法の改正と取扱いについて指摘された」という。[18] この村上の指摘が具体的にどのようなものであったのかは確認できないが、エイズ予防法案の第六条の「感染者は、人にエイズの病原体を感染させるおそれが著しい行為をしてはならない」という条文に関してではないかと推測される。なぜならば、一二月二〇日、法案を審議していた参議院社会労働委員会で、内藤功（日本共産党）が、第六条について「患者、感染者の妊娠、出産の規制につながらないか、こういう危惧が各方面からなされております。これは優生思想につながらないかと批判する方もいます」と質問し、厚生省保健医療局長北川定謙が「妊娠、出産を通して母から子への感染あるいは母体の病状の進行というようなことも考えられるわけでございますので、その点については医師が医師としての立場から患者にアドバイスをしていく」と答弁しているからである。[19] 優生保護法を改正してＨＩＶ感染者、エイズ患者とその配偶者への妊娠中絶も明記するべきではないか、ということが村上の指摘ではなかったか。こうした村上の指摘や、さらに、前述したように一九八三年五月一八日には自由民主党政務調査会社会部会優生保護法等検討小委員会の報告書が発表されたことなどが厚生省における優生保護法の検討を促進させた。厚生省では八月四日、一二日の二回、公衆衛生局精神保健課と児童家庭局母子衛生課の合同の検討会が開かれている[20]。

八月四日の検討会に提出されたと考えられる「厚生省」と印刷された用紙に記された八月四日付の優生保護法の改正するべき点を一覧にした表がある。この一覧表では、まず、法の目的から「優生思想の排除」をすることが提案され、条文を「この法律は、母性の生命健康を保護することを目的とする」と改めるか、あるいは「受胎調整、胎児の生命尊重、出産の権利」を加えて「この法律は、胎児の生命を尊重し、適正な出産の権利を保障するとともに、適正な受胎調整の普及を図り、もって母性の生命健康を保護することを目的とする」と改めるかと提案されている。

次に法文上の「優生手術」という語を「不妊手術又は不能手術」と変えることを提案し、手術の目的については優生思想を排除して「適正な出産の権利、母体保護の観点から整理」し、第三条にある任意の不妊手術の対象に本人、配偶者や四親等血族に遺伝性障害がある場合、本人、配偶者がハンセン病である場合が記されていることは「優生思想の端的な現れであり、これを削除するか否か」と提起し、さらに第四条の強制不妊手術についても「優生思想の端的な現れ」として「母体保護上、優生手術が必要な場合、理解能力のない者、同意能力のない者に対する取扱いをどうするか」とも提起している。また、妊娠中絶についても「優生思想の排除の観点からの見直しの要否」が検討課題とされている。このように、この文書では、優生保護法から「優生思想の排除」が重要な検討課題に設定されているのである。しかし、そうでありながら、「胎児条項」については「アメリカ、イギリス、スウェーデン、西ドイツ等では認めている」として、風疹やエイズなどの場合はどうするのかと疑問を提示し、国会では削除されたにもかかわらず、再度、検討する余地を残していた[21]。

こうした検討を経て、八月一六日、母子衛生課は「優生保護法をめぐる問題点」という文書を作成し、法改正に向け問題となる課題をあげている。まず、第一条の法の目的については「優生思想は、もはや時代に合わないのでは?」との問題点を指摘し、「目的を修正し、優生思想を除けば法律名も変更」するとして、新しい法律名の例として「母性保護法」をあげている。次に、「優生手術の必要性について」をあげ、「優生思想に基づく規定の扱いは?」という問題点とともに、「癩疾患(ハンセン病)が感染症であるのに遺伝性疾患と同格に扱われていることの是非」、強制不妊手術の是非と手術の「人道上の問題」、「『母性保護法』となった場合に、男性の不妊手術への対応は?」という問題も指摘している。また、経済的理由による妊娠中絶条項については「女性議員達の反発をかわす」ためには、出産手当、児童扶養手当などの「より前向きの施策を打ち出す必要があるか?」という問題点をあげている。そして、「胎児条項」については「青い芝の会など障害者団体の反発は必至」と認めながら、「羊水診断、超音波断層撮影、絨毛診断、多胎の減数分娩等、近年の医学上の技術の飛躍的進歩に伴い、胎児側の理由による中絶を認めるべきか?」と、ここでも「胎児条項」の復活の可能性を模索する認識を示していた(22)。

そして、こうした検討を重ねるなかで、九月六日、母子衛生課は「優生保護法改正問題について(試論)」を作成する。これは、「優生保護法の改正すべき点および改正案について、あくまでも勉強会用に試みに作成した資料であり、正式にオーソライズされたものではない」と断ってはいるが、この時点での同課の優生保護法の改正に関する議論の到達点を示すものである。その基本は、刑法の堕胎罪との関係の解釈は法務省の責任とする、妊娠中絶の経済的理由については、「胎児人権派と女性の自己決定権派の両者の妥協点を探る」、「胎児条項などのセンシティブな議論はできるかぎり回避する」、「全く新しい新法を制定することにより、前回の議論を引きずることを避ける」というものであった。

さらに、そのほか、強制不妊手術は「人権侵害も甚だしい」として廃止する、任意の不妊手術は手続きの条項のみ残す、「優生手術」という名称を「不妊手術」に変更する、精神障害者、知的障害者、未成年者など「本人が有効に同意しえない者」に対する不妊手術をできなくする、精神障害などの場合に妊娠中絶ができる規定は設けないなど、優生保護法の優生上の必要による不妊手術、妊娠中絶手術を否定する趣旨、すなわち「優生思想の排除」が法改正の方針に一貫していた。強制不妊手術を「人権侵害も甚だしい」という認識が示されたことは従来の厚生省の主張を大きく変える結果になった。

当然、法の目的からも「優生上の見地から不良の子孫の出生を防止する」という文言は削除され、「優生保護法は、非難が高い法律であり、解体廃止として、考え方の転換を明確に示すべきである」との方針から、新法として「母性の生命健康を保護することを目的」とし、「人工妊娠中絶は、母体の保護と胎児の生命尊重を考慮して慎重に行わなければならない」と明記した「人工妊娠中絶及び不妊手術に関する法律」の試案も提起した。[23]

一方、精神保健課においても、一九八九年三月三日、「優生保護法について」という文書を作成し、優生保護法に代わり「人工妊娠中絶等に関する法律」を立法化するという法改正への方針を示した。それによれば、法の目的は「適正な不妊手術、人工妊娠中絶」による「母性の生命健康の保護」にあり、「優生手術」という語は「人権上の問題があり、「不妊手術」に変更」し、強制的不妊手術は「人権上の問題があり、廃止」、精神障害、遺伝性疾患などを理由にした任意の不妊手術や妊娠中絶手術についても「精神病、遺伝性疾患等の患者に対する医療や保護とは直接関係するものではないので、明記することはこれらの患者に対する不当な差別につながり、人権上の問題があり、廃止」とした。経済的理由による妊娠中絶については、あえて可否を論じないで、従来の条文を「母体の保護の一般原則で読むよう変更」するという、きわめて曖昧に対応することとしたが、「胎児条項」については「明記しない」と明言した。[24]

こうした精神保健課の試案も、母子衛生課のそれとほぼ同じ基調に立つものであり、すでに一九八九年三月の段階で、七年後に実現する優生保護法の母体保護法への改正への道筋ができていたのである。一九八九年度の家族計画・優生保護法指導者講習会における講演のなかで、厚生省保健医療局精神保健課長篠崎英夫は「精神病が遺伝をすると考える」のは偏見であり、「この偏見に基づいて優生保護法の優生手術が規定されている」とまで言い切り、「精神病であることを理由に、本人の同意なくして優生手術ができる規定になっている現行の優生保護法には議論があるところである」と明言するに至った(25)。

2 優生保護法から母体保護法へ

その後、一九九〇年代に入り、優生思想の排除に向けた優生保護法の改正がいっきに加速する。改正を促した要因は、一九九四年九月にカイロで開かれた国連国際人口開発会議で、リプロダクティブ・ヘルス/ライツが大きく取り上げられ、妊娠中絶の安全と合法化を求める議論が行動計画に反映された際、日本の女性障害者らが優生保護法について発言し、注目され、さらに翌年の第四回世界女性会議(北京会議)でも、リプロダクティブ・ヘルス/ライツが採択されたことであったことはよく知られている(26)。朝日俊弘は、優生保護法を母体保護法への改正に導いた要因として、国内の障害者解放運動、フェミニズム、ウーマン・リブという女性解放運動とともに、国際的なリプロダクティブ・ヘルス/ライツへの理解の深まりがあったことを指摘している(27)。

この点については、一九九四年一二月三日、一九九四年度の家族計画・優生保護法指導者講習会で講演した厚生省保健医療局精神保健課長吉田哲彦が、カイロの国際人口開発会議において「「不良な子孫の出生の防止」をうたっている日本の優生保護法に批判が寄せられたことは記憶に新しい」と認めているし[28]、厚生省に残された一九九五年八月一日付「優生保護法の改正問題について」でも「カイロ人口会議の際、日本の障害者団体が、精神薄弱者への強制的な優生手術の問題を紹介し、日本の優生保護法に対する批判が外国の新聞にも報道され」、「カイロ人口会議を受けて、女性国会議員が優生保護法やリプロダクティブライツについての勉強会を開いたり、障害者団体の厚生大臣陳情(DPI障害者インターナショナル女性障害者ネットワーク)などの動きがあった」と、カイロ会議が法改正をいっきに進める契機となったことを認めている。

ただ、理由はそれだけではなく、同文書は、そのほか、一九九三年に障害者の自立と社会参加への支援を掲げた障害者基本法が成立したことにより優生保護法改正の要望がいっそう高まったこと、自由民主党政務調査会社会部会長の衛藤晟一から、優生保護法第一条の「「不良な子孫の出生の防止」の字句だけでも削れないか」という検討要請があったこと、さらに、九月に予定されている北京で開催の世界女性会議でも「この問題が再び議論されるおそれがある」ことを理由にあげている[29]。

国際会議の場で、優生思想を基調とする法律が日本にまだ存在していることが明らかにされた事実は、自由民主党にも衝撃となっていたのである。一九九五年の第一三二回国会(村山富市内閣)でも、六月八日、参議院厚生委員会では、優生保護法の受胎調節の実地指導に関する規定を延長する改正を全会一致で可決した際、自由民主党、日本社会党、護憲民主連合、平成会、新緑風会、日本共産党の各党・会派の共同提案で、「国連の国際人口開発会議で採択された行動計画を踏まえ、リプロダクティブヘルス・ライツ(性と生殖に関する健康・権利)について、その正しい知識の普及に努めるとともに、きめ細かな相談・指導体制の整備を図ること。

また、その調査研究をさらに推進すること」を政府に求める附帯決議も全会一致で可決した。これに対し、厚相井出正一（新党さきがけ）は発言を求め、「その御趣旨を十分尊重いたしまして努力いたす所存でございます」と明言している。[30] たしかに、厚生省にとっても、カイロ人口開発会議に示された国際世論を無視することはできなくなっていた。

そして、もう一つ、一九九五年から優生保護法の全面的な改正が具体化していく理由として、当時の内閣が、自由民主党・日本社会党・新党さきがけの三党連立政権であったこともあげなければならない。一九九四年六月三〇日、日本社会党の村山富市を首相とする三党連立政権が成立し、厚生大臣に就任したのはすでに述べたように新党さきがけの井出正一であった。その後、厚相は日本社会党の森井忠良に代わり、さらに、一九九六年一月一一日、三党連立のまま首相は自由民主党の橋本龍太郎に代わるが、厚相には新党さきがけの菅直人が就任した。すなわち、優生保護法が母体保護法に改正されていく一九九五年～一九九六年、厚生省は非自民党の厚相の下にあった。

安保防衛問題や憲法改正問題では対立する立場にあった自由民主党と日本社会党が新党さきがけを加えて連立政権を構成したことで、政策の調整を図るため与党三党で与党政策調整会議を設け、「ガラス細工」のような政権を維持させていった。当時、日本社会党の参議院議員であった精神科医の朝日俊弘は、与党政策調整会議の下に与党福祉プロジェクトが設置され、「介護保険などの新しい制度の創設に向けて取り組むとともに、その一方で現存する法律や制度の中で早急に廃止あるいは見直すべき事柄に関する検証作業にも積極的に取り組みました。「らい予防法」の廃止や「優生保護法」の改正もその中の重要課題であった」と回想している。[31]

とくに、厚相となった菅直人はエイズ薬害訴訟に対しては、原告に謝罪して和解し、あるいはらい予防法を廃止し、その際に廃止が遅れたことをハンセン病患者、回復者に謝罪するなど、医療政策における国策の過ちを認め、是正する姿勢を明白に示した。こうした厚相の姿勢が、優生保護法の過ちに対しても積極的に是正することを可能とした。

こうした政治情勢のなか、前述の八月一日付の文書において、厚生省では法改正後の法律名を「母性保護法」と「人工妊娠中絶の要件等に関する法律」の二案を示し、「障害者基本法を踏まえ、障害者の差別法制の撤廃という文脈で議論を進め、不良な子孫の出生の防止という法目的、障害者に対する強制的な不妊手術等について削除する」と方針を打ち出すが、妊娠中絶については「国民的に議論が割れていることから、現状では、一切手を付けないことが適当」と判断していた。また、任意の不妊手術についても全面的に削除するか、あるいは遺伝性疾患による場合のみを削除するかの複数の案を提示した。そして、今後は「基本的に、役所主導ではなく、政党主導」として「優生保護法自体が議員立法の法律であることもあり、改正については、議員立法とすることが適当」としていた。さらに、「女性の産む権利、胎児の人権、経済条項、胎児条項、減数手術などの議論は国民的に議論が分かれるため、できるだけ避ける。あるいは、議論の対立点の整理は行うが、改正には盛り込まない」と、議論を避け、早期に改正する姿勢も示していた。自由民主党の衛藤晟一からも、「秋の臨時国会か通常国会で改正したい」と急がされていた。(32) 優生保護法の問題点を議論することを抜きにして、厚生省ではなく国会の責任の下で、国際的にも批判されている「優生」を掲げた法律を早く抹消したいというのが、厚生省の基本姿勢であった。

その後、厚生省内でも法改正の内容についての議論が続くが、そのなかで、「胎児条項」が再論されるようになった。日付は特定できないが、省内の議論のメモには「胎児に重度の障害があることが分かっている場合に親の意思による中絶が認められる根拠を残しておくことが必要」「胎児診断の進歩により胎児の障害の有無・程度が出生前に分かるようになっており、親の意思による中絶が認められる根拠を残しておくことが必要」「日本では一般的には胎児の人格は認められていないので、親の意思による中絶が認められる根拠を残しておくことが必要」「欧米では重度の障害がある子の出生が減少しており、審査機関を設ける等により親の判断権を認めるべきではないか」「風疹に罹っている場合に中絶しなかったために重度の障害がある子が産まれたということで医者が訴えられるケースがあり、そいうことにならないよう検討が必要」「例えば生存の可能性が極めて低い場合というような胎児条項を設ければ良いのではないか」など、優生保護法から優生思想による条文を削除する一方で、「胎児条項」を復活させようとする意見が続出した。否定的な意見は「重度の障害を理由とする中絶は見方によっては障害者抹殺法」で「障害者の差別的な取扱いを残すことになり不適当」とするもののみであった(33)。厚生省においては、障害を理由に不妊手術をおこなうことは優生思想として廃止するが、胎児に障害があることがわかった場合の妊娠中絶は許容するという認識が多数派であったと言えよう。出生前診断の結果による任意の妊娠中絶の条項を改正後の法に設けることにより、優生思想を事実上、維持しようとしていたのである。

しかし、一〇月二〇日、厚生省として「優生保護法については、優生思想に基づく諸規定など改正すべき点があることは事実であるが、中絶については、国民的に意見が分かれている問題であり、行政府が主導して議論を開始することは混乱を生む」ので、「政治主導の議論に対し、厚生省は、事務的な整理を行う」という基本的立場を決め、厚生省から新たな法改正への提案は控えることにした。そして、厚生省としては「宗教団体や女性団体の中絶論争に波及しないよう、慎重な対応が必要」であるとして、波及した場合は「先送りを図ることが必要」という方針を示していた(34)。妊娠中絶の理由をめぐり再び激しい論争となれば、自由民主党内も対立し、さらには連立する日本社会党とも対立が生じるおそれがある。とにかく、大きな論争とならないようにして、優生保護法を改正したいということが厚生省の意向であった。

一二月九日、一九九五年度の家族計画・優生保護法指導者講習会で講演した厚生省精神保健課長吉田哲彦は、優生保護法に「優生思想の法目的」や「精神障害者や遺伝性疾患を有する者等に対して本人の同意なしに優生手術を行うことができる等の規定」があることに対し、「障害者団体を中心に、障害者に対する差別であるから早急に改正すべきだとの意見」があり、一方では「人工妊娠中絶の規定も含めて改正すべきだという意見」もあり、さらに、その意見のなかにも「女性の自由意志による中絶を保障する法律を作るべきであるという意見から、胎児の生命尊重のための中絶の規制の強化を求める意見まで」あり、「国民の間で大きく意見が分かれて」いるので、「厚生省において直ちに見直しを提案できる状態にはない」と述べ、厚生省として改正法案を作成することには否定的であった[35]。しかし、すでに述べたように、厚生省としても改正法案については具体的な方針を作成していたのであるから、この吉田の発言は、厚生省の責任で改正法案を示すことを回避したものとみなすことができる。すなわち、この発言は、法改正は厚生省の主導ではなく、議員立法で進めるべきという厚生省の考え方を意味するものであった。

同じころ、同様に、ハンセン病患者の強制隔離を規定したらい予防法に対しても、ハンセン病患者への差別法だとする国際的な批判が高まってきており、厚生省は一九九五年七月にらい予防法見直し検討会を設置し、法廃止への準備をはじめていた。こうして、らい予防法が一九九六年四月一日、第一三六回国会（第一次橋本龍太郎内閣）で廃止され、これにともない優生保護法からハンセン病患者と配偶者への不妊手術、妊娠中絶手術を規定した条項も削除された。このとき、衆議院厚生委員会では、らい予防法、および優生保護法の違憲性について活発な議論が展開されていた。

三月二五日、衆議院厚生委員会において、らい予防法の廃止に関する法律案の説明に立った厚相菅直人は、らい予防法を廃止する理由について述べるなかで、この法の下で、「ハンセン病患者、その家族の方々の尊厳を傷つけ、多くの苦しみを与えてきたこと、さらに、かつて感染防止の観点から優生手術を受けた患者の方々が多大なる身体的・精神的苦痛を受けたことは、まことに遺憾とするところであり、行政としても陳謝の念と深い反省の意を表する次第であります」と、らい予防法と優生保護法によりハンセン病患者に隔離政策を続け、不妊手術を実施したことへの謝罪と反省の弁を語り、「もっと早い段階で、なくてもよかった」と、法廃止が遅かったことも認めた。

厚生省保健医療局長の松村明仁は、らい予防法の廃止が遅れたことについて、「患者さんの団体」、日本らい学会、そして社会の責任をあげ、国の責任を相対的に軽減しようと答弁していたが、これに対し、厚生大臣である菅は、率直に国の責任を認めたのである。さらに、松村は、らい予防法のもとで、「療養所での入所者の医療や福祉の向上という問題について」も国は「努力した」と強調し、らい予防法は正しかったという認識を示すのであったが、菅は、らい予防法は一九五三年の制定当初から医学的にも必要性はなかったのであり、その時点から「大変大きな反省しなければならない」と明言した。

厚生省の局長がひたすら国の責任を認めまいと答弁するのであるが、厚生大臣は率直に国の責任を認め謝罪するという奇妙な事態が国会で展開されたのである。菅直人と厚生官僚たちとの間の確執を象徴する場面であった。さらに、竹内黎一（自由民主党）の「優生保護法についてどういう御意見をお持ちであり、また、機会を見て改正をしたい、こういうぐあいにお考えになっていますか」という質問に対し、菅は、次のように答弁した。

優生保護法あるいは優生思想というものに対する考え方ということでありますが、やはり人間の人格、人権というものを考えますと、現在の時代の考え方として、こういう考え方を中心とした考え方は必ずしも望ましいものではないというか、必ずしもそういうものが適切なものではないように、少なくとも私個人としては感じているところであります。……（中略）……こういう考え方に基づく法律というのは今後見直す、この法律がというのじゃなくて、優生思想という問題については見直す必要があるのではないかと私自身は思っております。[36]

菅は、個人の意見だと慎重に言葉を選びながらも、優生保護法と優生思想を明確に否定した。

また、参議院においても、三月二八日、らい予防法廃止に関連して、法務委員会で山崎順子（円より子・平成会）が、国際的な批判を背景に、法務大臣に対し、優生保護法の「不良な子孫の出生を防止する」という文言をどう思うかと質した際、厚生省出身でもある法相長尾立子（自由民主党）は「この法律の趣旨自体に現在の時代感覚から見て非常に多く問題があるという点の御指摘であろうかと思いますし、らい疾患につきましての改正が行われたということは、その一つのあらわれであると思っております」と答えるにとどめたのに対し、その後、答弁に立った厚生省精神保健課長吉田哲彦は、厚生省としては「優生保護法自体につきましては、直ちにどこをどのように見直すかといったことを積極的に申し上げる段階にはない」と、法改正についての具体的な答弁を差し控えた。[37] すでに見てきたように、厚生省は、すでに具体的な法改正の方針を作成していたのであるから、「直ちにどこをどのように見直すかといったことを積極的に申し上げる段階にはない」という発言は虚偽の答弁とも言えよう。法改正をめぐり、これまで展開されてきた論争が再燃することをおそれ、吉田はこのような答弁をするしかなかった。

しかし、現実には、この国会の会期中の六月二六日、厚生省で検討してきた方向で、優生保護法の一部を改正する法律案が可決され、優生保護法は母体保護法に改正され、優生思想に基づき「不良な子孫」の出生防止に関する条文はすべて削除された。もちろん、強制不妊手術の規定も削除されたのである。

この改正法案は、議員立法として衆議院の各党各派で協議し、その合意を得て衆議院厚生委員会委員長の和田貞夫（社会民主党・護憲連合）により草案を作成したもので、六月一四日、和田は衆議院厚生委員会で、改正法案の内容について「法律の題名を優生保護法から母体保護法に改め、法律の目的中「優生上の見地から不良な子孫の出生を防止するとともに」という条文を「不妊手術及び人工妊娠中絶に関する事項を定めること等により」に改めること」「「優生手術」の語を「不妊手術」に改め、遺伝性疾患等の防止のための手術及び精神病者等に対する本人の同意によらない手術に関する規定を削除すること」「遺伝性疾患等の防止のための人工妊娠中絶に係る規定を削除すること」などであると説明し、法案はそのまま総員起立で可決された。(38)

この内容は、これまで厚生省内で議論してきたものとほぼ同様であり、論議を呼ぶことが予測された「胎児条項」はあえて加えることはしなかった。同日、衆議院本会議でも改正法案は他の法案と一括され、委員長報告どおり異議なく可決された。(39)

参議院においては、六月一七日の厚生委員会において全会一致で改正法案を可決するが、その際、自由民主党、平成会、社会民主党・護憲連合、日本共産党の共同提案による附帯決議も可決している。その決議とは「この法律の改正を機会に、国連の国際人口開発会議で採択された行動計画及び第四回世界女性会議で採択された行動綱領を踏まえ、リプロダクティブヘルス・ライツ（性と生殖に関する健康・権利）の観点から、女性の健康等に関わる施策に総合的な検討を加え、適切な措置を講ずること」を政府に求めるというもので、これに対し、厚相菅直人は「その御趣旨を十分尊重いたしまして、努力をいたす所存でございます」と発言した。(40)そして翌一八日、参議院本会議でも、改正法案は、他の法案と一括されて委員長報告どおり過半数の賛成で可決され、ここに「優生」を掲げた法律は消滅し、母体保護法に代わった。(41)

ただし、このとき、改正に関する実質的な審議はいっさいなされず、優生保護法の何が問題なのかも議論されることはなかった。前述したように、らい予防法の廃止に関しては、国会で実質的な審議がなされ、厚相の菅直人から国の責任を認めた謝罪発言もあったのだが、優生保護法の改正に関しては、厚生省の方針どおり、国会で与党も野党も議論を回避して優生保護法という名称のみを葬り去るだけにとどめたことになる。らい予防法は政府の提出法案であり、国会では日本社会党が反対し、多数決で可決されたのであるが、優生保護法は日本社会党も積極的に立案に参加し、超党派の議員立法として国会では全会一致で可決された。三党連立政権の下、自由民主党も、日本社会党の系譜を引く社会民主党もあえて過去の過ちに触れることを避け、厚生省の方針どおり、論議をしないで法改正を進めた。

もし、改正について議論を深めれば、五〇年近くの長きにわたって、超党派の議員立法として成立したこの法の下で、「公益」を理由に、特定の障害者、病者に対し国家が重大な人権侵害を続けてきたことを国会も認めねばならなかった。与野党ともにそれを回避したと言わざるを得ない。

九月一二日、閉会中審議をしていた参議院決算委員会において、堂本暁子（新党さきがけ）は、この点を次のようにきびしく批判している。

ナチスの断種法をもとにしてつくられた優生保護法でどれだけ女性そして障害者が半世紀にわたって、五十年間にわたって人権を侵害されてきたか。その事実が、何らこの国会の場で何一つ一秒たりとも問題にされなかった。それを検証もしない、反省もしない、謝罪もしない、何にもない。らい予防法については大臣は謝罪されました。だけれども、この不妊手術を受けた障害者がだれ一人これで謝罪されたでしょうか。どれだけ苦しんだ女たちに対しての謝罪があったでしょうか。何もございません。

堂本は、このように、らい予防法廃止時の審議と比較して、厚生大臣の謝罪もなく、実質的な審議もしないまま、優生保護法を改正した国会運営をきびしく批判し、さらに、次のように厚生省と国会の責任を追及した。

こういったことは与党というよりも、もちろん野党も最後は御賛成なさったわけですけれども、これは大変人間の本質の問題だと思うんです。やはり人間は男女の本当にいい関係性の中で生きること、そして子供を持つことというのがあるわけでございまして、女性がこれだけ自分の心と体を苦しめなければならない、そういった法律を五十年間私たちはしょわされてきた。そのことに対して、母子保健の中でそれを担保していますという御答弁では私はどうしても満足ができません。そして、今後このことは厚生省なり、私どもも国会議員ですから国会の場においてきちんと議論していかなければいけないことだというふうに思っております。(42)

ジャーナリスト出身で、日本社会党から出馬して参議院議員となり、その後、離党して当時は新党さきがけの中心的議員であった堂本は、与党議員でありながら、同じ新党さきがけの厚相菅直人の姿勢への批判も示唆する発言をおこなった。しかし、このとき、この堂本の訴えに対する議論はなされずに終わった。

その後、二〇〇四年三月二四日、第一五九回国会（第二次小泉純一郎内閣）の参議院厚生労働委員会で福島みずほ（社会民主党・護憲連合）が、優生保護法の下でなされた「障害を持っている女性に対する強制不妊手術措置」について厚生労働省は実態をどう把握しているか質した。これに対し、厚生労働省雇用均等・児童家庭局長伍藤忠春は、優生保護法は「優生思想に基づくこういった強制的な不妊手術が適当でないということで廃止された」と理解していると答弁したが、これに対し、福島が国連の規約人権委員会の勧告に基づき、強制不妊手術を受けた者に対する補償に言及すると、伍藤は、強制不妊手術は「いろんな審査機関を経て、不服があれば申立てをできる。いろんな厳正な手続の下に行われておったもの」なので、「強制不妊の対象となった方々の補償を受ける権利というものを認める新たな法的措置を取ることは困難ではないか」と反論し、強制不妊手術と言っても、優生保護審査会の審査などの「厳正な手続」を経て実施されたということを口実にして、補償を否定した。

これに対し、福島は厚生労働大臣坂口力（公明党）の見解を求めた。坂口は、自分も「現在から考えるならば」、強制不妊手術は「行われるべきでなかった」と「思う一人」であると述べるが、優生保護法は議員立法であったことを重く受け止めるべきだとして、厚労省の責任の有無には曖昧な答弁をおこなった。福島は、議員立法とはいえ、厚生省は当時、強制不妊手術の実施には身体の拘束、麻酔薬の使用、欺罔をしてもいいと通達をしていた事実を突き付け、厚労省としての対応を求めるが、坂口は、優生保護法が廃止されたことは重く受け止めるが、「私、詳しいことは存じませんけれども、法律に従って行ってきたんだろう」と素っ気ない答弁に終始した。

福島は、実態調査などを求めるが、坂口は具体的にその是非には触れず、福島は「個々の実態調査あるいは事実の究明、そして補償等が必要」であり、「障害者差別禁止法などが議論になっている今、やはり不妊治療、断種といったようなことは、最大の障害者差別であることは間違いありません」と厚労省による検証と対策を強く求めて質問を終えた[43]。

さらに、二〇一六年三月二二日、第一九〇回国会（第三次安倍晋三内閣）の参議院厚生労働委員会においても、福島は、国が優生保護法下での強制不妊手術の被害を調査し、加害者の起訴、処罰、被害者への法的救済をおこなうべきだとする国連女性差別撤廃委員会の勧告をもとに、この勧告をどう受け止めているかを質した。これに対し、厚労相塩崎恭久は「違法に優生手術が行われていたとの具体的な情報は承知はしておりません」「過去に遡って個別の事案についてつぶさに確認をすることはなかなか難しい」と答えるのみで、福島が、優生保護法について「日本政府はその人権侵害を認め、強制不妊手術、子宮摘出の被害実態の調査を行い法的措置をもって被害者に対する謝罪や補償を行うべきではないか」と追及するが、厚生労働省雇用均等・児童家庭課長香取照幸は「当時に行われたことに関しましては適法に行われたという前提」であり、「損害賠償するということはなかなか困難」と否定した。

前述したように、一九八八年当時、厚生省内では、強制不妊手術は「人権侵害も甚だしい」として廃止するという議論がなされていたにもかかわらず、厚生労働省は、国会では優生保護法が人権侵害の法であったことを認めなかった。ただ、福島が、ここできわめて重要な事実を指摘している。それは「旧優生保護法の改正後にも、例えば障害を理由として中絶を勧められる事例」がたくさんあるという事実である。[44]

出生前診断が広まるなか、事実上、「胎児条項」は実施されていた。福島は、そのことを指摘した。親の判断で障害を持つ胎児の妊娠中絶をおこなわねばならないという現実が拡大されていた。福島は、そのことを指摘した。厚生省が、優生保護法を「母性保護法」に改正して優生思想を一掃するという方針を決めても、「胎児条項」は加えようとしていたことも想起すれば、優生保護法が母体保護法に改正されても、優生思想は現存し、優生政策は継続されているのである。まさに、松原洋子が警告するように、「自己決定の結果の集積が優生学的効果をもたらしうる」ことをわたくしたちは認識しなければならない。[45] 優生保護法は終焉していない。

◉——註

（1）この問題について詳しくは、北村健太郎「血友病者から見た「神聖な義務」問題」（立命館大学大学院先端総合学術研究科『Core Ethics』第三巻、二〇〇七年）を参照。

（2）『第九十三回国会参議院社会労働委員会会議録』第一号、二七〜二八頁。

（3）『第九十六回国会参議院予算委員会会議録』第八号、四〜五頁、九頁。

（4）『優生保護法に関する動向について』（内閣総理大臣官房、一九八二年）、五〜六頁、一三〜一四頁、二三頁。

（5）一九八三年三月二五日に開かれた婦人問題企画推進会議状況改善委員会における西清子の発言（『優生保護法の動向について』内閣総理大臣官房、一九八三年）、一頁。

(6)『第九十八回国会衆議院社会労働委員会議録』第三号、一六頁。
(7)『第九十八回国会衆議院予算委員会議録』第一八号、三七〜三八頁。
(8)前掲『「優生保護法の動向について」』(一九八三年)、七頁、九頁。
(9)自由民主党政務調査会社会部会優生保護法等検討小委員会「優生保護法の取扱いについて」(「厚生労働省等における旧優生保護法関係資料」⑥—34)。
(10)「「不良な子孫」の定義について」(「厚生労働省等における旧優生保護法関係資料」⑤—6)。
(11)前掲『優生保護法に関する動向について』(一九八二年)、七頁。
(12)野村瞭「挨拶」(『日本医師会雑誌』第九三巻第六号、一九八五年三月)、一〇一五頁。
(13)「研究と人権問題委員会報告「岐阜大学神経精神科における胎児解剖研究」に対する見解」(『精神神経学雑誌』第八八巻第八号、一九八六年一〇月)、五七六〜五七九頁。
(14)高岡健「優生思想と日本の精神医療」(『精神医療』第四次第九三号、二〇一九年一月)、三三頁。
(15)『第百二回国会衆議院法務委員会議録』第一六号、二〜四頁。
(16)「優生保護法の改正について(清水案)」(一九八六年一〇月五日、「厚生労働省等における旧優生保護法関係資料」⑤—7)。
(17)仲村英一「優生保護法について——最近の話題から」(『日本医師会雑誌』第九八巻第二号、一九八七年七月)、一八七頁。
(18)一九八八年八月一五日付母子衛生課「優生保護法の改正について」(「厚生労働省等における旧優生保護法関係資料」⑤—9)。
(19)『第百十三回国会参議院社会労働委員会会議録』第五号、二〇〜二一頁。
(20)前掲一九八八年八月一五日付母子衛生課「優生保護法の改正について」。
(21)「優生保護法の条文ごとの要検討事項一覧表」(原本は題名なし)(「厚生労働省等における旧優生保護法関係資料」⑤—8)。
(22)一九八八年八月一六日付母子衛生課「優生保護法をめぐる問題点」(「厚生労働省等における旧優生保護法関係資料」⑤—10)。

(23)一九八八年九月六日付母子衛生課「優生保護法改正問題について（試論）」（『厚生労働省等における旧優生保護法関係資料』⑤―11）。
(24)一九八九年三月三日付精神保健課「優生保護法について」（『厚生労働省等における旧優生保護法関係資料』⑤―12）。
(25)篠崎英夫「優生保護法をめぐる最近の話題から」（『日本医師会雑誌』第一〇四巻第二号、一九九〇年七月）、一八三頁。
(26)岡村美保子「旧優生保護法の歴史と問題――強制不妊手術問題を中心として」（『レファレンス』第八一六号、二〇一九年一月）、一八頁。
(27)朝日俊弘「優生保護法から母体保護法への改正の経緯」（『精神医療』第九三号、二〇一九年一月）、三九～四〇頁。
(28)吉田哲彦「優生保護法の適用について法的立場から」（『日本医師会雑誌』第一一三巻第一二号、一九九五年六月）、一八四二頁、一八四九頁。
(29)一九九五年八月一日付「優生保護法の改正問題について」（『厚生労働省等における旧優生保護法関係資料』⑤―14）。
(30)『第百三十二回国会参議院厚生委員会会議録』第一三号、二頁。
(31)朝日俊弘前掲論文、三八～三九頁。
(32)前掲一九九五年八月一日付「優生保護法の改正問題について」。
(33)「試案についての議論の整理（メモ）」（『厚生労働省等における旧優生保護法関係資料』⑤―22）。
(34)一九九五年一〇月二〇日付「優生保護法の改正問題への対応について」（『厚生労働省等における旧優生保護法関係資料』⑤―31）。
(35)吉田哲彦「優生保護法をめぐる最近の話題」（『日本医師会雑誌』第一一五巻第一二号、一九九六年六月）、二〇二一頁。
(36)『第百三十六回国会衆議院厚生委員会議録』第六号、二～四頁、七頁、一三頁、一五頁。
(37)『第百三十六回国会参議院法務委員会会議録』第四号、七～八頁。
(38)『第百三十六回国会衆議院厚生委員会議録』第二九号、一～二頁。
(39)『第百三十六回国会衆議院会議録』第三七号、六頁。
(40)『第百三十六回国会参議院厚生委員会会議録』第二〇号、一～二頁。
(41)『第百三十六回国会参議院会議録』第二九号（その一）、七頁。

(42)『参議院決算委員会（第百三十六回国会閉会後）会議録』第六号、二九頁。
(43)『第百五十九回国会参議院厚生労働委員会会議録』第四号、二三～二四頁。
(44)『第百九十回国会参議院厚生労働委員会会議録』第七号、一五～一六頁。
(45)松原洋子「戦後の優生保護法という断種法」（米本昌平・松原洋子・橳島次郎・市野川容孝『優生学と人間社会――生命科学の世紀はどこへ向かうのか』講談社、二〇〇〇年）、二三五頁。

あとがき

わたくしは、一九八九年一月から全国のハンセン病療養所を訪れて資料を調べ、入所者の方々からお話をうかがうようになりました。それは、「昭和」が終わり「平成」となったばかりの頃で、天皇の戦争責任を追及すること、さらには日本がアジア太平洋地域を侵略した戦前の歴史、それへの責任を回避し続けた戦後の歴史を論じることが、過去の問題とされかけていたときでした。

各地のハンセン病療養所を巡るなかで、わたくしは、はじめてハンセン病患者に対し不妊手術や妊娠中絶手術が事実上、強制的におこなわれてきたことを知り、驚きました。星塚敬愛園（鹿児島県鹿屋市）では、ハンセン病国家賠償訴訟の原告となった玉城しげさんから、女の赤ちゃんを出産した直後に、その赤ちゃんが看護師により目の前で殺されたことをうかがいました。最初、にわかには信じられなかったのですが、それは事実でした。敬虔なクリスチャンで、お会いすると、いつも「毎日、神様に感謝して暮らしています」と言われていた玉城さんが、なぜ、国と闘う訴訟の原告になったのか、このわたくしの問いに、玉城さんは「殺された娘のために原告になりました」と答えられました。まさに、ハンセン病国家賠償訴訟は、〝いのちの訴訟〟でした。

各地の療養所では、強制的に中絶され、ホルマリン漬けになったまま放置された「胎児」の標本にも直面しました。そのなかには、一〇カ月の「胎児」もおりました。これは「胎児」ではない、明らかに新生児ではないか！　玉城さんのお話をうかがっていたので、直感しました。まさに、ハンセン病療養所のなかでは、妊娠中絶だけではなく、明らかに新生児殺もおこなわれていたのです。生命を弄ぶ政策、これこそがハンセン病患者への絶対隔離政策の本質です。そして、なぜ、そのようなことが許されたのか、その疑問を追究していくなかで、わたくしは優生思想に直面しました。それが、わたくしの優生思想、優生政策の研究の起点です。

ハンセン病患者への絶対隔離政策の背景には優生思想があり、絶対隔離政策そのものが、ファシズム体制下の優生政策の一環であったことを『日本ファシズムと医療――ハンセン病をめぐる実証的研究』（岩波書店、一九九三年）で明らかにし、続けて『日本ファシズムと優生思想』（かもがわ出版、一九九八年）も著しました。その後に著した近現代日本のハンセン病患者への絶対隔離政策の通史『「いのち」の近代史――「民族浄化」の名のもとに迫害されたハンセン病患者』（かもがわ出版、二〇〇一年）でも、隔離と優生政策との関連を追究しました。さらに、優生政策は、ファシズム国家による国民体力管理政策と表裏一体のものであったことを、『強制された健康――日本ファシズム下の生命と身体』（吉川弘文館、二〇〇〇年）、『厚生省の誕生――医療はファシズムをいかに推進したか』（かもがわ出版、二〇〇三年）などで明らかにしました。そして、『ハンセン病と戦後民主主義――なぜ隔離は強化されたのか』（岩波書店、二〇〇六年）では、戦後のハンセン病絶対隔離政策に継承された優生思想についても言及しました。また、「慰安婦」問題に触発されて執筆した『性の国家管理――買売春の近現代史』（不二出版、二〇〇一年）では、優生思想に基づく性感染症対策、買売春対策の実態にも言及しました。

以上が、わたくしの優生思想、優生政策に関するささやかな研究の旅路です。日本近現代史研究者に過ぎないわたくしには、生命倫理学、医療社会学、科学史学など多方面にわたる学識を必要とする優生思想の研究には多くのハードルがありましたが、優生思想研究の第一人者である市野川容孝先生、松原洋子先生の御研究から多くのことを学ばせていただきました。著作を通してだけではなく、市野川先生からは、西南学院大学で開かれた公開シンポジウム「優生学の過去・現在・未来」（二〇一四年三月一五日）で、松原先生からは、ハンセン病問題に関する検証会議（二〇〇二年度〜二〇〇四年度）の場で、直接、お話をうかがうことができ、見識を深めることができました。お二人からの学恩に心より感謝申し上げます。

また、新潟水俣病共闘会議の高野秀男事務局長、優生保護法を考える新潟の会の皆様からは、本書第5章の執筆に関して御協力をいただきました。厚く御礼申し上げます。

なお、本書執筆においては、以下の機関を利用させていただきました。ここに機関名を記し、謝意に代えたいと思います。

沖縄県議会図書室、沖縄県公文書館、沖縄県立図書館、神奈川県立公文書館、川崎市公文書館、京都府立京都学・歴彩館、敬和学園大学図書館、国立公文書館、国立国会図書館、国立ハンセン病資料館図書室、国立保健医療科学院研究情報センター図書館、新潟県議会図書室、新潟県立環境と人間のふれあい館、新潟県立図書館、新潟大学医歯学図書館、日本医師会医学図書館、日本家族計画協会、日本社会事業大学附属図書館

本書の執筆を進めるなかで、どこの出版社から出すか、いろいろ考えましたが、やはり『優生保護法関係資料集成』（松原洋子編）を刊行している六花出版から出すべきだと決断し、同社に相談したところ、快諾を得ることができました。同社の山本有紀乃さんに感謝申し上げます。

本書の序章でも書きましたが、優生保護法により強制不妊手術を受けた方々が国に賠償を求めた訴訟では、敗訴が続いています。これまでの判決は、たとえ優生保護法は違憲であると認めても、除斥期間を経過していることを理由に原告の訴えを棄却しています。本書の初校の校正後も、二〇二一年一月一五日、札幌地裁は、

優生保護法は日本国憲法第一三条（幸福追求権）、第一四条（法の下の平等）のみならず、「法律は、個人の尊厳と両性の本質的平等に立脚して、制定されなければならない」という第二四条第二項にも違反すると指摘しながらも除斥期間を理由に原告敗訴の判決を下しました。さらに、同地裁は二月四日、優生保護法をめぐる強制不妊手術と妊娠中絶手術の両方の被害を訴えた別の訴訟で、優生保護法の違憲性に言及しないばかりか、原告が不妊手術を受けた事実さえ認めず、妊娠中絶手術についても、原告は障害者だから経済的理由で手術を受けたのではないかと勝手に推測し被害を認めないという、一連の優生保護法による国家賠償訴訟の判決のなかでは最悪、最低の判決を下しています。今こそ、優生保護法が犯した人権侵害の全体像を明確に示し、こうした不当判決を覆していかねばならないと思います。

二〇二〇年六月、国会の衆参両院は、優生保護法の立法過程や強制不妊手術の被害実態などについて、三年計画で調査、検証することを決定しています。もし、本書が、そうした調査、検証のお役に立ち、優生保護法により不当な不妊手術を受けさせられた方々の人権回復にわずかでも貢献することができれば、それは社会変革の志を失ったアカデミズムの歴史学と対峙し、「草莽の歴史学」を求めるわたくしにとり、望外の喜びです。今後の優生保護法に関する総合的、学際的な検証の進展を願って筆を擱きます。

二〇二一年　早春

藤野　豊

や

わ

は

ま

た

な

か

さ

主要人名索引

あ

ら

は

ま

や

た

な

さ

索引

主要事項索引

＊「優生学」「優生思想」「優生政策」「優生手術」「強制不妊手術」「断種手術」「不妊手術」「人工妊娠中絶」「妊娠中絶」「妊娠中絶手術」「経済的理由」「受胎調節」「胎児条項」「ハンセン病」(第4章のみ)など全編にわたって登場する事項は採用していない。

あ

か

戦後民主主義が生んだ優生思想――優生保護法の史的検証

著者――藤野豊
発行日――二〇二一年四月二〇日　初版第一刷
発行者――山本有紀乃
発行所――六花出版
〒一〇一-〇〇五一　東京都千代田区神田神保町一-二八　電話〇三-三二九三-八七八七　振替〇〇一二〇-九-三二二五二六
校閲――黒板博子
組版――公和図書デザイン室
印刷・製本所――モリモト印刷
装丁――臼井弘志

著者紹介――藤野豊（ふじの・ゆたか）一九五二年横浜市生まれ。敬和学園大学人文社会科学研究所長・図書館長
主な著作『「いのち」の近代史――「民族浄化」の名のもとに迫害されたハンセン病患者』かもがわ出版、二〇〇一年、『戦後日本の人身売買』大月書店、二〇一二年、『孤高のハンセン病医師――小笠原登「日記」を読む』六花出版、二〇一六年、『「黒い羽根」の戦後史――炭鉱合理化政策と失業問題』六花出版、二〇一九年、『強制不妊と優生保護法――〝公益〟に奪われたいのち（岩波ブックレット）』岩波書店、二〇二〇年

写真提供――優生保護法違憲国賠兵庫訴訟弁護団（序章）／純真学園大学（第1章福田昌子）／圓周寺（第4章）

ISBN978-4-86617-132-6

既刊図書のご案内

編集復刻版　全6巻

優生保護法関係資料集成

第1期

近代以降の日本社会における優生思想のありようを問う資料集。
優生保護法が実際にどのような人びとにどのように運用されたのか――
その実態を明らかにし、優生政策の問題を浮かび上がらせる、
政府資料、各自治体資料322点を編集復刻！

◉A4判・上製・総約2、100ページ
◉揃定価――150、000円＋税（税込165、000円）〈全2回配本〉

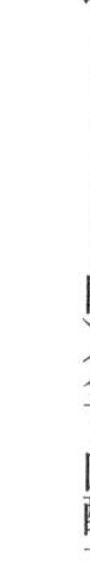

◉編・解説――松原洋子
◉推薦――岡田靖雄・藤野豊・市野川容孝

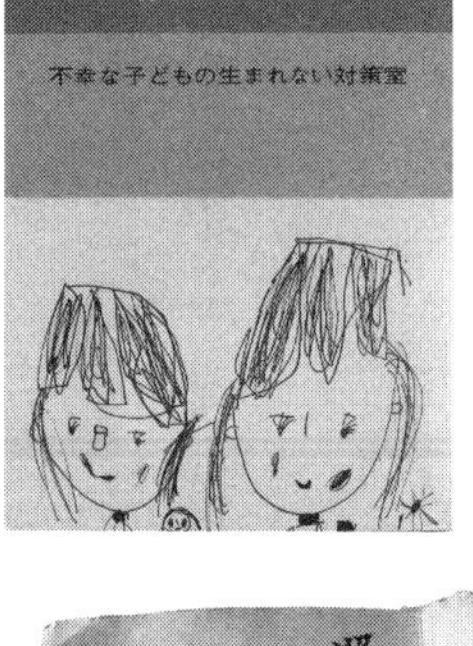

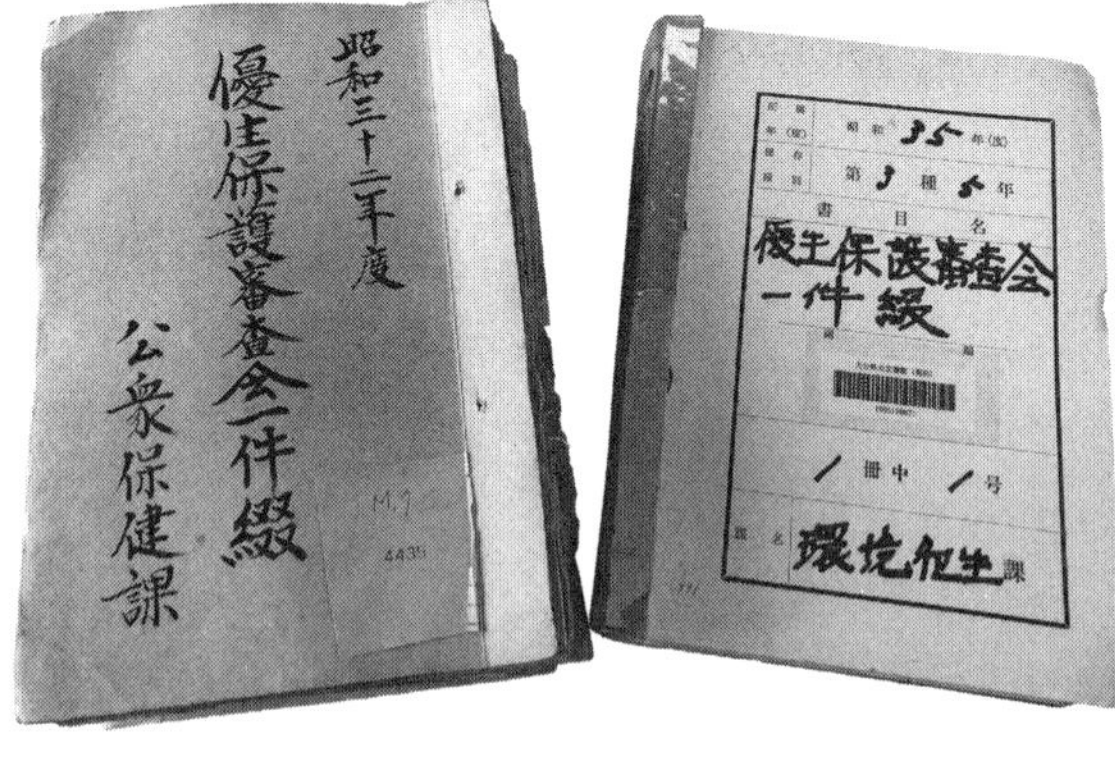